急诊急救临床护理：
思维与实践流程

石爱丽　主编

ZHEJIANG UNIVERSITY PRESS
浙江大学出版社
·杭州·

图书在版编目（CIP）数据

急诊急救临床护理：思维与实践流程 / 石爱丽主编.
杭州：浙江大学出版社，2024. 10. -- ISBN 978-7-308-
25607-0

Ⅰ. R472.2

中国国家版本馆CIP数据核字第2024GL7065号

急诊急救临床护理：思维与实践流程

石爱丽　主编

责任编辑	蔡晓欢
责任校对	潘晶晶
封面设计	戴　祺
出版发行	浙江大学出版社
	（杭州市天目山路148号　邮政编码310007）
	（网址：http://www.zjupress.com）
排　　版	杭州晨特广告有限公司
印　　刷	浙江省邮电印刷股份有限公司
开　　本	787mm×1092mm　1/16
印　　张	21.75
字　　数	426千
版 印 次	2024年10月第1版　2024年10月第1次印刷
书　　号	ISBN 978-7-308-25607-0
定　　价	98.00元

编者名单

顾　　问　蔡文伟

主　　编　石爱丽

副 主 编　杨晓燕　　王钰炜　　杜丽萍

编　　者　蔡文伟　　陈晓翠　　程　臻　　程玲灵　　程旭芳
　　　　　杜丽萍　　葛晓芳　　洪灵芝　　黄玉芬　　季茜茜
　　　　　姜爱华　　金森军　　李恒杰　　李静娴　　罗丽英
　　　　　石爱丽　　石沉默　　孙红霞　　王钰炜　　吴月瑛
　　　　　徐凌燕　　许利明　　杨晓燕　　姚佳萍　　叶昌华
　　　　　应　莉　　章兰萍　　章梦飞　　郑　伟　　郑双琴
　　　　　郑筱姮　　周南南

编写秘书　程　臻

目　录

第一章

概　述

第一节　临床护理思维简介

　　护理工作是卫生健康事业的重要组成部分,与人民群众的健康利益和生命安全密切相关,对全面推进健康中国建设、积极应对人口老龄化具有重要意义。据统计,截至2020年底,中国约70%的护士拥有大专及以上学历,护士队伍学历水平较之前有大幅提高,基层护理服务水平显著提升,服务质量持续精进,服务领域不断拓展,覆盖医疗机构、社区和居家。在"互联网+"时代,护理服务类型正日益多样化,在疾病预防、治疗、护理和康复等领域发挥着重要作用。

　　随着护理行业的持续发展,护理模式也从200年前的基础护理精进为个性化的整体护理。如今的护士需要为患者提供从基础到专科,再到健康教育的全方位、精准化、高质量的整体护理。不仅如此,护士还在病情观察、危重患者救治,以及并发症预防、患者心理支持等方面发挥着不可替代的作用。这种精细的、高质量的整体护理模式不断对护理工作提出新的要求。面对动态变化的临床环境和患者病情,临床护理人员不仅需要有丰富的专业知识和技能,而且需要有快速做出合理决策的能力。因此,护理工作需要融合运用各种思维方式,如评判性思维、系统思维、逆向思维与循证思维等。临床护理思维是完成护理工作、满足临床需求的有力保障。

　　思维是一个心理学概念,是指人脑借助语言,以感知为基础,对事物的概括和间接的反映过程。而临床思维是指临床医务人员在管理患者时所应用的思维模式,是一种以患者为中心,运用专业知识,在病史采集的基础上,结合相应检验及检查数据,对患者症状进行综合分析,得出个性化治疗方案的思维过程。护理专家们进一步将护理人员的临床思维过程称为临床护理思维,专指护理人员在护理患者的过程中围绕疾病现象进行的一系列思维活动,是护理人员在临床实践中对患者进行健康状况评估、诊断、护理等的思维过程,也体现护理人员运用理论、经验对患者存在的或潜在的护理问题进行综合分析并制定护理措施的能力。临床思维的英文"clinical reasoning"于1960年被引入护理学科。Levett-Jones等人将临床护理思维定义为临床护士使用正式和非正式的思维策略来收集病情线索、处理信息、了解患者问题或情况、计划和实施干预措施、评估结果，以及反思和学习的复杂过程。这一过程需要融合运用学科专业知识、认知知觉、批判性思维、学习经历和直觉能力。国外护理专家将临床推理视为一个整体和递归的动态过程。临床推理是基于临床判断、适当决策、提高护理质量、认知意识和护理专业能力的认知过程，护理专家将其分为8个阶段——查体、收集、处理、诊断、计划、执行、评估和反思，每个阶段独立且相互关联。

国内外的大量证据表明，良好的临床护理思维对患者的预后有积极影响。而临床护理思维能力较差或者临床推理能力不足的护理人员往往无法察觉患者病情的恶化，进而可能导致不良事件的发生，这是大多数患者产生不良结局的关键因素。造成这种情况的原因有很多，包括处理大量复杂数据的时间压力问题，以及难以区分需要立即关注的临床问题和不太严重的问题等。由此可见，临床护理思维能力是临床护士应具有的重要职业素质之一，也是临床护士胜任临床护理工作的有力保证。全面的临床护理思维能力是保证护理质量和护理安全的前提，亦是形成并维护良好医护患关系的基础，同时也是临床护士实现自我价值和自我成长的保证。

综上所述，临床护理思维是护理人员临床判断、适当决策，以及提高护理质量、元认知意识和护理专业能力的认知过程，其可以为护理专业化和发展铺平道路，而护理专业化和发展是护理专业走向独立性的重要步骤。因此，临床护理思维能力的培养极其重要。对临床护理思维能力的培养就其内涵而言，包括风险意识、急救意识、专科思维、创新思维、教学思维和管理思维等的培养。相较于其他护理领域，急诊护理环境瞬息万变，难以预测，对患者的护理更加困难。因此，本书针对急诊科常见疾病制定了急诊急救护理思维与实践流程，以临床案例为导入，从预检分诊、急救流程、思维链接等多方面拓展和培养急诊护士的临床护理思维能力。

第二节　临床护理思维在急诊的应用

急诊科（室）是极具挑战性且十分重要的临床部门。随着社会的发展、生活节奏的加快、生活方式的多元化和交通运输的多样化等，急症与意外事故的发生呈增长态势。同时，随着我国医疗科技不断发展，人们对医疗水平的要求也在不断提高，急诊抢救相关的临床治疗措施不断得到完善。其中，急诊护理作为临床辅助的主要手段之一，也得到了极大优化。急诊患者往往发病急骤，病种复杂，病情进展快，死亡率高，因此对护士的专业性要求高，并且经常需要多学科协作。同时，急诊室环境嘈杂、复杂,可控性小。急诊护士任务繁重,且抢救仪器复杂,护理操作多,客观存在或潜在诸多危险因素。这些都使得急诊护士在护理急诊患者时需要具备良好的判断能力、分析能力、组织能力、综合应急能力和过硬的护理技术,以确保在急诊急救时能高效、高质量地进行护理工作。

患者在进入急诊科后,医护人员就需要面对未知因素高风险地展开诊疗工作,临床思维将直接决定患者的预后,而护理则是抢救患者的重要措施之一。为确保急诊急救过程中的护理质量,提高工作效率,急救护理思维需要贯穿于整个护理工作过程中。在急诊护理时,影响临床护理思维的因素有很多,如对理论知识的掌握程度、专业技能的熟练程度、沟通能力的强弱等。除此之外,经验、阅历、个性及综合素质等都对护理思维的养成与判断有直接影响。急诊护士临床护理思维的基本要素包括理论知识、分诊思维、专业技能、器械使用、药物使用、专科能力、专科疾病知识、沟通能力、多部门协作等。

为了培养急诊护士的临床护理思维,本书针对急诊科常见的九大系统疾病(即呼吸系统急症、心血管系统急症、脑血管系统急症、消化系统急症、泌尿系统急症、内分泌系统急症、创伤、中毒与重症中暑、妇儿急症)制定了急诊急救护理思维与实践流程,从多方面指导临床实践,其中涵盖了评判性思维、降阶梯思维、预见性思维、沟通性思维、求异性思维、闭环性思维等临床护理思维,全面培养临床护士的护理思维,指导临床护士从识别、判断到护理形成逻辑缜密的护理思维。更重要的是,本书每章还提供了相关疾病的前沿文献及最佳证据总结,缩短了科研与实践的距离,用高质量的科研证据指导更高质量的护理实践。

第三节 急诊预检分诊与思维

一、急诊预检分诊概念

急诊预检分诊是指在患者进入急诊后,急诊护士必须从心理、生理、社会需求角度分析评估患者主诉、生命体征和病史,快速且准确地依照疾病的严重程度进行诊疗优先顺序的分级与分流,科学合理地分配急诊医疗资源。

急诊预检分诊标准是依据患者病情急危重程度制订的等级标准,是辅助分诊人员分诊的一种工具。此标准共分为四级,依据客观指标并联合人工评级指标共同确定疾病的急危重程度,每级均设定相应的响应时限和分级预警标识。

二、急诊预检分诊原则

(一)准确快速分级分区

急诊医学科从功能结构上分为三区,即红区(A区——复苏室)、黄区(B区——

抢救室)和绿区(C区——诊疗区),根据病情可将患者分为四级,实行三区四级分诊(如图1-3-1所示)。急诊分诊护士需在3～5min内完成分诊评估和分诊决策。

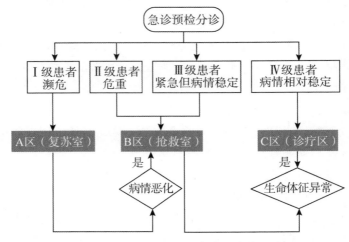

图1-3-1　急诊预检分诊原则

(二)急危重症优先就诊

在急诊就诊人群中应准确、快速识别有生命危险的患者,根据病情的轻重缓急安排就诊的优先顺序。根据病情的危重程度可将患者分为以下四级(如表1-3-1所示)。

表1-3-1　急诊患者病情分类

级别	定义	响应程序
I级:濒危患者	病情可能随时危及患者生命,需立即采取挽救生命的干预措施。 ·如心搏呼吸骤停;有需要气管插管的紧急情况;休克征象;突发意识丧失;复合伤或大出血;抽搐持续状态;急性中毒危及生命;急性大出血;特重度烧伤;胸闷、胸痛疑似急性心肌梗死、主动脉夹层、肺栓塞等。 ·改良早期预警评分(modified early warning score,MEWS)＞5分	立即进行评估和救治,安排进入复苏室
II级:危重患者	病情有可能在短时间内进展至危及生命,或可能严重致残,应尽快安排接诊。 ·有外科危重急腹症、高热等潜在风险,突发意识程度改变(嗜睡/定向障碍/晕厥)或重度疼痛。 ·MEWS为4～5分	立即监护生命体征,使其在10min内得到救治,安排进入抢救室
III级:急症患者	患者有急性症状和急诊问题,但目前明确没有危及生命或致残危险,应在一定的时间段内安排患者就诊。 ·如扭伤、腹痛、一般发热等。 ·MEWS为2～3分	优先诊治,在30min内接诊

级别	定义	响应程序
Ⅳ级:轻症或非急症患者	患者目前没有急性发病情况,无或很少有不适主诉。 ·如伤风感冒、便秘、皮肤擦伤等。 ·MEWS为0~1分	按顺序就诊,可等待医疗处置时间为60min

思维链接 ━━━━━━━━

急诊预检分诊分级

急诊预检分诊时,依据患者的病情严重程度可分为Ⅰ~Ⅳ级,Ⅰ级为濒危患者,采用红色标识;Ⅱ级为危重患者,采用橙色标识;Ⅲ级为急症患者,采用黄色标识;Ⅳ级为轻症或非急症患者,采用绿色标识。分诊标准依据患者主诉、症状及生命体征进行评定,采用危急征象指标、高风险指标、单项指标、综合指标4项指标维度进行分诊。其中综合指标参照改良早期预警评分(modified early warning score,MEWS),包括呼吸、体温、收缩压、心率、意识5个评分项目,总分14分,具体评分标准如表1-3-2所示。

表1-3-2　改良早期预警评分表

评分项目	3	2	1	0	1	2	3
呼吸/(次/min)	≥30	21~29	15~20	9~14		<9	
体温/℃		≥38.5		35.0~38.5		<35.0	
收缩压/mmHg		≥200		101~199	81~100	71~80	≤70
心率/(次/min)	≥130	111~129	101~110	51~100	41~50	≤40	
意识				警醒	对声音有反应	对疼痛有反应	无反应

三、急诊预检分诊分级标准

目前,国际上使用的急诊预检分诊标准包括澳大利亚急诊预检分诊标准(Australian triage scale,ATS)、加拿大急诊预检标尺(Canadian triage and acuity scales,CTAS)、美国急诊危重指数(emergency severity index,ESI)、中国急诊预检分诊标准、中国台湾急诊预检分诊标准(Taiwan triage and acuity scale,TTAS),其中ATS、CTAS、ESI、TTAS为五级分诊标准,中国急诊预检分诊标准为四级五类分诊标准。本书预检分诊思维结合了中国急诊预检分诊标准和TTAS,主要依据患者的主诉、症状及生命体征,采用降阶梯思维,将分级标准指标分为危急征象指标、高风险指标、单项客观指标和综合指标4个维度进行分诊。

四、急诊预检分诊思维

急诊预检分诊护士应有较强的急救理论基础,掌握急诊预检分诊标准和分诊原则,并能运用降阶梯思维、求异思维、预见性思维、评判性思维等方式进行快速准确分诊,尤其是对老年及儿童患者的分诊,并合理分配医疗资源。具体分诊思路如图1-3-2所示。

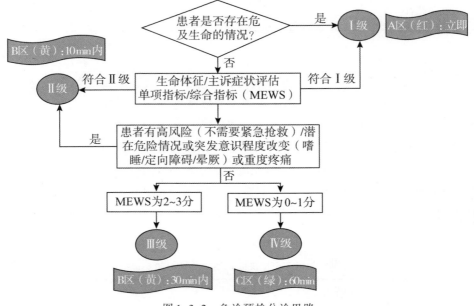

图1-3-2　急诊预检分诊思路

急诊预检分诊思维

1.降阶梯思维:在急诊临床工作中,从严重疾病到一般疾病,从迅速致命疾病到进展较慢疾病,依次进行鉴别诊断的思维方式。

2.求异思维:以某一对象为中心点向外辐射发散,多方位、多层次、多结局地思考和分析,寻求解决问题的一种思维方式。

3.预见性思维:人们根据疾病的发展特点、方向、趋势进行预测、推理的一种思维能力。急诊分诊中,预知最可能出现的病情变化、可能发生的严重并发症和病情急骤恶化,将患者正确地分到诊疗区域,给予正确的处理,以阻止病情急剧恶化,从而提高急诊患者抢救成功率和生存质量。

4.评判性思维:对做什么和相信什么做出合理决策的能力,是基于对证据、概念、方法、标准,以及背景的综合考虑而形成的有目的、自我调控的判断过程,以对事物做出正确阐述、分析、评价、推论和解释。

五、急诊预检分诊护士岗位要求

急诊预检分诊护士应由具有5年以上急诊护理工作经验的注册护士担任,并应通过急诊预检分诊相关培训,包括专科技能、抢救设备的使用、沟通与协调技巧、预检分诊思维等,并考核合格,以保障急诊预检分诊质量。

六、急诊预检分诊流程

急诊预检分诊护士在接诊后应快速进行患者主诉、症状、生命体征评估,准确分诊患者,具体流程如图1-3-3所示。

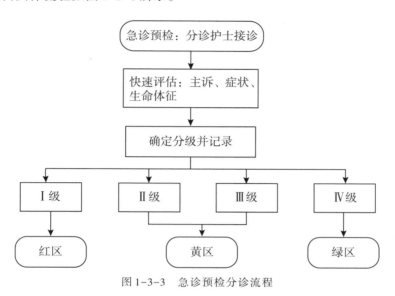

图1-3-3 急诊预检分诊流程

思维链接

分诊评估运用的方法与技巧

(1)SOAP公式:常用的分诊方法。

S(subjective,主诉):收集患者或其家属提供的最主要资料。

O(objective,客观现象):观察到的患者实际情况。

A(assess,评估):综合上述情况对病情进行分析与判断。

P(plan,计划):制定抢救程序和进行专科分诊。

(2)PQRST公式:常用于评估疼痛患者。

P(provokes,诱因):疼痛的诱因是什么,怎样使之缓解,何种情况会加重。

Q(quality,性质):疼痛是什么样的感觉,患者是否可以对其进行描述。

R(radiates,放射):疼痛位于何处,是否向其他部位放射。

S(severity,程度):疼痛的程度如何,用数字评分法描述。

T(time,时间):疼痛的时间有多长,何时开始,何时终止,持续多长时间。

(3)CRAMS评分:主要用于创伤患者的评估。

C(circulation,循环),R(respiration,呼吸),A(abdomen,胸腹部),M(motor,活

动),S(speech,语言),总分10分,9～10分为轻度创伤,8分以下为重度创伤(如表1-3-3所示)。

表1-3-3 CRAMS评分表

参数	级别	分值
C:循环	毛细血管充盈正常和收缩压>13.3kPa(100mmHg)	2
	毛细血管充盈延迟或收缩压11.3～13.2kPa(85～100mmHg)	1
	毛细血管充盈消失或收缩压<11.3kPa(85mmHg)	0
R:呼吸	正常	2
	异常(费力、浅,或>35次/min)	1
	无	0
A:胸腹部	腹或胸无压痛	2
	腹或胸有压痛	1
	腹肌抵抗、连枷胸或胸腹有穿通伤	0
M:运动	正常或服从命令	2
	仅对疼痛有反应	1
	固定体位或无反应	0
S:语言	正常自动讲话	2
	胡言乱语或不恰当言语	1
	无或不可理解	0

七、思维拓展

(一)前沿文献

预检分诊是指通过科学的方法对急诊科患者的临床状态进行初步评估,并尽可能快速准确地决定就诊类别和先后顺序的过程,是急诊就诊的首要环节。急诊预检护士分诊的准确性和及时性对患者的就诊和预后有着至关重要的作用。明确分诊护士的职责,规范预检分诊流程,有望降低误诊率,提升患者的就医体验。越来越多的研究学者就提高预检分诊效率及准确率进行研究,以期改善急诊患者结局。张阳春等的研究对急诊注册护士进行选拔及创伤课程培训,并设置创伤报告护士角色,负责创伤患者的分诊和为严重创伤患者激活创伤团队的工作,结果显示分诊准确率有所提高。李昕曼等的研究结果表明,快速、有效的评估量表能够帮助急诊护士提高预检分诊工作的准确率,其研究结果显示将改良早期预警评分(MEWS)应用在急诊预检分诊及病情分级中可取得较好效果。采用MEWS的观察组抢救患儿预检分诊准确率高于对照组,病死率低于对照组,这说明MEWS在急诊预检分诊中有积极影响。同时观察组抢救患儿诊断准确率优于对照组,说明MEWS能够有效识别患儿病情程度,对患儿进行有序的诊疗救治,对其后续的治疗和转运有积极作用。针对急诊科常见的非创伤性急腹症,郭莎莎等学者总结了最佳证据,并应用于预检分诊,提高了非创伤性急腹症患者分诊准确率,缩短了分诊时间。另外,降阶梯思维在预检分诊的应用仍然是一个热门话题。多项研究结果表明,降阶梯思维预检分诊护理模式有助于缩短患者预检分诊时间、急诊检查时间、急诊转手术时间,提高急救成功率,降低住院死亡率,缩短平均住院时间。

综上所述,预检分诊的培训、预检分诊的循证实践、评估工具的使用、预检分诊思维的训练是提高预检分诊效率和准确率的有效方法。预检分诊护士需要不断更新知识,接受持续的专业培训,熟练掌握和运用各种评估工具,以及灵活运用预检分诊思维,才能在实际工作中做出快速、准确的判断,从而优化急诊服务,保障患者的生命安全和健康。

(二)最佳证据赏析

急诊预检分诊是急诊患者就诊的首要环节,分诊质量会直接影响患者的治疗效果及预后。急诊预检分诊标准是分诊护士分诊的重要工具。中华护理学会急诊护理专业委员会及浙江省急诊医学质量控制中心在2020年共同制定了最新版急诊预检分诊成人部分(如表1-3-4所示)。该标准依据患者的主诉、症状及生命体征,采用降阶梯思维,将分级标准指标根据急诊患者的病情严重程度进行分类,分为危急征象指标、单项客观指标和综合指标三个维度,用于指导急诊分诊护士的工作,确保分诊有据可依。安全有效的急诊分诊标准可准确识别急危重症患者,确保患者的安全,提高急诊工作效率。

表1-3-4 中国急诊预检分诊标准(成人)

级别	指标维度	分级指标
Ⅰ级	危急征象指标	心搏骤停
		呼吸骤停
		气道阻塞或窒息
		休克征象
		急性大出血(出血量>800mL)
		突发意识丧失
		癫痫持续状态
		脑疝征象
		剧烈胸痛/胸闷(疑似急性心肌梗死、主动脉夹层、肺栓塞、张力性气胸)
		特重度烧伤
		急性中毒危及生命
		复合伤/多发伤

续表

级别	指标维度	分级指标
Ⅰ级	单项客观指标	体温＜32℃或＞41℃
		心率＜40次/min或＞180次/min
		呼吸频率≤8次/min或≥36次/min
		收缩压＜70mmHg或＞220mmHg
		SpO_2＜80%
	综合指标	MEWS≥6分
	其他	凡分诊护士根据专业判断，患者存在危及生命并需紧急抢救的情况
Ⅱ级	危急征象指标	持续性胸痛，生命体征稳定，存在高风险或潜在危险
		有脑梗死表现，但不符合Ⅰ级标准
		腹痛（疑似绞窄性肠梗阻、消化道穿孔等）
		糖尿病酮症酸中毒表现
		骨筋膜室综合征表现
		急性中毒但不符合Ⅰ级标准
		突发意识程度改变
		精神障碍（有自伤或伤人倾向）
	单项客观指标	心率40～50次/min或141～180次/min
		收缩压70～80mmHg或200～220mmHg
		SpO_2 80%～90%
		疼痛评分7～10分（数字疼痛评分法）
	综合指标	MEWS为4～5分
	其他	凡分诊护士根据专业判断患者存在高风险或潜在危险，尚未达到紧急抢救的情况
Ⅲ级	单项客观指标	疼痛评分4～6分（数字疼痛评分法）
	综合指标	MEWS为2～3分
	其他	急性症状和急诊问题
Ⅳ级	综合指标	MEWS为0～1分
	其他	轻症或非急症情况

参考文献

[1]沈雅芬.临床护理思维方式的理性思考[J].中华护理杂志,2003(1):35-36.

[2]刘亚波.浅议护理思维[J].护理实践与研究,2007(1):75-76.

[3]刘翙,韦义萍,廖海涛,等.评判性思维在临床护理中的应用进展[J].护理实践与研究,2011,8(20):106-108.

[4]吴姝玲.预见性护理思维在急诊抢救患者中的应用[J].实用临床医学,2011,12(4):104-105.

［5］杨月,高惠宁,刘责昂.护士临床思维模式内涵的培养[J].中国医药导报,2020,17(9):192-196.

［6］李媛,周立杰,温卉蕾.降阶梯思维用于急诊创伤患者预检分诊中的护理分析[J].中国药物与临床,2021,21(9):1617-1619.

［7］急诊预检分诊专家共识组.急诊预检分诊专家共识[J].中华急诊医学杂志,2018,27(6):599-604.

［8］李玉乐,李凡,周文华,等.急诊分诊护士资质准入标准的构建研究[J].护理管理杂志,2019,19(5):378-380.

［9］金静芬,陈玉国,朱华栋,等.急诊预检分诊标准(成人部分)[J].中华急危重症护理杂志,2020,1(1):45-48.

［10］艾庆巍,田欢,陈少华.急诊预检分诊候诊患者病情变化的危险因素分析[J].中华现代护理杂志,2021,27(25):3463-3467.

［11］李昕晖,余曼,徐嘉锶,等.改良版早期预警评分在急诊预检分诊及病情分级中的应用[J].国际护理学杂志,2022,41(5):769-772.

［12］周璇,郑若菲,简钢仁,等.胸痛患者急诊预检分诊的研究进展[J].中华护理杂志,2022,57(16):2036-2041.

［13］张阳春,季学丽,张丽,等.基于创伤团队激活模式的持续质量改进在急诊预检分诊中的应用.中华现代护理杂志,2023,29(12):1614-1619.

［14］郭莎莎,侯永超,樊晶晶,等.非创伤性急腹症患者预检分诊管理的循证实践.中国实用护理杂志,2022,38(07):492-500.

［15］毛芳芳,降阶梯思维预检分诊护理模式在呼吸衰竭患者急救中的应用.国际护理学杂志,2023,42(23):4308-4312.

［16］Alfaro-Lefevre R. Critical Thinking, Clinical Reasoning, and Clinical Judgment E-Book:A Practical Approach[M]. Philadelphia:Philadelphia Saunders,2019.

［17］Andersson U, Andersson Hagiwara M, Wireklint Sundström B, et al. Clinical reasoning among registered nurses in emergency medical services:a case study[J]. J Cogn Eng Decis Mak,2022,16(3):123-156.

［18］Carvalho E C D, Oliveira-Kumakura A R D S, Morais S C R V. Clinical reasoning in nursing:teaching strategies and assessment tools[J]. Revista Brasileira de Enfermagem,2017,70(3):662-668.

［19］Cetin S B, Eray O, Akiner S E, et al. Results of an advanced nursing triage protocol in emergency departments[J]. Turk J Emerg Med,2022,22(4):200-205.

［20］Chen J L, Lin C X, Park M, et al. Rapid response nursing triage outcomes for COVID-19:factors associated with patient's participation in triage recommendations[J]. BMC Med Inform Decis Mak,2023,23(1):47.

［21］Domm E，Siddique A. A Research Review：insights from registered nurses engaged in clinical reasoning in nursing［J］. Int J Qual Meth，2020，19.

［22］Evans C，Tippins E. The foundations of nursing：an integrated approach［M］. Maidenhead：McGraw-Hill Education，2008.

［23］Subbe C P，Kruger M，Rutherford P，et al. Validation of a modified Early Warning Score in medical admissions［J］. Qjm，2001，94（10）：521-526.

［24］Franco B，Busin L，Chianca T，et al. Association between Manchester Triage System discriminators and nursing diagnoses［J］. Rev Gaucha Enferm，2018，39：e20170131.

［25］Frisch S O，Brown J，Faramand Z，et al. Exploring the complex interactions of baseline patient factors to improve nursing triage of acute coronary syndrome［J］. Res Nurs Health，2020，43（4）：356-364.

［26］Griffits S，Hines S，Moloney C，et al. Characteristics and processes of clinical reasoning in nurses and factors related to its use：a scoping review protocol［J］. JBI Database of Systematic Reviews and Implementation Reports，2017，15（12）：2832-2836.

［27］Jessee M A. Pursuing improvement in clinical reasoning：the integrated clinical education theory［J］. J Nurs Educ，2018，57（1）：7-13.

［28］Johns C. Becoming a Reflective Practitioner［M］. Chichester，West Sussex：Wiley Blackwell，2017.

［29］Lee D S，Abdullah K L，Subramanian P，et al. An integrated review of the correlation between critical thinking ability and clinical decision-making in nursing［J］. J Clin Nurs，2017，26（23-24）：4065-4079.

［30］Levett-Jones T，Hoffman K，Dempsey J，et al. The'five rights'of clinical reasoning：An educational model to enhance nursing students'ability to identify and manage clinically'at risk'patients［J］. Nurs Educ Today，2010，30（6）：515-520.

［31］Middleton S，Grimley R，Alexandrov A W. Triage，treatment，and transfer：evidence-based clinical practice recommendations and models of nursing care for the first 72 hours of admission to hospital for acute stroke［J］. Stroke，2015，46（2）：e18-e25.

［32］Rodriguez-Montalvo J A，Aranda-Gallardo M，Morales-Asencio J M，et al. Implementation of an advanced nursing triage protocol for managing moderate pain in the emergency department［J］. Emergencias，2020，32（2）：141-143.

［33］Rolfe G，Jasper M，Freshwater D. Critical reflection in practice：generating knowledge for care［M］. London：Red Globe Press，2011.

［34］Ruppel H，Funk M，Whittemore R，et al. Critical care nurses'clinical reasoning about physiologic monitor alarm customisation：An interpretive descriptive study［J］. J Clin Nurs，2019，28（15-16）：3033-3041.

［35］Simmons B. Clinical reasoning：concept analysis［J］. J Adv Nurs,2010,66(5)：1151-1158.

［36］Thompson S, Thompson N, ProQuest F. The critically reflective practitioner［M］. London：Palgrave,2018.

［37］van Wyngaarden A, Leech R, Coetzee I. Challenges nurse educators experience with development of student nurses' clinical reasoning skills［J］. Nurse Educ Pract,2019, 40：102623.

［38］Willers S, Jowsey T, Chen Y. How do nurses promote critical thinking in acute care? A scoping literature review［J］. Nurse Educ Pract,2021,53：103074.

［39］Williamson G R, Kane A, Plowright H, et al. 'Thinking like a nurse'. Changing the culture of nursing students' clinical learning：Implementing collaborative learning in practice［J］. Nurse Educ Pract,2020,43：102742.

［40］Wong S H V, Kowitlawakul Y. Exploring perceptions and barriers in developing critical thinking and clinical reasoning of nursing students：A qualitative study［J］. Nurs Educ Today,2020,95：104600.

［41］Zuriguel Pérez E, Falcó Pegueroles A, Roldán Merino J, et al. Development and psychometric properties of the nursing critical thinking in clinical practice questionnaire ［J］. Worldv Evid-based Nu,2017,14(4)：257-264.

第二章

呼吸系统急症

第一节　急性呼吸衰竭

一、案例引入

患者,男性,64岁,反复咳嗽、咳痰近24年,活动后心悸、气短15年。1周前淋雨,其后出现发热伴咳黄痰,痰液不易咳出。近2天出现头痛、呼吸困难和嗜睡等情况。其妻子陪同就诊,于上午9点由120急救车送入急诊中心。患者既往慢性阻塞性肺疾病(COPD)病史20余年,有肺气肿、高血压、冠心病病史,未定期用药,间断服用喘舒片、复方气管炎片。

二、预检分诊思维

结合SOAP分诊流程进行预检分诊。

（一）S（subjective,主观感受）

咳痰困难、呼吸困难、头痛、嗜睡。

（二）O（objective,客观现象）

1.紧急评估

预检分诊护士立即启动分诊流程,予以紧急评估。

A（airway,气道）:气道通畅,无异物梗阻。

B（breath,呼吸）:呼吸浅快伴咳嗽。

C（circulation,循环）:循环不稳,氧合低,口唇发绀。

S（consciousness,意识状态）:神志清,对答切题,自诉嗜睡。

2.测量生命体征

体温38.8℃;脉搏112次/min;呼吸频率32次/min;血压100/52mmHg;SpO_2 79%;患者主诉头部阵发性胀痛,数字分级评分法（NRS）评分2分。

3.身体评估

该患者高热,主诉咳痰困难、呼吸困难、嗜睡、头部阵发性胀痛。

(三)A(assessment,分析与估计)

根据患者主诉,咳痰困难、呼吸困难,氧饱和度偏低,既往反复咳嗽、咳痰24年未就诊,首先考虑急性呼吸衰竭,需立即进一步检查明确诊断并救治。

思维链接

急性呼吸衰竭

急性呼吸衰竭是由各种原因引起的肺通气和(或)换气功能严重不全,以致不能进行有效的气体交换,导致缺氧和(或)二氧化碳潴留,从而引起一系列生理功能紊乱及代谢不全的临床综合征。

主要临床表现为呼吸困难、呼吸频率加快、鼻翼扇动、辅助呼吸肌活动增强、呼吸费力,有时出现呼吸节律紊乱,表现为陈-施呼吸、叹息样呼吸,重症患者可出现意识不清、烦躁、定向力不全、谵妄、昏迷、抽搐、全身皮肤黏膜发绀、大汗淋漓,也可有腹痛、恶心、呕吐等症状。

急性呼吸衰竭可分为急性低氧血症型呼吸衰竭(Ⅰ型)和急性高碳酸血症型呼吸衰竭(Ⅱ型)。Ⅰ型呼吸衰竭主要由氧合功能障碍所致,而Ⅱ型呼吸衰竭主要由通气功能障碍所致。但在临床实践中,两者之间并无明显的分界线,许多患者表现为Ⅰ型和Ⅱ型呼吸衰竭同时存在。呼吸衰竭诊断在很大程度上依靠血气分析。一般来说,成年人位于海平面水平,且在静息状态呼吸空气时,若$PaO_2 < 60mmHg$,二氧化碳分压($PaCO_2$)正常或低于正常水平,即为低氧血症型或Ⅰ型呼吸衰竭;若$PaO_2 < 60mmHg$,$PaCO_2$大于或等于$50mmHg$即为高碳酸血症型或Ⅱ型呼吸衰竭。

缺氧型呼吸衰竭是由严重通气/血流灌注(V/Q)失调所致的,它亦可发生于氧弥散不足、右向左分流、肺泡低通气、高龄或吸入氧浓度不足时。对急性缺氧性呼吸衰竭最好的习惯性定义是急性危及生命或重要器官的组织缺氧。缺氧性呼吸衰竭可通过给氧,或同时给予呼气末正压(PEEP)或持续气道正压(CPAP)治疗。若缺氧型呼吸衰竭伴有急性高碳酸血症呼吸衰竭,以及呼吸功能增加,也可能需要实施机械通气。

急性高碳酸血症呼吸衰竭或急性通气衰竭常发生于患者不能进行足够的通气,从而导致$PaCO_2$升高。$PaCO_2$升高可使脑血管扩张,脑血流增加。严重的高碳酸血症最终可导致患者CO_2麻醉、大脑抑制、昏迷和死亡。

（四）P（plan，计划）

1.依据《急诊预检分级分诊标准》

指标维度：高风险/潜在危险情况。

分诊标准：$SpO_2 < 80\%$。

分诊科室：急诊内科。

分诊级别：Ⅰ级。

分诊去向：复苏室。

响应时间：即刻响应。

2.依据《急诊检伤急迫度分级量表（TTAS）》

分类名称：呼吸系统。

主诉判断依据：呼吸短促，重度呼吸窘迫。

分诊科室：急诊内科。

分诊级别：Ⅰ级。

分诊去向：复苏室。

响应时间：即刻响应。

三、急救护理思维

（一）病情评估与思维

1.初级评估

复苏室护士接诊该患者，即刻进行 ABCDE 初级评估。

A（airway，气道）：气道通畅，无异物梗阻，存在痰鸣音、哮鸣音，床边吸痰，吸出中等量黄色脓痰。暂时无高级气道建立指征，同时需备好气管插管用物。

B（breath，呼吸）：呼吸频率 32～35 次/min，SpO_2 74%～79%，口唇发绀，面罩 8L/min 吸氧。

C（circulation，循环）：持续心电监护，显示窦性心动过速，120～132 次/min；测量血压，收缩压（SBP）波动范围 95～105mmHg，舒张压（DBP）波动范围 50～66mmHg。

D（disability，神经系统）：患者神志清醒，嗜睡，双侧瞳孔等大等圆，直径 3mm，对光反应灵敏，能正确对答，指令动作正确。

E（expose/environmental，暴露与环境）：患者分诊后安置于复苏室，解开衣物进行体格检查，查看有无衣物勒住患者气道的可能，去除厚重服饰，覆盖薄被，查体时注意保暖和保护隐私。

2.再次评估

复苏室护士在完善 ABCDE 初级评估后，如果得出该患者生命体征欠平稳的结论，就予以再次评估。通过询问患者/家属或相关人员，详细采集病史和既往史，采用 SAMPLE 病史采集方法，具体内容如下。

S(signs and symptoms,症状与体征):患者神志清,对答正确,呼吸浅快急促,口唇略有发绀,难以平卧,予以半卧位;肺部听诊出现湿啰音;心率增快,心音亢进。

A(allergy,过敏史):无药物过敏史。

M(medications,用药情况):患者长期服用喘舒片、复方气管炎片,有家庭氧疗设备,但是依从性较差。

P(past medical history,既往史):COPD病史20余年,有肺气肿、高血压、冠心病病史,没有定期复查。

L(last meal,末次进餐时间):就诊前一天18:30左右。

E(events,疾病相关事件):1周前淋雨。

3.相关检查结果

实验室检查:pH 7.298,动脉血氧分压59mmHg,二氧化碳分压58mmHg,乳酸3.4,白细胞计数15×10^9/L,超敏C反应蛋白101mg/L,血红蛋白89g/L。

胸部CT:两肺散在炎症。两肺小结节,随访。主动脉、冠脉壁钙化。

4.病情诊断

根据采集的相关病史和检查结果,该患者被诊断为Ⅱ型呼吸衰竭急性发作期,肺部感染。

(二)急救实践

依据《急诊预检分级分诊标准》或《急诊检伤急迫度分级量表(TTAS)》中主诉判断依据进行准确分诊,该患者分诊科室为急诊内科,启动急救流程;分诊级别为Ⅰ级;分诊去向为复苏室。具体急救护理实践如下。

1.立即启动急诊绿色通道

对于重度呼吸窘迫的患者,应立即启动院内快速救治通道,立即呼叫急诊内科医生,将患者妥善安置于复苏室,准备抢救用物。

2.立即启动急救团队救治

复苏室护士实施"IMO"护理措施。静脉通路(intravenous,I):建立浅静脉置管通路,其中静脉通路穿刺部位选择粗直静脉,浅静脉留置针型号为18G以上,及时采集血标本(包含动脉血气),快速送检,加快救治速度,提高救治效率;心电监护(monitoring,M):予以多功能心电监护仪;氧气吸入(oxygen,O):迅速给予患者高浓度面罩氧疗,辅助排痰,必要时吸痰,维持血氧饱和度>94%;结合患者症状及检验检查结果,完善胸部CT检查等,对患者呼吸、血压、心率、血氧饱和度等进行密切监测,以确保用药安全,与患者及家属进行良好沟通。具体实施流程如图2-1-1所示。

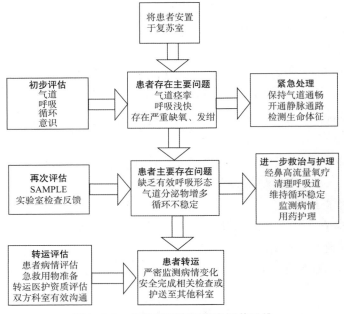

图 2-1-2　急性呼吸衰竭患者评估思维

思维链接

急性呼吸衰竭患者的氧疗

（1）高流量鼻导管（high-flow nasal cannula，HFNC）是一种呼吸支持装置，与常规氧疗（conventional oxygen therapy，COT）和无创通气（non-invasive ventilation，NIV）协同用于急性呼吸衰竭（acute respiratory failure，ARF）的早期无创治疗。HFNC 在临床（如患者舒适度和易于使用）和生理（如高氧合、肺泡充盈、湿化和加热、增加分泌物清除率、减少无效腔）等方面均有益处，可防止肺功能恶化和避免气管插管。然而，在不同的 ARF 场景中，关于最适当的无创呼吸支持形式的证据有限。虽然 HFNC 比 COT 和 NIV 更舒适，耐受性更好，但其在 ARF 中解放呼吸肌的能力可能低于 NIV。此外，在 HFNC 和 NIV 失败的患者中延长无创呼吸支持可能导致插管延迟和患者死亡率上升。在不同的情况下，风险和收益可能有所不同（例如低氧血症和高碳酸血症 ARF，手术后和拔管后 ARF）。

（2）无创正压通气（non-invasive positive pressure ventilation NIPPV）是指不需要侵入性或有创性气管插管或气管切开，只是通过鼻罩、口鼻罩、全面罩或头罩等方式将患者与呼吸机相连接进行正压辅助通气的技术。NIPPV 是一种正压通气方式，可在一定程度上发挥开放塌陷的上气道、提高肺通气容积、改善通气与通气/血流比值、改善氧合及二氧化碳潴留等基本作用，主要适用于轻至中度呼吸衰竭的早期救治；也可用于有创-无创通气序贯治疗，辅助撤机。其参考指征为：①患者状况：神志清醒；能自主清除气道分泌物；呼吸急促（呼吸频率＞25 次/min），辅助呼吸肌参与呼吸运动。②血气指标：海平面呼吸室内空气时，动脉血氧分压（PaO$_2$）＜60mmHg（1mmHg=0.133kPa）伴或不伴二氧化碳分压（PaCO$_2$）＞45mmHg。

绝对禁忌证：心搏骤停或呼吸骤停（微弱），此时需要立即予以心肺复苏、气管插管等生命支持。相对禁忌证：①意识障碍；②无法自主清除气道分泌物，有误吸的风险；③严重上消化道出血；④血流动力学不稳定；⑤上气道梗阻；⑥未经引流的气胸或纵隔气肿；⑦无法佩戴面罩的情况，如面部创伤或畸形；⑧患者不配合。

3.病情监测

（1）呼吸状态监测：严密监测患者呼吸、血氧饱和度、动脉血气分析及肺部体征变化，当出现呼吸加速、心率加快及烦躁不安等时，提示呼吸功能受损，机体缺氧。

（2）意识状态监测：监测患者有无意识模糊、嗜睡、定向力障碍等脑组织缺氧的表现。

（3）心电活动监测：严重缺氧患者易出现心律失常。

（4）用药的观察与护理：使用呼吸兴奋剂时要保持呼吸道通畅，液体给药不宜过快，用药后注意观察呼吸频率、节律及神志变化，若出现恶心、呕吐、烦躁、面部抽搐等药物反应，应及时与医生联系；若出现严重肌肉抽搐等不良反应，应立即停药。

（三）急救流程

在识别急诊患者出现呼吸窘迫时，应立即启动应急反应系统，严格执行急性呼吸衰竭急救流程中的各项职责、评估、措施，每个环节紧密相扣，为患者争取最佳治疗时机，具体急救流程如图2-1-2所示。

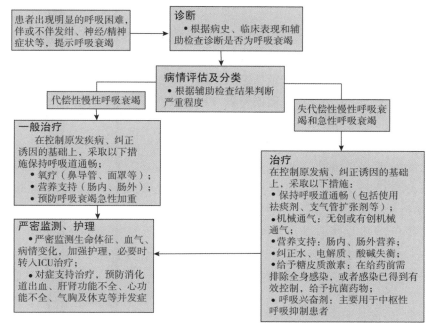

图2-1-2 急性呼吸衰竭急救流程

四、思维拓展

（一）前沿文献

邢乃姣等构建的延续护理方案被应用于COPD合并呼吸衰竭应用无创呼吸机患者，提高了患者的自我管理能力，帮助患者改善肺部生理功能，从而改善其生活质量，为临床护理人员实施科学的延续护理干预提供依据。此种护理干预构建、实施方法效果理想，具有推广应用价值。

王睿等临床疗效分析表明，对于急性低氧性呼吸衰竭（AHRF）患者，HFNC是一种安全、有效并且依从性良好的治疗方式，可作为此类患者的一线呼吸支持手段；但对于HFNC治疗前病情相对较重（如急性生理与慢性健康评分较高和呼吸频率较快）的患者，治疗失败的风险较大，如治疗后病情无明显改善，应尽早改为机械通气，避免治疗延误。而作为一种新的呼吸支持方式，HFNC还需要更多的临床实践和规范的研究加以评估和证实。

中国医师协会呼吸医师分会危重症医学专业委员会推出的体外膜肺氧合（extracorporeal membrane oxygenation，ECMO）治疗成人重症呼吸衰竭推荐意见以2014年版共识为基础，对肺休息、体外CO_2清除技术（ECCO$_2$R）、清醒ECMO等新技术与新观念进行了更多的介绍。在应用指征方面，强调无绝对禁忌，团队经验至关重要，需综合多因素考虑，并引入ECMO预后评分系统以指导指征，其中详细介绍了ECMO出血与院内感染的防控，新增了ECMO对药物代谢的影响及床旁超声的临床应用。

关欣等调查发现并指出，国内护士在吸痰操作时，选择适宜的吸痰时机，掌握准确的吸痰方法与熟练的吸痰技巧，不但可以提高吸痰效果、维持机械通气的有效性，而且可以减少各种并发症，降低患者的病死率，提高其生存质量。目前，我国护士在成人有创机械通气吸痰方面的知识水平参差不齐，实践标准不一致，亟待规范和统一。

慢性阻塞性肺疾病合并呼吸衰竭是临床中常见的发病率和致死率都较高的呼吸系统疾病，患者气流受阻且进行性加重，严重影响日常生活和工作。沈娅妮等进行Meta分析得出，呼吸训练可以改善慢性阻塞性肺病合并呼吸衰竭患者的气体交换、肺功能和呼吸频率，提高运动能力和生活质量，减轻呼吸困难症状，降低并发腹胀的发生率，呼吸训练的方式有腹式呼吸和缩唇呼吸。

（二）最佳证据赏析

于俪超等人总结了现阶段关于Ⅱ型呼吸衰竭患者应用HFNC的最佳证据，为护士及护理管理者应用HFNC进行呼吸支持的全面评估、参数设置、鼻导管选择、效果评价、团队教育与管理提供了循证依据，从而提高对Ⅱ型呼吸衰竭患者应用HFNC护理的规范性和科学性。为了更好地促进证据向临床实践转化，建议从实际出发,综合考虑科室现状和患者个体情况,从而保证患者安全,提高护理质量,使Ⅱ型呼吸衰竭患者从中受益。2021年国内专家组根据国内急诊患者特点总结的急诊成人经鼻高流量氧疗临床应用专家共识如表2-1-1所示。该共识从HFNC的使用前评估、流速设置、氧浓度设置、温度设置、鼻导管尺寸、效果评价、团队教育与管理等维度进行了证据整合,为急诊成人应用HFNC提供基本指导。

表2-1-1　急诊成人经鼻高流量氧疗临床应用专家共识

证据维度	证据内容	评价等级	推荐等级
使用前评估	1.适应证:对于轻中度高碳酸性呼吸衰竭患者($pH \geqslant 7.25$,$PaCO_2$ 45~80mmHg,$PaO_2/FiO_2 \geqslant 100$mmHg)建议应用HFNC,但是同时应该做好转为上一级呼吸支持的准备(如无创机械通气、有创通气)。 2.禁忌证:不建议对重度呼吸衰竭患者($pH \leqslant 7.20$,$PaCO_2 \geqslant 80$mmHg,$PaO_2/FiO_2 \leqslant 100$mmHg)、心搏呼吸骤停、面部及鼻腔手术或损伤者应用HFNC。 3.评估项目:建议医护人员在应用HFNC前对患者的基本情况进行综合评估,重点评估生命体征、动脉血气分析、呼吸困难程度、肺功能、呼吸次数、呼吸音等情况	Level 1 Level 1 Level 1	A级 A级 B级
流速设置	4.氧合情况:$PaCO_2$下降情况有明显的流量依赖性,流量与潮气量、氧合情况、无效腔的清除量、$PaCO_2$下降程度呈正相关。建议为了取得最佳的氧合效果和清除无效腔,选用60L/min的最高流量作为起始流量值或调节至患者能耐受的最大流量值。 5.氧流量在30L/min时,患者$PaCO_2$有较大改善,建议最低流量设置为30L/min。 6.患者之间有较大的可变性、个性化,建议流量设置因人而异,制定个性化的氧合策略	Level 1 Level 3 Level 1	B级 A级 A级
氧浓度设置	7.建议Ⅱ型呼吸衰竭患者的FiO_2不宜过高,以免发生呼吸抑制,应以患者的SpO_2为标准进行调整,高碳酸血症患者的SpO_2一般维持在88%~92%	Level 1	A级
温度设置	8.建议对开启HFNC的患者均进行加热加湿。ISP界面建议温度维持在37℃,绝对湿度维持在100%;吸入气体的温度不应超过40℃,以免造成烫伤;建议初始温度设置为37℃,如果患者不能耐受,则降低温度,以保证患者的舒适度和耐受程度	Level 1	A级
鼻导管尺寸	9.小孔径冲刷力度更强,气体泄漏量较少,患者的舒适度较高。为达到更好的可耐受程度及无效腔清除率,建议临床科室根据科室实际情况选用尺寸小于50%鼻孔内径的鼻导管	Level 3	A级

续表

证据维度	证据内容	评价等级	推荐等级
效果评价	10.延迟插管导致无创通气序贯治疗的预后更差,建议将动脉血气分析作为患者应用HFNC时的基线参数设置参考数据,应用HFNC在1h之内评估患者,如病情进一步加重,应该立即转变为上级呼吸支持方式。 11.若在2h、6h、12h,ROX指数分别低于4.88、3.74、3.85,提示HFNC失败率高;若在2h、6h、12h,ROX指数均高于4.88,提示成功率较高。建议临床医护人员在应用HFNC后每小时计算ROX指数,并将其作为预判治疗成功率的重要参考数据。 12.进一步提高患者对HFNC的心理接受度和生理耐受度,提高治疗效果,建议联合应用视觉模拟量表、呼吸困难评分量表等工具对患者的呼吸困难程度和舒适程度进行评价	 Level 1 Level 1 Level 1	 B级 A级 A级
团队教育与管理	13.建议医院或者科室每年定期开展重症患者的临床专业能力培训,提高医务人员系统化评估患者的能力。 14.患者和家属共同参与决策能够增进患者对呼吸支持的感知和对设备的耐受性,建议应用前向患者及家属解释说明氧疗支持的要点和注意事项,医患双方共同参与制定呼吸支持策略,增进患者的心理接受程度	 Level 3 Level 1	 A级 B级

注:FiO_2 为吸入氧浓度;ISP为等温饱和界面;SpO_2 为脉搏血氧饱和度。

第二节　急性肺血栓栓塞症

一、案例导入

患者,男性,78岁,因"突发呼吸困难2h"就诊。患者久坐看书后出现呼吸困难,且反复发作,由家属护送来医院。患者既往有高血压病病史20余年,COPD病史10余年,哮喘病史20余年,长期规律服药并监测之。

二、预检分诊思维

结合SOAP分诊流程进行预检分诊。

(一)S(subjective,主观感受)

患者气急明显,呼吸加快。

(二)O(objective,客观现象)

1.紧急评估

预检分诊护士接诊该患者,立即进行紧急评估。

A(airway,气道):气道通畅,无异物梗阻。

B(breath,呼吸):呼吸急促浅快。

C(circulation,循环):周围循环无明显异常,四肢肢端温暖,口唇略有发绀。

S(consciousness,意识状态):神志清,对答切题,思路清晰。

2.测量生命体征

体温 36.4℃;脉搏 107 次/min;呼吸频率 28 次/min;血压 178/101mmHg;SpO_2 90%;患者无明显疼痛,NRS 评分 0 分。

(三)A(assessment,分析与估计)

根据患者主诉久坐后突发呼吸困难,暂无胸痛体征,既往有 COPD 和哮喘病史,首先考虑患者可能出现急性肺栓塞,需立即进一步检查并明确救治方案。

(四)P(plan,计划)

1.依据《急诊预检分级分诊标准》

指标维度:高风险/潜在危险情况。

分诊标准:胸痛/胸闷(疑急性心肌梗死/肺栓塞)。

分诊科室:急诊内科。

分诊级别:Ⅰ级。

分诊去向:复苏室。

响应时间:即刻响应。

2.依据《急诊检伤急迫度分级量表(TTAS)》

分类名称:呼吸系统。

主诉判断依据:呼吸短促/重度呼吸窘迫。

分诊科室:急诊内科。

分诊级别:Ⅰ级。

分诊去向:复苏室。

响应时间:即刻响应。

思维链接

肺栓塞

肺栓塞(pulmonary embolism,PE)是指各种栓子阻塞肺动脉系统时所引起的一组以肺循环和呼吸功能障碍为主要临床和病理生理特征的临床综合征。当栓子为血栓时,称为肺血栓栓塞症(pulmonary thromboembolism,PTE),是临床最常见的类型。PTE 与深静脉血栓形成(deep venous thrombosis,DVT)是同一种疾病过程在不同部位、不同阶段的表现,两者合称为静脉血栓栓塞症(venous thromboembolism,VTE)。VTE 已然是世界性的重要医疗保健问题,其发病率和病死率较高,而其诊断技术明确,救治方法规范。

PTE常见的临床表现如下：①不明原因的呼吸困难：多于栓塞后立即出现呼吸困难，呼吸频率>20次/min，是最常见的症状。②胸痛：当栓塞部位靠近胸膜时，由于胸膜的炎症反应可导致胸痛，发生率在50%左右。③晕厥：可为PTE的唯一或者首发症状，表现为一过性的意识丧失。④烦躁不安或濒死感：多由严重的呼吸困难和剧烈胸痛引起。⑤咯血：少见大咯血，常为小量咯血，多由于局部肺泡血性渗出，与病情严重程度无关。

三、急救护理思维

(一)病情评估与思维

1.初级评估

复苏室护士接诊该患者，即刻进行ABCDE初级评估。

A(airway，气道)：气道通畅，无异物梗阻，存在呼吸浅快困难，暂时无高级气道建立指征，同时需备好气管插管用物。

B(breath，呼吸)：呼吸频率38~32次/min，SpO$_2$ 89%~93%，面罩6~8L/min吸氧。

C(circulation，循环)：持续心电监护，显示窦性心动过速，110次/min；测量血压，收缩压(SBP)波动范围170~185mmHg，舒张压(DBP)波动范围96~111mmHg。

D(disability，神经系统)：患者神志清醒，双侧瞳孔等大等圆，直径3mm，对光反应灵敏，能正确对答，指令动作正确。

E(expose/environmental，暴露与环境)：患者分诊后安置于复苏室，解开衣物进行体格检查，查看是否存在衣物勒住患者气道的可能，去除厚重服饰，薄被覆盖，查体时注意保暖和保护隐私。

2.再次评估

复苏室护士完善ABCDE初级评估后得出该患者生命体征欠平稳的结论，予再次评估。通过询问患者/家属或相关人员，详细采集病史和既往史，采用SAMPLE病史采集方法，具体内容如下。

S(signs and symptoms，症状与体征)：患者神志清，对答正确，呼吸浅快急促，口唇略有发绀，难以平卧，予以半卧位；肺部听诊出现湿啰音；心率增快，心音亢进。

A(allergy，过敏史)：无药物过敏史。

M(medications，用药情况)：长期服用高血压药物，厄贝沙坦氢氯噻嗪片1片qd。

P(past medical history，既往史)：高血压20余年，COPD 10余年，哮喘20余年。

L(last meal，末次进餐时间)：早餐7:30左右。

E(events，疾病相关事件)：上午久坐看书。

3.相关检查结果

实验室检查：动脉血气表现为低氧血症、低碳酸血症；血浆D-二聚体(D-dimer)测定作为PTE的初步筛选指标，急性PTE时升高明显。

思维链接

D-二聚体的特异性

D-二聚体的特异性会随着年龄的增加而下降,在50岁以上患者中,其界值不应该继续使用$500\mu g/L$,而应定为"年龄×$10\mu g/L$",从而提高其特异性。

下肢静脉超声:90%肺栓塞栓子来源于下肢深静脉血栓的形成。

肺动脉CTA:能清晰显示主、叶及段肺动脉的血栓,表现为低密度充盈缺损或完全性充盈缺损,远端血管不显影。其诊断PE敏感性为90%,特异性为78%~100%。但是对亚段及以远肺动脉内的血栓敏感性有限。

肺动脉造影:诊断肺栓塞的"金标准"。通常在非侵入性检查不能明确诊断时应用,对溶栓抗凝治疗有禁忌的患者可以选择肺动脉造影检查,既可以明确诊断,又可以进行介入治疗。但其属于有创操作,不作首选检查和常规检查。

4.病情诊断

根据采集的相关病史和检查结果,该患者诊断为急性肺动脉栓塞、高血压。

思维链接

肺栓塞的鉴别

肺栓塞需要与心肌梗死、肺炎、气胸、动脉夹层等疾病相鉴别。心肌梗死患者多有心绞痛表现,可结合心电图和心肌酶谱鉴别;气胸和动脉夹层患者也会出现胸痛和休克等,可用CT和超声来鉴别;肺炎患者会有咳嗽、咳痰等症状,抗感染后会有明显好转。

(二)急救实践

依据《急诊预检分级分诊标准》或《急诊检伤急迫度分级量表(TTAS)》中主诉判断依据进行准确分诊,该患者分诊科室:急诊内科;启动急救流程;分诊级别:Ⅰ级;分诊去向:复苏室。具体急救护理实践如下。

1.立即启动急诊绿色通道制度

医护急救团队即刻到达。将患者妥善安置于复苏室;患者绝对卧床休息,平卧位,切勿用力,以免更多栓子脱落及气急加重;给予高浓度面罩氧疗,改善通气功能,缓解低氧血症;持续心电监护,密切监测患者生命体征变化,谨防低血压等心功能不全的情况出现;开通两条静脉通路,选择粗直且弹性较好的静脉,便于输注溶栓抗凝药物和其他用急救药物;备好转运检查和气管插管等抢救用品。

2.抗凝药物治疗护理

将腹部作为低分子量肝素注射的首选部位,提起腹壁脐周两旁皮肤,针头垂直刺入皮肤褶皱内,拔针后不按压或者按压力度不宜过大,避免毛细血管壁破裂出血。注射局部小血肿形成可暂不处理；如血肿较大，可用无菌注射器抽吸并消毒。使用药物过程中应监测凝血功能及血常规，以指导药物剂量的调整。

`思维链接`

药物抗凝治疗

药物抗凝治疗能够预防新的血栓形成，但是不能直接溶解已存在的血栓。当临床疑有PTE时，可使用肝素或低分子量肝素进行抗凝治疗，继而用华法林维持。药物抗凝治疗的禁忌证包括活动性出血、凝血功能障碍、未予控制的严重高血压等。研究表明，在初始抗凝治疗中，低分子量肝素、磺达肝癸钠抗凝的效果优于普通肝素，发生大出血、肝素诱导血小板减少症(HIT)的风险较低。

3.溶栓及并发症护理

溶栓药需现配现用，并且避免剧烈振荡，以免降低药物活性。注射药物时，需用输液泵泵入，保证药物在2h内匀速进入患者体内。注射过程中严密观察患者生命体征、神志意识，及皮肤、黏膜有无出血。

`思维链接`

溶栓治疗

溶栓治疗可迅速溶解部分或全部血栓，恢复肺组织灌注，降低PTE患者的死亡率和复发率，主要用于大面积PTE病例。对于血压和右心功能正常的病例，不推荐溶栓治疗。溶栓的时间窗一般为48h～14d，在PTE确诊的情况下慎重进行。溶栓前充分评估出血的危险性，其绝对禁忌证是活动性出血、自发性脑出血，相对禁忌证包括近期大手术、分娩、胃肠道出血、创伤、肝肾功能不全、重度高血压等。

我国常用的溶栓药物有尿激酶、阿替普酶(rt-PA)、瑞替普酶(r-PA)等。目前，我国医院多采用rt-PA，标准剂量100mg，在2h内静脉滴注。部分研究表明，与标准剂量rt-PA相比，低剂量的有效性和安全性更好，尤其是体重低于65kg、右心功能障碍者获益更多。对于rt-PA剂量，共识推荐50～100mg持续静脉滴注2h；体重低于65kg者，总剂量不超过1.5mg/kg。

静脉溶栓的主要并发症是出血，最常见的出血部位是血管穿刺处，严重的有颅内出血和腹膜后出血，一旦发生，死亡率极高。

(1)密切观察出血征象：如皮肤青紫、血管穿刺处出血过多、血尿、腹部或背部疼痛，及严重头痛、神志改变等。

(2)严密监测血压：积极处理过高血压。

（3）静脉留置保护：避免反复穿刺血管；穿刺处延长加压按压时间。

（4）监测患者凝血功能的变化，比如PT、APTT等。

4.监测呼吸及重要脏器功能

（1）呼吸状态监测：严密监测患者呼吸、血氧饱和度、动脉血气分析及肺部体征变化，当出现呼吸加速、心率加快及烦躁不安等时，提示出现呼吸功能受损，机体缺氧。

（2）意识状态监测：监测患者有无意识模糊、嗜睡、定向力障碍等脑组织缺氧的表现。

（3）循环状态监测：肺动脉栓塞可导致右心功能不全，需要监测患者有无颈静脉充盈度增高、肝大、肝颈静脉回流征阳性、下肢水肿及静脉压增高等右心功能不全等表现。

（4）心电活动监测：肺动脉栓塞时会导致心电图的变化，严重缺氧患者容易出现心律失常。

（三）急救流程

在识别急诊患者出现疑似肺栓塞体征和症状时，应立即启动应急反应系统，严格执行急救流程中的各项职责、评估、措施，每个环节紧密相扣，为患者争取最佳治疗时机，具体急救流程如图2-2-1所示。

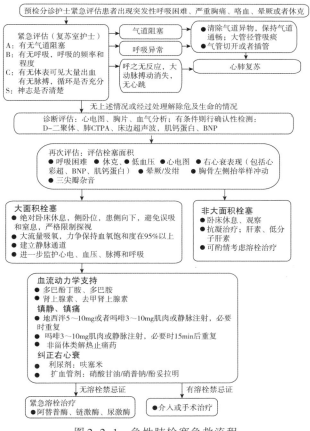

图2-2-1　急性肺栓塞急救流程

肺栓塞严重指数（PESI）

肺栓塞严重指数（PESI）是评估肺栓塞严重程度的一种工具。它根据患者的年龄、性别、心率、呼吸频率、体温、血氧饱和度、心电图和肺动脉收缩压来计算一个分数，以确定患者的病情严重程度。PESI评分标准如表2-2-1所示。

表2-2-1　肺栓塞严重指数（PEST）及其简化版本（SPESI）的评分标准

项目	原始版本（分）	简化版本（分）
年龄	以年龄为分数	1（若年龄＞80岁）
男性	10	—
肿瘤	30	1
慢性心力衰竭	10	1
慢性肺部疾病	10	
脉搏≥110次/min	20	1
收缩压＜100mmHg	30	1
呼吸频率＞30次/min	20	—
体温＜36.4℃	20	—
精神状态改变	60	—
动脉血氧饱和度＜90%	20	1

注：原始版本评分中，总分≤65分为Ⅰ级，66~85分为Ⅱ级，86~105分为Ⅲ级，106~125分为Ⅳ级，＞125分为Ⅴ级。危险度分层：原始版本评分Ⅰ~Ⅱ级或简化版本评分0分为低危，原始版本评分Ⅲ~Ⅳ级或简化版本评分≥1分为中危，原始版本评分Ⅴ级为高危。简化版本中存在慢性心力衰竭和（或）慢性肺部疾病评分为1分。

四、思维拓展

（一）前沿文献

VTE是住院患者的常见疾病，包括DVT和PE两种类型。它是继缺血性心脏病和脑卒中之后的第三种常见致死原因，也是导致患者住院时间延长和医院相关费用增加的第二大原因。

张捷等人研究发现，PE患者发病的危险因素有下肢静脉血栓、恶性肿瘤、肺动脉高压、1个月内有手术病史、胸闷、气短、高血压；PE患者发病的保护因素有年龄＜60岁，卧床时间不多于5d。研究发现，DVT患者并发PE相关危险因素有右下肢DVT、近端DVT、VTE史、无明显诱因VTE、外科手术史、恶性肿瘤、冠心病、心脏瓣膜疾病、慢性肺部疾病、呼吸道感染、糖尿病、高D-二聚体和高CRP，年龄与DVT患者并发PE风险的相关性尚不明确。

临床护士在患者PE预防中发挥重要作用。2019—2023年的调查发现，各大医院都在不同程度上开展DVT风险评估、健康宣教、基本预防、物理预防、药物预防和预防效果质量控制等,但是实施效果评价与最佳证据存在部分差距。有质性研究发现,临床工作中主要存在如下问题:医院已对患者开展深静脉血栓风险的评估,但护士对评估量表掌握欠佳,且评估的相关内容需要涉及患者病历信息,这对评估工作的开展造成了一定阻碍;护士有开展健康宣教和基本预防的意识,但由于缺乏辅助工具,开展工作困难,且难以引起患者重视,从而使其失去行动意愿,且对健康宣教和基本预防的效果产生怀疑;护士能够掌握健康教育的相关内容,并且能正确执行物理和药物预防,但是护士之间存在一定差异。

(二)最佳证据赏析

急性肺栓塞是VTE最严重的表现形式,是仅次于心肌梗死和卒中的第三大常见急性心血管综合征。新近流行病学资料显示,高危急性肺栓塞患者30d病死率达22%,尽早给予最佳治疗有望改善预后。2019年发表的肺栓塞与肺血管病防治协作组数据显示,我国肺栓塞患者的住院率从2007年的1.2/10万人上升至2016年的7.1/10万人,住院病死率从8.5%下降至3.9%。由此可见PE早期治疗的有效性。欧洲呼吸学会(ERS)和欧洲心脏学会(ESC)于2019年联合发布了第4版急性肺栓塞诊断和管理指南。该指南在诊断、风险评估、急性期治疗、慢性期治疗、特殊人群管理和随访等方面进行了整合和更新,如表2-2-2所示。

表2-2-2 急性肺栓塞诊断推荐

推荐内容	推荐等级	证据等级
合并血流动力学不稳定的疑似肺栓塞患者		
疑似高危肺栓塞患者,血流动力学不稳定时,推荐行床旁经胸超声心动图或急诊肺动脉造影(CTPA)(根据实用性和临床情况)以明确诊断	I	C
疑似高危肺栓塞患者,推荐立即启动静脉注射肝素钠进行抗凝治疗(包括校正体重后的单次快速静脉注射)	I	C
没有血流动力学不稳定的疑似肺栓塞患者		
推荐使用经验证的标准来诊断肺栓塞	I	B
诊断过程中,对高度或中度临床可能的肺栓塞患者应立即启动抗凝治疗	I	C
临床评估		
推荐基于临床可能性的诊断策略,通过临床判断或经验证的预测准则来评估	I	A
D-二聚体		
对低或中度临床可能性或不可能肺栓塞的门诊/急诊室患者,推荐优先选择使用高敏试剂进行血浆D-二聚体检查,以减少不必要的影像检查和辐射	I	A
作为固定D-二聚体切值的备选,经年龄调整的D-二聚体水平(年龄×10μg/L,年龄>50岁)阴性,可排除低或中度临床可能性或不可能肺栓塞患者	IIa	B
作为固定或年龄调整的D-二聚体切值的替代值,应考虑将与临床可能性相适应的D-二聚体水平用来排除肺栓塞	IIa	B

续表

推荐内容	推荐等级	证据等级
对高度临床可能性的患者不推荐进行 D-二聚体检查,因为即使进行高敏 D-二聚体检验,一次正常结果也并不能完全排除肺栓塞	Ⅲ	A
CTPA		
如果低或中度临床可能性或不可能肺栓塞的患者的 CTPA 正常,可拒绝肺栓塞诊断(未做进一步检查的情况下)	Ⅰ	A
如果中度或高度临床可能性患者的 CTPA 显示节段性或近端充盈缺损,则接受肺栓塞诊断(未做进一步检查的情况下)	Ⅰ	B
高度临床可能或疑似肺栓塞的患者 CTPA 结果正常,可排除肺栓塞(未做进一步检查的情况下)	Ⅱa	B
对孤立性亚节段充盈缺损,可考虑进一步影像学检查以确诊肺栓塞	Ⅱb	C
不推荐 CT 静脉造影作为 CTPA 的补充检查	Ⅲ	B
V/Q 闪烁扫描		
核素闪烁扫描肺灌注正常可排除肺栓塞(未做进一步检查的情况下)	Ⅰ	A
V/Q 扫描肺栓塞高度可能,则可接受肺栓塞诊断(未做进一步检查的情况下)	Ⅱa	B
对低度临床可能性或不可能肺栓塞患者,V/Q 扫描结果不能诊断肺栓塞且近端血管加压超声检查(CUS)结果阴性,可排除肺栓塞	Ⅱa	B
肺通气灌注扫描(V/Q SPECT)		
可考虑行 V/Q SPECT 来诊断肺栓塞	Ⅱb	B
下肢 CUS		
对临床疑似肺栓塞的患者,如果 CUS 显示深静脉近端血栓形成,则接受 VTE(和 PE)诊断	Ⅰ	A
如果 CUS 显示仅远端深静脉血栓形成,应考虑进一步检查以确诊肺栓塞	Ⅱa	B
如果使用近端 CUS 阳性来确诊肺栓塞,则应评估肺栓塞的严重程度,以便进行风险调整管理	Ⅱa	C
磁共振血管成像(MRA)		
不推荐行 MRA 检查来排除肺栓塞	Ⅲ	A

第三节 窒 息

一、案例导入

患者,女性,82岁,因家属为其喂食过程中出现憋气,由120急救车送入急诊室。患者脑梗后遗症期、高血压、糖尿病,长期卧床。

二、预检分诊思维

结合SOAP分诊流程进行预检分诊。

（一）S（subjective，主观感受）

患者患脑梗后遗症，无法正常有效沟通。

（二）O（objective，客观现象）

1.紧急评估

预检分诊护士接诊该患者，启动分诊流程，立即进行紧急评估。

A（airway，气道）：气道部分梗阻，咽喉处痰鸣音重伴有呛咳。

B（breath，呼吸）：呼吸浅快、急促。

C（circulation，循环）：脸色口唇发绀，四肢发冷，甲床苍白。

S（consciousness，意识状态）：神志模糊，言语不利，无法交流。

2.测量生命体征及完成快速监测

体温 35.8℃；脉搏 136 次/min；呼吸频率 34 次/min；血压 177/89mmHg；SpO_2 76%；测指尖血糖（POCT）13.4mmol/L。

3.身体评估

患者呼吸急促，胸廓起伏幅度大，明显的三凹征，伴有发绀，喉咙痰鸣音重，烦躁不安。

（三）A（assessment，分析与估计）

根据生命体征数据、患者表现和家属代述说，初步可以判定患者有误吸史，存在窒息的情况，需要紧急救治，解除气道梗阻，恢复有效气体交换。

（四）P（plan，计划）

1.依据《急诊预检分级分诊标准》

指标维度：高风险/潜在危险情况。

分诊标准：气道阻塞/窒息。

分诊科室：急诊内科，启动急救流程。

分诊级别：Ⅰ级。

分诊去向：复苏室。

响应时间：即刻响应。

2.依据《急诊检伤急迫度分级量表（TTAS）》

分类名称：呼吸系统。

主诉判断依据：呼吸道内异物，重度呼吸窘迫。

分诊科室：急诊内科，启动急救流程。

分诊级别：Ⅰ级。

分诊去向：复苏室。

响应时间：即刻响应。

窒息

窒息(asphyxia)是各种原因引起呼吸系统通气、换气功能中断,不能进行正常气体交换,所导致的全身各器官组织缺氧,二氧化碳潴留而引起的组织细胞代谢障碍、功能紊乱和形态结构受损的病理状态。窒息常见的分类有:机械性窒息,如食物误吸、喉头水肿;中毒性窒息,如大量一氧化碳中毒;病理性窒息,如溺水、中枢神经系统导致的呼吸抑制等。部分窒息患者呼吸不完全受阻,尚可得到维持生命的氧气,但患者感到胸闷憋气,存在明显的呼吸困难,呼吸不规则,可伴有三凹征。若发现及时,解除病因,恢复正常通气,病情能得到有效缓解。否则病情进展迅速,将出现脑组织缺氧、抽搐、意识障碍甚至昏迷,心搏呼吸骤停,进入濒危状态。

三、急救护理思维

(一)病情评估与思维

1.初级评估

复苏室护士接诊该患者,启动急救流程,立即进行ABCDE评估。

A(airway,气道):气道部分阻塞,气流微弱,有呛咳。

B(breath,呼吸):呼吸频率28～34次/min,面罩8L/min吸氧。

C(circulation,循环):连接心电监护仪,显示窦性心动过速,120～140次/min;SpO_2 72%～80%;收缩压(SBP)波动范围165～179mmHg,舒张压(DBP)波动范围92～117mmHg。

D(disability,神经系统):神志不清,双侧瞳孔等大等圆,直径3.5mm,对光反应迟钝;言语不利;左侧肢体偏瘫(系脑梗后遗症)。

E(expose/environmental,暴露与环境):将患者分诊后安置于复苏室床位,解开衣物进行体格检查,开放气道,清除明显的气道异物,头侧一边;查体时注意保暖和保护隐私。

2.再次评估

复苏室护士完善ABCDE评估后得出该患者生命体征不稳定的结论,医护团队配合急救的同时予再次评估;主要是针对性病史的采集和寻找可逆性病因并治疗的过程。通过询问家属,采用SAMPLE病史采集方法获得患者全面资料,具体内容如下。

S(signs and symptoms,症状与体征):患者脑梗后遗症多年,长期卧床,甚至意识不清,无法正常有效沟通。

A(allergy,过敏史):无药物过敏史。

M(medications,用药情况):长期服用阿司匹林、硫酸氢氯吡格雷、比索洛尔等;

胰岛素注射。

P(past medical history,既往史):多次脑梗,卧床时间长达10余年,生活自理能力无,完全依赖照护者。

L(last meal,末次进餐时间):晚餐时间17:15。

E(events,疾病相关事件):进餐时呛咳后出现气喘憋气、烦躁不安。

3.相关检查结果

实验室检查:血气中危急值酸碱度7.189;PaO_2 71mmHg;$PaCO_2$ 68mmHg;乳酸3.2mmol/L。待病情稳定后行CT等进一步检查。

4.病情诊断

根据采集的相关病史和检查结果,该患者诊断为窒息、呼吸衰竭、高血压、脑梗、糖尿病。

思维链接

动脉血气分析

动脉血气分析具有非常重要的临床意义,通过血气分析可以判断患者呼吸功能是否存在异常,也可以判断患者是否有酸碱失衡的危险并明确类型,从而指导临床用药。血气分析具有采集便捷、结果出具时间短的优势。

上气道梗阻患者往往出现呼吸性酸中毒,这是二氧化碳大量潴留导致的。二氧化碳极易进入细胞内,造成细胞内酸中毒,如不及时解决,会导致患者呼吸衰竭、脑水肿、高钾血症等。

(二)急救实践

依据《急诊预检分级分诊标准》或《急诊检伤急迫度分级量表(TTAS)》中主诉判断依据进行准确分诊、该患者分诊科室:急诊内科;启动急救流程;分诊级别:Ⅰ级;分诊去向:复苏室。具体急救护理实践如下。

1.急救护理常规

立即启动急诊绿色通道,医护急救团队即刻到达。窒息患者的救治原则:迅速清除阻塞物,保持呼吸道通畅,改善肺通气和肺换气功能,改善机体缺氧,挽救生命。对窒息患者,应根据病因采取急救措施,能够根据照护者代述早期确认梗阻性气道异物是成功救治的关键,消除缺氧原因,患者的症状可以得到迅速改善。

2.开放气道

将患者下颌上抬,解除舌根后坠,保持气道通畅,高浓度给氧(8L/min),必要时建立高级气道,呼吸机辅助呼吸。

3.迅速有效清理呼吸道

用吸引器将患者口咽部呕吐物、痰液等吸净。对于梗阻物位置较为深者,可以用纤维支气管镜取物。留置鼻胃管进行胃肠减压,降低患者因呕吐胃内容物而造成再次窒息的风险。

4.病情观察

随着气道异物梗阻的解除,观察患者神志、呼吸、血氧饱和度是否逐渐改善,发绀症状是否消失;密切监测患者血气分析变化;观察患者后续有无出血、谵妄、烦躁、呼吸困难等缺氧后的并发症;检测患者有无出现发热、咳嗽、咳痰等肺部感染的并发症。

5.老年误吸患者健康教育

积极治疗原发心脑血管疾病等,维持患者正常的吞咽功能,减少误吸、感染的风险;对于易发生呛咳的老年人,选择半流质等合适的饮食;采取科学的进食体位,一般采用半卧位或坐位,利于吞咽动作,减少误吸;对于昏迷、呼吸困难的老年人,尽早给予鼻饲,避免发生窒息。

(三)急救流程

识别急诊患者出现窒息症状后,应立即启动应急反应系统,为患者争取最佳治疗时机,具体流程如图2-3-1所示。

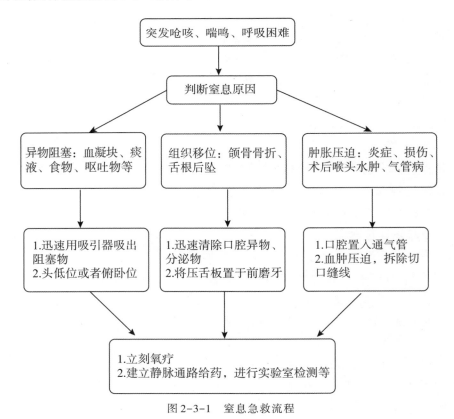

图2-3-1　窒息急救流程

思维链接

呼吸急救法

海姆立克(Heimlich)急救法是一种用于清除呼吸道异物快速有效的急救手法,其利用冲击腹部膈肌下软组织产生的向上的压力,压迫两肺下部,从而驱使肺部残留气体形成一股气流,将堵住气管、喉部的异物驱除。

纤维支气管镜是有创性操作,其利用电子支气管镜的直观性,对患者进行气管内取异物、肺泡灌洗、局部用药、组织活检等操作,具有安全、可靠、创面小的优点。在术前,应对患者做好充分的心理护理和宣教;术后,应密切观察患者有无出血、咽喉水肿、声音嘶哑等并发症。

四、思维拓展

(一)前沿文献

老年人身体功能下降,肌肉弹性降低,尤其是长期卧床老年患者,其呼吸道纤毛活动减少,呼吸道的自净作用降低,再加之老年人口腔黏膜萎缩变薄,唾液分泌减少,相应的神经末梢反应迟钝,进食时易使食物黏滞在黏膜上,导致口腔内食物残留,进而发生误吸。黄磊花等研究发现,发生误吸的高龄患者中因食物引起的发生率为26.40%~41.67%。误吸是老年吞咽障碍患者的常见并发症,也是该类人群肺部感染的主要原因之一。舒方茂等的研究表明,老年患者因误吸所致吸入性肺炎的死亡率可达40%~50%。老年人除本身的生理因素外,易发生误吸的危险因素还有疾病因素、进食方式的选择、不同进食体位,以及药物因素等。

临床工作中,医护人员通常根据患者病史、临床表现来诊断显性误吸,必要时也借助电视透视吞咽功能检查、纤维电子鼻咽喉内镜检查、痰液中胃液成分同位素检查等。临床工作中,常见且便捷的误吸评估方法是反复唾液吞咽试验,该方法由日本学者才藤荣一于1996年提出,是一种评定吞咽反射诱发功能的方法。患者取坐位或半坐卧位,检查者将手指放在患者的喉结及舌骨处,让患者尽量快速反复吞咽,喉上抬越过手指,向前上方移动然后复位,通过手指确认这种上下运动,下降时即为吞咽完成。观察患者在30s内吞咽的次数和喉上抬的幅度,老年患者30s内完成3次即算通过测试,这是一种评估反复吞咽能力较为安全的筛查方法。由洼田俊夫1982年设计的洼田饮水试验,适用人群为意识清醒并能够按照指令完成检查的患者。患者取端坐位,喝下30mL温开水,检查者观察其所需时间和呛咳情况,评估结果分为5个等级,通过此项试验可以筛查患者有无吞咽障碍,并可反映其严重程度,安全快捷。另外还有我国学者汉化的进食评估问卷调查工具-10(eating assessment Tool-10,EAT-10)、吞咽功能评估量表(gugging swallowing screen, GUSS),以及标准吞咽功能评价量表(standardized swallowing assessment,SSA)等。

如何提高吞咽障碍患者护理质量和降低误吸风险一直是临床工作的重点和难点。高书理等研究表明,基于动态吞咽功能评定及误吸风险分级下的吞咽功能训练可以有效提高老年吞咽障碍患者的吞咽功能和生活质量,降低误吸和吸入性肺炎的发生率。杜飞等的研究表明,基于SSA评估误吸风险等级制定的干预措施对改善老年患者吞咽功能和预防误吸有利,其可以有效降低误吸的发生率和减少患者住院费用,并改善患者营养状况。

临床工作中,护士熟练利用吞咽障碍评估表可以及时发现老年患者的吞咽功能异常情况,从而有针对性地进行康复锻炼,促进吞咽功能恢复,降低误吸和吸入性肺炎的发生率,提高患者的生活质量。

（二）最佳证据赏析

张娟等研究总结出的有关肠内营养支持患者误吸的预防与管理的最佳证据共有16条(如表2-3-1所示),为临床医务工作者与医疗决策者在鼻饲患者误吸预防及管理过程中提供循证依据。护理人员应重视鼻饲患者误吸风险的识别与管理,应科学、合理地采用护理措施,定时更新相关证据,并进行知识培训,从而达到降低鼻饲患者误吸及其相关并发症的发生率、不断提升护理质量、使患者的安全得到充分保障的目的。

表2-3-1　肠内营养支持患者误吸预防及管理的证据汇总

证据类型	证据内容	推荐级别
评估	1.对肠内营养支持患者的误吸风险需进行早期评估和识别,误吸的主要危险因素有年龄、人工气道、意识障碍、胃食管反流、口腔卫生、喂养方式、神经功能缺陷等。 2.推荐采用合适的误吸风险评估方法对鼻饲患者进行误吸风险评估。 3.建议监测鼻饲患者有无吸入性肺炎的症状和体征,主要包括痰的性状与颜色、有无不明原因的发热等	A A B
团队管理	4.建议对所有参与鼻饲患者误吸管理的工作人员进行教育和培训。 5.建议成立跨专科团队对鼻饲患者进行误吸管理,成员包括医生、护士、语言病理学家、营养师和职业理疗师、家属等	A A
喂养方式	6.对肠内营养时间<4周的患者首选胃管喂养,不耐受经鼻胃管喂养或有反流和误吸高风险者选择鼻肠管喂养,长期肠内营养者进行胃造瘘。 7.对意识障碍患者在意识水平恢复之前不经口喂食。 8.推荐使用营养泵进行肠内营养喂养	B A A
确定管道位置	9.需监测胃管外露长度,监测时机为:每次喂养前,当外露长度发生明显变化时,立即床旁检测胃管长度	A

续表

证据类型	证据内容	推荐级别
胃残留量检测	10.开始鼻饲喂养的第1个48h内每4h监测1次胃残留量,喂养达标后可延长至每6～8h监测1次。	A
	11.胃残留量＞200mL时先检查原因再调鼻饲量,并开始使用促胃动力药	A
体位管理	12.对行肠内营养支持的重症患者,推荐床头抬高30°～45°。	A
	13.喂养过程中避免翻身、叩背、吸痰等操作,鼻饲结束后保持半卧位30～60min	A
气道管理	14.对气管插管患者,推荐声门下引流和定位来降低误吸的风险,声门下吸引频次为每4h进行1次	A
口腔护理	15.建议每天用氯己定漱口液进行2次口腔护理。	B
	16.推荐采用口腔评分表对患者口腔卫生进行评估与记录	B

参考文献

［1］中国医师协会急诊医师分会,中国医疗保健国际交流促进会急诊急救分会,国家卫生健康委能力建设与继续教育中心急诊学专家委员会.无创正压通气急诊临床实践专家共识(2018)[J].中华急诊医学杂志,2019,28(1):14-24.

［2］中国医师协会急诊医师分会,中华医学会急诊医学分会,中国急诊专科医联体,等.急诊成人经鼻高流量氧疗临床应用专家共识[J].中国急救医学,2021,41(9):739-749.

［3］沈娅妮,魏莉莉,荆志忻,等.呼吸训练对慢性阻塞性肺疾病合并呼吸衰竭患者有效性的系统评价[J].中国康复医学杂志,2021,36(2):186-192.

［4］王睿,孙兵,李绪言,等.经鼻高流量氧疗治疗急性低氧性呼吸衰竭的临床疗效分析[J].中华结核和呼吸杂志,2017,40(2):155-157.

［5］高书理,白亚娟,张晓宇.基于动态吞咽功能评定及误吸风险分级下的吞咽功能训练在老年吞咽障碍患者中的应用[J].中华现代护理杂志,2021,27(22):2987-2992.

［6］舒方茂,宋宁,张宇.吸入性肺炎研究进展[J].国际呼吸杂志,2020,40(3):215-219.

［7］中国医师协会呼吸医师分会危重症医学专业委员会,中华医学会呼吸病学分会危重症医学学组.体外膜式氧合治疗成人重症呼吸衰竭推荐意见[J].中华结核和呼吸杂志,2019,42(9):660-684.

［8］马珂珂,杨彩侠,王爱霞,等.缺血性卒中患者静脉血栓预防及管理的证据总结[J].中华护理教育,2020,17(7):658-663.

［9］徐永能,卢少萍,赵雪琴,等.老年长期卧床患者误吸预防的研究进展[J].中华护理教育,2017,14(7):544-547.

［10］王钰,徐园,马玉芬,等.基于最佳证据的预防关节置换术后深静脉血栓护理工

作内容的田野研究[J].中华护理杂志,2021,56(4):521-526.

[11]王钰,徐园,王晓杰,等.预防关节置换术后患者发生深静脉血栓的最佳证据总结[J].中华护理杂志,2021,56(9):1408-1414.

[12]徐园,吴欣娟,杨旭,等.护士应用预防关节置换术后深静脉血栓形成最佳证据的障碍因素研究[J].中华护理杂志,2022,57(8):958-963.

[13]应鹏翔,朱金秀.深静脉血栓患者并发肺栓塞危险因素荟萃分析[J].中国心血管病研究,2020,18(10):950-955.

[14]张捷,张杜超,杨磊,等.肺栓塞患者发病的危险因素[J].中国老年学杂志,2020,40(6):1203-1206.

[15]de Souza C B,Clara M A,Shiguedomi C,et al. Quality of life assessment after pulmonary embolism:validation of the portuguese verson of the pulmonary embolism quality of life questionnaire[J]. Chest,2021,160(4S):2296A.

[16]Di Nisio M,van Es N,Buller H R. Deep vein thrombosis and pulmonary embolism[J]. Lancet,2016,388(10063):3060-3073.

[17]Golubykh K,Aladham A,Kovalenko I,et al. Pulmonary embolism risk stratification in patients with COVID-19 and acute pulmonary embolism[J]. Chest,2022,162(4S):A1508.

[18]Lai H C,Lin T L,Chen T W,et al. Gut microbiota modulates COPD pathogenesis:role of anti-inflammatory Parabacteroides goldsteinii lipopolysaccharide[J]. Gut,2022,71(2):309-321.

[19]Oczkowski S,Ergan B,Bos L,et al. ERS clinical practice guidelines:high-flow nasal cannula in acute respiratory failure[J]. Eur Respir J,2022,59(4):1-18.

[20]Shockley M,Gray S,Block E. Early pulmonary embolism in the setting of polytrauma requiring catheter directed embolectomy and thrombolysis[J]. Chest,2021,160(4S):1-10.

[21]Silverman E K. Genetics of COPD[J]. Annu Rev Physiol,2020,82:413-431.

[22]Soriano J B,Polverino F,Cosio B G. What is early COPD and why is it important?[J]. Eur Respir J,2018,52(6):1-11.

[23]Steinhagen V,Grossmann A,Benecke R,et al. Swallowing disturbance pattern relates to brain lesion location in acute stroke patients[J]. Stroke,2009,40(5):1903-1906.

[24]Tarrar I,Ali M,Shahbaz H. Triple jeopardy:DVT,pulmonary embolism,and stroke in a patient with patent foramen ovale[J]. Chest,2021,160(4S):A58.

[25]Bikdeli B,Muriel A,Wang Y,et al. Sex-related differences in patients characteristics,risk factors,and symptomatology in older adults with pulmonary embolism:findings from the SERIOUS-PE Study.[J]. Semin Thromb Hemost,2023,49(7):725-735.

[26] Davidson B L. "Pulmonary embolism response teams: Changing the paradigm in the care for acute pulmonary embolism": comment[J]. J Thromb Haemost, 2023, 21(5): 1388-1389.

[27] Hikichi M, Hashimoto S, Gon Y. Asthma and COPD overlap pathophysiology of ACO [J]. Allergol Int, 2018, 67(2): 179-186.

[28] Porres-Aguilar M, Rosovsky R P, Jiménez D, et al. "Pulmonary embolism response teams: changing the paradigm in the care for acute pulmonary embolism": reply[J]. J Thromb Haemost, 2023, 21(5): 1390-1392.

[29] Russell N, Sayfo S, George T, et al. Impact of a Pulmonary Embolism Response Team on the Management and Outcomes of Patients With Acute Pulmonary Embolisms[J]. J Vasc Surg, 2023, 77(1): 1139-1148.

[30] Wiklund P, Medson K, Elf J. Incidental pulmonary embolism in patients with cancer: prevalence, underdiagnosis and evaluation of an AI algorithm for automatic detection of pulmonary embolism.[J]. Eur Radiol, 2022, 33(2): 1185-1193.

[31] Bumroongkit C, Limsukon A, Liwsrisakun C, et al. Validation of the Pulmonary Embolism Severity Index Risk Classification and the 2019 European Society of Cardiology Risk Stratification in the Southeast Asian Population with Acute Pulmonary Embolism.[J]. J Atheroscler Thromb, 2023, 30(11): 1601-1611.

[32] Casey S D, Rouleau S G, Vinson D R, et al. Letter to the editor: "Clinical controversies in the management of acute pulmonary embolism: Evaluation of four important but controversial aspects of acute pulmonary embolism management that are still subject of debate and research"[J]. Expert Rev Respir Med, 2023, 17(3): 181-189.

[33] Fazleen A, Wilkinson T. Early COPD: current evidence for diagnosis and management [J]. Ther Adv Respir Dis, 2020, 14(1): 1-13.

[34] Grilli G M, Giancaspro R, Del C A, et al. Dysphagia in non-intubated patients affected by COVID-19 infection[J]. Eur Arch Otorhinolaryngol, 2022, 279(1): 507-513.

[35] Luijten D, Klok F A, van Mens T E, et al. Clinical controversies in the management of acute pulmonary embolism: Evaluation of four important but controversial aspects of acute pulmonary embolism management that are still subject of debate and research. [J]. Expert Rev Respir Med, 2023.

[36] Luijten D, Klok F A, van Mens T E, et al. Response to letter to the editor: "Clinical controversies in the management of acute pulmonary embolism: Evaluation of four important but controversial aspects of acute pulmonary embolism management that are still subject of debate and research"[J]. Expert Rev Respir Med, 2023.

[37] Ruvuna L, Sood A. Epidemiology of chronic obstructive pulmonary disease[J]. Clin

Chest Med, 2020, 41(3): 315-327.

[38] Surov A, Akritidou M, Bach A G, et al. A new index for the prediction of 30-day mortality in patients with pulmonary embolism: the pulmonary embolism mortality score (PEMS).[J]. Angiology, 2021, 72(8): 787-793.

[39] Zuin M, Rigatelli G, Bilato C, et al. Prognostic role of serial electrocardiographic changes in patients with acute pulmonary embolism. Data from the Italian Pulmonary Embolism Registry[J]. Thrombosis Research, 2022, 21(7): 15-21.

[40] Amit K, Jonathan K, Robert T F, et al. Pulmonary Embolism Response Team (PERT)- a new paradigm for the treatmentof pulmonary embolism[J]. Curr Pharm Design, 2022, 28(7): 535-549.

[41] Araszkiewicz A, Kurzyna M, Kopeć G, et al. Pulmonary embolism response team - a multidisciplinary approach to pulmonary embolism treatment. Polish PERT Initiative Report.[J]. Kardiologia polska, 2021, 79(12): 1311-1319.

[42] FrancoMoreno A, BrownLavalle D, Bustamante Fermosel A. Prediction of pulmonary embolism in patients with SARS-CoV-2 infection.[J]. Medicina Clinica, 2022, 160 (3): 137.

[43] Kobylecki C, Shiderova I, Boca M, et al. Falls risk is predictive of dysphagia in Parkinson's disease[J]. Neurol Sci, 2022, 43(2): 1415-1417.

[44] Koslowsky J, Kakkar A, Faillace R T, et al. Pulmonary Embolism Response Team (PERT) - a new paradigm for the treatment of pulmonary embolism.[J]. Curr pharm design, 2022, 28(7): 535-549.

[45] RamosLópez N, Ferrera C, Luque T, et al. Impact of a pulmonary embolism response team initiative on hospital mortality of patients with bilateral pulmonary embolism[J]. Medicina Clinica, 2023, 160(11): 469-475.

[46] Roy P, Moumneh T, Penaloza A, et al. Diagnostic strategy for suspected pulmonary embolism in emergency departments based on the 4-level pulmonary embolism clinical probability score: study protocol of SPEED&PEPS Trial[J]. Diagnostics, 2022, 12(12): 3101.

[47] Salinas P, Real C, FernándezOrtiz A. Thrombus aspiration with Flow Triever in acute pulmonary embolism.[J]. Medicina Clinica, 2022, 159(3): 154.

[48] Uwagboe I, Adcock I M, Lo B F, et al. New drugs under development for COPD[J]. Minerva Med, 2022, 113(3): 471-496.

[49] Zawiślak J, Baczewski K, Targońska S, et al. Successful emergency surgical pulmonary embolectomy for massive pulmonary embolism after urgent cesarean delivery[J]. Kardiologia polska, 2023, 81(2): 192-194.

第三章

心血管系统急症

第一节　急性心力衰竭

一、案例导入

患者,男性,74岁,因"双下肢水肿半月余,气急5d,用力解便后突发呼吸困难2h"就诊。2h前,患者于用力解便后突然出现呼吸困难,口唇发绀,大汗淋漓,端坐呼吸,频繁咳嗽,咯粉红色泡沫痰,不能平卧,由120转入。既往有高血压、冠心病病史20年,一直服用降压药。阿司匹林抗凝,不定时监测血压。

二、预检分诊思维

结合SOAP分诊流程进行预检分诊。

（一）S(subjective,主观感受)

双下肢水肿,呼吸困难。

（二）O(objective,客观现象)

1.紧急评估

急诊预检分诊护士接诊该患者,启动分诊流程,立即进行紧急评估。

A(airway,气道):气道部分阻塞,口唇发绀,咯粉红色泡沫痰。

B(breath,呼吸):呼吸频率加快、节律加深、端坐呼吸。

C(circulation,循环):大汗淋漓,四肢肢端湿冷。

S(consciousness,意识状态):嗜睡,烦躁不安,呼之能应,对答切题。

2.测量生命体征及完成快速监测

体温37.5℃;脉搏120次/min;呼吸频率30次/min;血压196/98mmHg;SpO_2 89%。患者无明显疼痛,NRS评分0分。测指尖血糖(POCT)6.4mmol/L。

3.身体评估

患者频繁咳嗽,双下肢水肿,不能平卧,面色发绀,皮肤湿冷。

(三)A(assessment,分析与估计)

根据患者用力解便后出现突然呼吸困难、口唇发绀、大汗淋漓、端坐呼吸、频繁咳嗽、咯粉红色泡沫痰、不能平卧的初步主客观体征判断:慢性心力衰竭的急性发作,考虑急性左心力衰竭。

诊断需进一步综合评估如下内容。

1)病史与临床表现,心电图。

2)实验室检查:心脏生物学标记物检查利钠肽(钠尿肽),动脉血气。

3)影像学检查:超声心动图,肺部超声,胸部CT。

思维链接

急性心力衰竭

急性心力衰竭是指心衰症状和体征迅速发生或恶化。急性左心衰指急性发作或加重的左心功能异常所致的心肌收缩力明显降低、心脏负荷加重,造成急性心排血量降低、肺循环压力突然升高、周围循环阻力增加,引起肺循环充血,从而出现急性肺瘀血、肺水肿,以及伴组织器官灌注不足的心源性休克的一种临床综合征。急性右心衰指某些原因使右心室心肌收缩力急剧下降或右心室的前后负荷突然加重,从而引起右心排血量急剧减低的临床综合征。

(四)P(plan,计划)

1.依据《急诊预检分级分诊标准》

指标维度:高风险/潜在危险情况。

分诊标准:单项客观指标SpO_2 85%~89%。

分诊科室:急诊内科,启动急性左心衰救治流程。

分诊级别:Ⅱ级。

分诊去向:抢救室。

响应时间:<10min。

2.依据分类名称

呼吸系统或心血管系统。

主诉判断依据:呼吸频率30次/min,呼吸短促,中度呼吸窘迫;或者高血压,中度呼吸窘迫,有咯粉红色泡沫痰等心衰体征。

分诊科室:急诊内科,启动急性左心衰救治流程。

分诊级别:Ⅱ级。

分诊去向:抢救室。

响应时间:<10min。

三、急救护理思维

(一)病情评估与思维

1.初级评估

抢救室护士在接诊该患者后,启动急性左心衰救护流程,立即进行 ABCDE 初级评估。

A(airway,气道):气道痉挛,部分阻塞,有高级气道建立指征。

B(breath,呼吸):呼吸频率 30~40 次/min、SpO_2 87%~90%,遵医嘱予面罩吸氧 6~8L/min。

C(circulation,循环):连接心电监护仪,显示窦性心动过速(130~140 次/min),监测血压,收缩压(SBP)波动范围 185~200mmHg,舒张压(DBP)波动范围 90~100mmHg。

D(disability,神经系统):神志欠清,嗜睡状态,呼之能应,能简单对答,双侧瞳孔等大等圆,直径 3.5mm,对光反应灵敏,格拉斯哥(GCS)评分 12 分,烦躁不安,四肢肢端略湿冷,活动肌力正常。

E(expose/environmental,暴露与环境):患者分诊后,立即将其安置于抢救室床位,端坐卧位,松解衣裤,在患者病情条件允许下,可行双腿下垂。

2.再次评估

抢救室护士完善 ABCDE 初级评估后立即给予面罩吸氧,心电监护仪,遵医嘱对症处理。待患者病情稳定后,再次评估,主要是有针对性地采集病史和寻找可逆性病因并给予治疗的过程。SAMPLE 病史采集法具体如下。

S(signs and symptoms,症状与体征):患者嗜睡,呼之能简单正确对答,四肢湿冷,活动可,肌力正常。

A(allergy,过敏史):无药物过敏史。

M(medications,用药情况):长期不规律服用降压药物,药品不详;不规律口服阿司匹林。

P(past medical history,既往史):高血压病史 20 年,不规律服用降压药物治疗,不定时监测血压。

L(last meal,末次进餐时间):午餐 11:00。

E(events,疾病相关事件):用力解便后发病。

3.相关检查结果

血气检测(动脉血):酸碱度 7.251(↓),血氧分压 65mmHg(↓),二氧化碳分压 49.5mmHg(↑),碳酸氢根 20.8mmol/L(↓),实际碱剩余−5.9mmol/L(↓),乳酸

4.40mmol/L(↑);急诊血常规+超敏CRP(全血):白细胞计数 19.23×10⁹/L(↑);急诊脑钠肽+肌钙蛋白I(血浆):心肌肌钙蛋白I 0.016μg/L,B型利钠肽 116.5pg/mL;急诊生化、凝血功能等检查结果无明显异常;12导联心电图示:窦性心律,心动过速,无明显急性心肌梗死心电图表现。待患者病情相对稳定后,加急:CT[胸部平扫(心胸)]提示:两肺炎症,部分间质性水肿可能。

4.疾病诊断

根据采集的相关病史和检查结果,该患者诊断为急性心衰,临床表现为急性肺水肿。

该患者心功能分级:Ⅲ级

思维链接

心功能分级

心功能分级是一种评估心功能受损程度的临床方法。心脏疾病患者按心功能状况分级可以大体上反映病情严重程度,对治疗措施的选择、劳动能力的评定、预后的判断等有参考价值。纽约心脏病协会提出的心功能分级是目前临床中最常用的分级方法,如表3-1-1所示。

表3-1-1 纽约心脏协会心功能分级

分级	症状
Ⅰ级	活动不受限。日常体力活动不引起明显的气促、疲乏或心悸
Ⅱ级	活动轻度受限。休息时无症状,日常活动可引起明显的气促、疲乏或心悸
Ⅲ级	活动明显受限。休息时无症状,轻于日常活动即引起显著的气促、疲乏、心悸
Ⅳ级	休息时也有症状,任何体力活动均会引起不适。如无须静脉给药,可在室内或床边活动者为Ⅳa级,不能下床并需静脉给药支持者为Ⅳb级

思维链接

心力衰竭病因鉴别

心力衰竭病因鉴别:急性冠脉综合征、高血压急症、主动脉夹层、肺栓塞、心律失常等,可通过相应的症状、体征及辅助检查(心电图、CT、实验室评估和超声心动图)进行鉴别。

快速识别和救治急性心力衰竭的关键是诊断。如图3-1-1所示为急性心力衰竭诊断流程。如图3-1-2所示为慢性心力衰竭诊断流程。

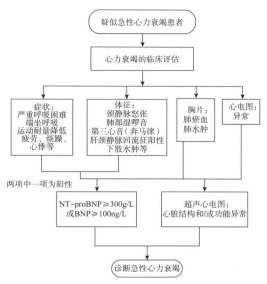

图 3-1-1　急性心力衰竭诊断流程

注:NT-proBNP 为 N 末端 B 型利钠钛原;BNP 为 B 型利钠钛

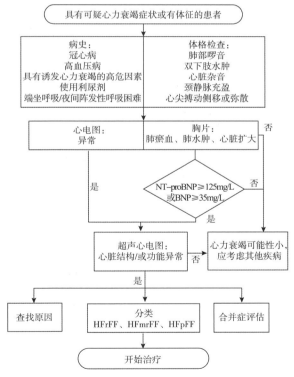

图 3-1-2　慢性心力衰竭诊断流程

注:NT-proBNP:N 末端 B 型利钠钛原;BNP:B 型利钠钛;HFrEF:射血分数降低的心力衰竭;

HFmrEF:射血分数中间值的心力衰竭;HFpEF:射血分数保留的心力衰竭

（二）急救实践

依据《急诊预检分级分诊标准》进行准确分诊,该患者分诊科室:急诊室内科,启动急性心衰救治流程;分诊级别:Ⅱ级;分诊去向:抢救室。针对该患者,具体急救实践如下。

1.立即开启绿色通道

护理人员应在接诊,3min内迅速对患者的病情进行评估,将患者分诊至急诊抢救室,启动急性心力衰竭急救流程(如图3-1-3所示),医护协作,使患者在最短时间内得到有效救治。

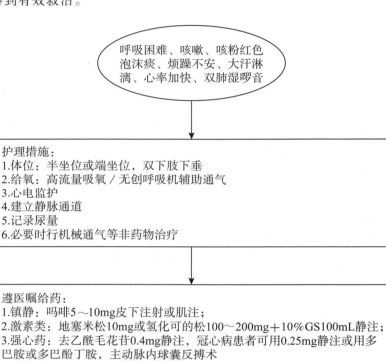

呼吸困难、咳嗽、咳粉红色泡沫痰、烦躁不安、大汗淋漓、心率加快、双肺湿啰音

护理措施:
1.体位:半坐位或端坐位,双下肢下垂
2.给氧:高流量吸氧／无创呼吸机辅助通气
3.心电监护
4.建立静脉通道
5.记录尿量
6.必要时行机械通气等非药物治疗

遵医嘱给药:
1.镇静:吗啡5～10mg皮下注射或肌注;
2.激素类:地塞米松10mg或氢化可的松100～200mg＋10%GS100mL静注;
3.强心药:去乙酰毛花苷0.4mg静注,冠心病患者可用0.25mg静注或用多巴胺或多巴酚丁胺,主动脉内球囊反搏术
4.利尿剂:呋塞米20mg或利尿酸钠25mg静注,可15～20min重复,(记24h出入量,注意补钾)
5.血管扩张剂:硝酸甘油、硝普钠

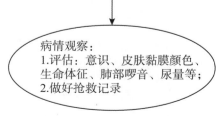

病情观察:
1.评估:意识、皮肤黏膜颜色、生命体征、肺部啰音、尿量等;
2.做好抢救记录

图3-1-3 急性左心衰护理急救流程

肺超声

2022年,美国心脏病学会、美国心脏协会、美国心衰学会(AHA/ACC/HFSA)联合发布了《心力衰竭管理指南》。该指南根据临床表现分型简化了急性心衰治疗流程。在急性心衰的诊断方面,除了传统的生物标志物和影像学检查外,该指南增加了肺超声(lung ultra sound,LUS)作为诊断的辅助。

LUS可方便快捷地评估肺水肿的情况,提高心衰诊断的准确性,并可协助评价疗效。急性心衰的诊疗流程由根据"干""湿""冷""暖"床旁分型进行治疗转变为根据临床表现进行治疗。该指南根据临床表现将心衰分为急性失代偿性心衰、急性肺水肿、孤立右心室衰竭和心源性休克四大类型。

2.立即启动医护救治

(1)一般处理

包括无创性多功能心电监测,建立静脉通路,必要病情的告知,以及患者及其家属的知情同意等。

体位:允许患者采取最舒适的体位。该患者应取半卧位或端坐位,双下肢垂以减少回心血量,降低心脏前负荷。急性肺水肿患者通常取端坐位,两下肢下垂,与卧位相比保持此体位10～20min后,可使肺血容量降低约25%。若患者出现组织器官低灌注表现,应取平卧位或休克卧位,并注意保暖。

吸氧:立即给予高流量鼻管给氧。该患者肺水肿,气体交换严重受阻,应采用无创呼吸机持续加压(CPAP)或经鼻高流量给氧,可加强气体交换,并对抗组织液向肺泡内渗透。

救治准备:开通静脉通道,实施心电监护仪及经皮血氧饱和度监测。

(2)药物治疗

遵循强心、利尿、解痉、镇静与血管活性药物使用原则给药。该患者烦躁不安,给予吗啡3～5mg静脉注射,以减少躁动带来的额外心脏负担,同时舒张小血管从而减轻心脏负荷,必要时15min重复给药一次,共2～3次。老年患者可减量或改肌肉注射。

该患者心脏负荷过大,呋塞米20～40mg于2min内静脉推注,4h可重复1次,有利于缓解肺水肿。

使用氨茶碱解除患者支气管痉挛,该药有一定的增强心肌收缩、扩张外周血管作用。

使用去乙酰毛花苷增强心肌收缩力,减慢心率,首剂量0.4～0.8mg,2h后可酌情续用0.2～0.4mg。

密切关注患者血压,针对高血压危象,使用硝普钠,其为动静脉血管扩张剂,静脉注射后2～5min起效;或者选择硝酸酯类,常用硝酸甘油。

（3）非药物治疗

机械通气:该患者目前使用无创呼吸机通气来改善缺氧状态,取得很好的治疗效果。

思维链接

氧疗的选择

氧疗适用于呼吸困难明显伴低氧血症($SpO_2 < 90\%$ 或 $PaO_2 < 60mmHg$)的患者。当常规氧疗(鼻导管和面罩)效果不令人满意时,应尽早使用无创正压通气(NIPPV)。有NIPPV适应证而又不能良好耐受的轻中度低氧型呼吸衰竭患者可应用经鼻高流量湿化氧疗,如以上通气措施疗效不佳,患者病情仍持续恶化,则应及时行气管插管。

3.病因治疗

应根据条件适时针对诱因及基本病因进行治疗。

思维链接

其他治疗方法

当患者出现肾功能严重受损且无明显改善时,可应用连续性肾脏替代治疗(CRRT);当出现急性心力衰竭且经常规药物治疗无明显改善时,可根据病因和症状选择主动脉内球囊反搏(IABP)或体外膜肺氧合(ECMO),还可以采用植入式电动左心室辅助泵(impella)等治疗手段。

(三)急救流程

在识别患者出现急性心力衰竭时,应立即启动应急反应系统,严格执行急救流程中的各项职责、评估、措施,每个环节紧密相扣,为患者争取最佳治疗时机。具体急救思维流程如图3-1-4所示。

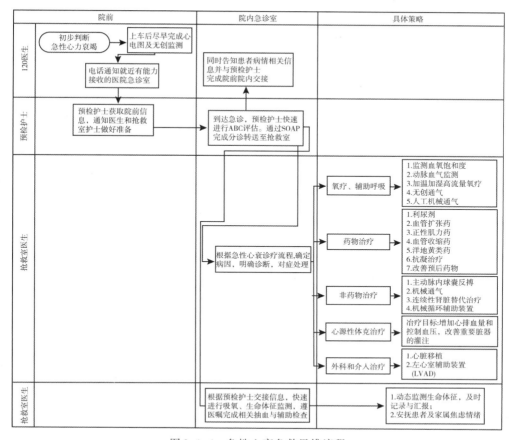

图 3-1-4　急性心衰急救思维流程

四、思维拓展

(一)前沿文献

《2022 年 AHA/ACC/HFSA 指南》将心力衰竭分为 4 期,其分期与中国和欧洲指南一致。其中 A 期指心力衰竭风险期,即存在心力衰竭高危因素;B 期指前临床心力衰竭期,即心脏结构和(或)功能出现改变,但无心力衰竭症状,与传统概念的"心功能不全"类似。这种分期与心力衰竭的定义存在矛盾,A、B 期并不在心力衰竭的概念中,同时心力衰竭的通用定义也强调不应该将 A、B 期作为常规心力衰竭诊断性概念。在治疗上,A、B 期的治疗方案并无显著差异,都要控制高血压等危险因素、预防和(或)治疗心室重塑。由于心力衰竭是一种综合征,超过 50% 的患者存在多种合并症,临床上无法明确 A 期转为 B 期的具体病因,因此作为心力衰竭的上游过程,A、B 期可以合并为临床心力衰竭上游期。C 期指患者已经发生临床意义上的心力衰竭,即"临床心力衰竭期"。D 期为"进展期",指积极干预治疗后患者仍存在显著症状或体征。表 3-1-2 和表 3-1-3 分别为目前国内外对于心力衰竭的分期和分类。

表 3-1-2 2022美国心脏协会/美国心力衰竭协会心力衰竭管理指南推荐的心力衰竭分期标准

分期	命名	描述
A	心力衰竭风险期	存在心力衰竭风险,但现在或既往无心力衰竭症状/体征,也无结构性或功能性心脏疾病或生物标志物异常
B	前临床心力衰竭期	现在或既往无心力衰竭症状/体征,但是有下列情况中的1项:①结构性心脏病;②充盈压升高的证据;③因危险因素及利钠肽升高或缺乏有力诊断下的心肌钙蛋白持续升高
C	临床心力衰竭期	现在或既往存在心力衰竭症状/体征
D	进展期	优化药物治疗后仍有典型心力衰竭症状体征和再次住院

表 3-1-3 各国指南关于心力衰竭分类标准

分类	HFrEF (LVEF≤40%)	HFmrEF (LVEF 41%~49%)	HFpEF (LVEF≥50%)	其他分类
中国指南	HFrEF	射血分数中间值的心力衰竭	HFpEF	
欧洲指南	HFrEF	HFmrEF	HFpEF	
美国指南	HFrEF	HFmrEF	HFpEF	HFimpEF:基线LVEF≤40%,再次测量LVEF>40%
通用定义	HFrEF	射血分数轻度降低/中间值的心力衰竭	HFpEF	HFrecEF:基线LVEF≤40%,再次测量时LVEF提升超过10%且>40%

注:HFrEF,射血分数降低的心力衰竭;HFmrEF,射血分数轻度降低的心力衰竭;HFpEF,射血分数保留的心力衰竭;HFimpEF,射血分数改善的心力衰竭;HFrecEF,射血分数恢复的心力衰竭;LVEF,左心室射血分数

《2022年 AHA/ACC/HFSA 指南》中非药物治疗包括器械循环支持(mechanical circulatory support,MCS)、心脏移植、姑息治疗和细胞治疗等。MCS需要遵循适应证和禁忌证,根据特定的患者采用心脏再同步化治疗、植入心脏埋藏式复律除颤器、左心室辅助装置(left ventricular assist device,LVAD)等治疗。对于心功能Ⅳ级的、有症状的心力衰竭D期患者,若依赖静脉注射正性肌力药物或需要临时MCS,可考虑选择 LVAD 改善心功能、生活质量和生存条件。姑息治疗可以在心力衰竭C期即刻开展,如姑息性强心治疗等。目前经心内膜靶向输送间充质干细胞对高危慢性 HFrEF 患者的随机临床对照试验结果显示,细胞治疗并未改善首要重点事件,亚组分析显示其炎症程度高(高敏感性C反应蛋白≥2mg/L)的心力衰竭人

群治疗获益更多钠－葡萄糖协同转运蛋白2（Sodium－dependent glucose transporters 2，SGLT－2）。心力衰竭非药物治疗方案的实施需要专业心力衰竭团队合作，内容包括内科、外科和重症医学评估，优化药物治疗基础方案，术前MCS或心脏移植的条件评估，以及后续随访等。

（二）最佳证据赏析

2021年8月，欧洲心脏病学会（European Society of Cardiology，ESC）心力衰竭管理工作组在年会上正式颁布了《2021年ESC急慢性心衰诊断与治疗指南》，立足最新循证医学证据，在心力衰竭分类、慢性心力衰竭药物治疗、急性心力衰竭诊疗流程，以及特殊人群心衰诊疗方面均有重要更新，如表3-1-4所示。

表3-1-4　心力衰竭的证据汇总

证据维度	证据内容	证据级别	推荐级别
诊断	既往指南中LVEF 40%～50%称为射血分数中间值的心力衰竭（heart failure with mid-range ejection fraction，HFmrEF），在新指南中将HFmrEF重新定义为"heart failure with mildly reduced ejection fraction"，即射血分数轻度降低的心力衰竭。心力衰竭分类的不断改进体现了对心力衰竭认识的不断提升，目前依据循证医学证据，今后国内外指南可能也会重新定义HFmrEF	《2021年ESC急慢性心力衰竭诊断与治疗指南》	提出
药物治疗	肾素－血管紧张素系统抑制剂：《2022年AHA/ACC/HFSA指南》将脑啡肽酶－血管紧张素受体双重抑制剂（angiotensin receptor-neprilysin inhibitors，ARNI）作为肾素－血管紧张素系统抑制剂中的首选药物，代表了ARNI成功问鼎HFrEF治疗的一线方案	Ⅰ类推荐	A
非药物治疗	纽约心脏病协会（NYHA）：左心室辅助装置（LVAD）；对于心功能Ⅳ级的、有症状的心力衰竭D期患者，若依赖静脉注射正性肌力药物或需要临时MCS，可考虑选择LVAD改善心功能、生活质量和生存	Ⅰ类推荐	A
长期管理	多学科合作的心力衰竭管理模式被推荐用于慢性心力衰竭患者的长期管理，以减少心力衰竭再住院和降低死亡率。	Ⅰ类推荐	A
	应加强患者教育和自我管理，推荐流感和肺炎疫苗注射以减少心力衰竭再住院。	Ⅱa	B
特殊人群的诊治	新指南对于特殊人群心力衰竭的诊治进行了更为详细的推荐：已确诊心力衰竭患者妊娠前需要停用肾素－血管紧张素系统抑制剂、醛固酮受体拮抗剂、伊伐布雷定和钠－葡萄糖共转运蛋白2抑制剂。患者整个孕期需进行严密的心功能监测，包括症状、体格检查、血压、血氧、心电图和超声心动图。对于妊娠晚期或分娩后数月出现的围产期心脏病的，轻症患者可使用利尿剂、β受体阻滞剂、肼苯哒嗪和口服硝酸盐治疗，重症患者考虑MCS。		

续表

证据维度	证据内容	证据级别	推荐级别
治疗展望	脑啡肽酶受体、sGC受体、SGLT2受体等广泛存在于心脏、肾脏、血管内皮相关通路中,因此针对"心-肾-代谢"的多器官共有靶点的干预能起到多重保护作用。未来,能够同时改善心力衰竭、慢性肾病和糖尿病的药物将成为研发重点,如继续进行SGLT2抑制剂、高选择性醛固酮受体拮抗剂MRA对心脏、肾脏、糖尿病预后的临床试验,研发调节磷代谢相关成纤维生长因子23/Klotho轴相关药物等。对于心力衰竭治疗还需要强化指南指导的药物治疗(guideline-directed medical therapy)理念,滴定到最大耐受剂量或靶剂量的目标持续不变,促进HFrEF在再评估时转向HFimpEF。此外,依托于我国心力衰竭人群的数据,需要二次分析各种药物对我国心力衰竭人群的效果,用自己的数据制定中国指南。		

第二节 急性冠脉综合征

一、案例导入

患者,男性,58岁,因"反复心前区疼痛"就诊。患者于8h前在无明显诱因下出现胸痛,为闷痛,约1min后缓解,无其他不适;6h前出现相同症状,约1h后缓解,晨起运动后感胸痛加重,疼痛剧烈,同时伴有后背酸痛,自服速效救心丸无效,由家属送至急诊就诊。患者神情紧张,面色苍白,口唇稍有发绀,指端凉,出汗明显。既往高血压病史16年,一直规律服用降压药,血压控制良好。

二、预检分诊思维

结合SOAP分诊流程进行预检分诊。

（一）S（subjective,主观感受）

心前区疼痛,伴胸闷,有放射至后背部。

（二）O（objective,客观现象）

1.紧急评估

预检分诊护士接诊该患者,启动分诊流程,立即进行紧急评估。

A（airway,气道）:气道通畅,无异物梗阻。

B（breath,呼吸）:呼吸频率加快加深。

C（circulation,循环）:心源性休克,指端凉,口唇稍有发绀。

S（consciousness,意识状态）:神志清,精神软,神情紧张,对答切题。

2.测量生命体征及完成快速监测

体温37.0℃;脉搏90次/min;呼吸频率20次/min;血压165/82mmHg;指测血氧

饱和度97%。

患者心前区持续性闷痛,NRS评分:4分。测指尖血糖(POCT):7.4mmol/L。

3.身体评估

患者感心前区疼痛伴胸闷,根据患者病史、症状和体征,结合心电图和实验室检查,初始诊断为急性冠脉综合征,并进行最初的不良风险评估。

思维链接

急性冠脉综合征和高危胸痛疾病的鉴别

急性冠脉综合征(acute coronary syndromes,ACS)是指冠状动脉内不稳定的粥样硬化斑块破裂或者糜烂继发新鲜血栓所导致的心脏急性缺血综合征,包括:ST段抬高型心肌梗死(ST elevation myocardial infarction,STEMI)、非ST段抬高型心肌梗死(non ST elevation myocardial infarction,NSTEMI)和不稳定型心绞痛(unstable angina,UA)。其中,NSTEMI与UA合称为非ST段抬高型心肌梗死(non ST elevation myocardial infarction,NSTEMI)。

高危胸痛疾病的鉴别:在接诊胸痛患者后,除应密切关注患者血流动力学、心脏电活动外,还应注意胸痛的持续时间,结合病史、症状、查体、辅助检查等,快速鉴别ACS、主动脉夹层、肺梗死、张力性气胸等高危胸痛疾病。

1.病史:①是否有高血压、糖尿病、高脂血症、吸烟史、冠心病家族史等心血管疾病危险因素;②是否有长途乘车和飞行史、下肢静脉炎、骨折、长期卧床等深静脉血栓形成危险因素;③是否有肺大疱、肺结核等肺部慢性疾病病史或剧烈咳嗽、体型瘦长等危险因素。

2.症状:①ACS:主要表现为发作性胸部压榨样疼痛,有胸部压迫或憋闷感,甚至会有濒死感;部分患者胸痛可伴有放射至上肢或者后背、颈部的疼痛。发病可能与劳累、情绪激动、天气骤变等因素有关。胸痛持续数分钟至数十分钟,休息或服用硝酸甘油可缓解,需考虑ACS的可能。

②主动脉夹层及大血管疾病表现为持续性撕裂样胸背痛,可伴血压明显升高、双侧肢体血压差别较大等。

③肺梗死表现为呼吸困难伴(或不伴)咯血,同时合并血氧饱和度下降,甚至导致晕厥、猝死。

④张力性气胸表现为极度呼吸困难,缺氧严重者出现发绀甚至窒息。

3.查体:观察患者血压及四肢血压是否对称、有无心脏和外周血管杂音、肺动脉第二心音是否亢进、双肺呼吸音是否对称、双下肢周径是否对称、有无水肿或静脉炎等。

4.辅助检查:所有胸痛患者在首次医疗接触后应在10min内完成心电图检查,

并动态观察;根据疑似诊断选择实验室检查及辅助检查,例如:肌钙蛋白、D-二聚体、BNP、血气分析、凝血功能及生化检查、B超、CTA等,其中胸痛三联CTA可同时鉴别ACS、主动脉夹层、肺梗死3种高危胸痛。

(三)A(assessment,分析与估计)

患者主诉为突发心前区疼痛伴胸闷,同时后背酸痛,结合患者诱因,疑似心肌梗死发作,需要与主动脉夹层、肺梗死、气胸、其他胸壁疾病、心血管疾病、纵隔疾病等进行鉴别,并需要结合心电图、心肌肌钙蛋白I/T检查结果进行初步诊断。

思维链接

急性冠脉综合征的诊断方法和诊断标准

《急性冠脉综合征急诊快速诊治指南(2019)》指出,当胸痛患者及(或)目击者呼叫院前急救体系或是胸痛患者首诊于急诊科时,接诊医护人员皆应快速询问病史、开展体格检查、评估生命体征,并在首次医疗接触(first medical contact,FMC)后尽可能短的时间内完成标准心电图(ECG)、心肌损伤标记物检查,作出初始诊断。具体诊断方法和诊断标准如表3-2-1和表3-2-2所示。

表3-2-1　急性冠脉综合征的诊断方法

推荐意见	建议分类	证据级别
根据患者病史、症状和体征,结合心电图和实验室检查,作出初始诊断并进行最初的不良风险评估	I	A
心电图		
患者就诊(或首次医疗接触)后10min内行标准12导联甚或18导联心电图检查,并动态记录,有条件者行多功能心电监护仪	I	C
生物标记物		
检测cTn或hs-cTn作为诊断AMI的生物标记物	I	A
如不能检测cTn,可以进行CK-MB质量检测作为代替	I	C
有条件可行床旁快速检测	I	C
动态检测cTn(hs-cTn)和(或)CK-MB,直至明确临床诊断,后视病情减少检测频率	I	B
同时查验BNP或NT-proBNP、D-二聚体及凝血、肾功能等有助于临床诊断和评价病情	I	C
影像学检查		
超声心动图评估心脏结构、运动与功能,同时具有确诊或鉴别诊断意义	I	A
如果患者无反复胸痛、心电图结果正常、cTn(hs-cTn)水平正常,但仍疑似ACS,则建议行无创负荷试验以诱发缺血性发作,视结果再进一步考虑是否行有创检查	I	C

续表

推荐意见	建议分类	证据级别
如果cTn(hs-cTn)和(或)心电图结果正常,但仍怀疑ACS,建议行多排螺旋计算机断层扫描(MDCT)冠脉造影检查	Ⅱa	A

表3-2-2　急性冠脉综合征的诊断标准

分类	诊断标准
STEMI	cTn>99th正常参考值上限(ULN)或CK-MB>99thULN,心电图表现为ST段弓背向上抬高,伴有下列情况之一或以上者:持续缺血性胸痛;超声心动图显示节段性室壁活动异常;冠状动脉造影异常
NSTEMI	cTn>99th或CK-MB>99thULN,并伴有下列情况之一或以上者:持续缺血性胸痛;心电图表现为新发的ST段压低或T波低平、倒置;超声心动图显示节段性室壁活动异常;冠状动脉造影异常
UA	cTn阴性,缺血性胸痛,心电图表现为一过性ST段压低或T波低平、倒置,少见ST抬高(血管痉挛性心绞痛)

注:cTn:心肌肌钙蛋白,hs-cTn:高敏肌钙蛋白,CK-MB:肌酸激酶同工酶-MB,BNP:B型利钠肽,NT-proBNP:N末端B型利钠肽。

STEMI:ST段抬高型心肌梗死;NSTEMI:非ST段抬高型心肌梗死;UA:不稳定型心绞痛。

(四)P(plan,计划)

1.依据《急诊预检分级分诊标准》

指标维度:高风险/潜在危险情况。

分诊标准:有胸痛表现,但不符合Ⅰ级标准。

分诊科室:内科,启动胸痛流程。

分诊级别:Ⅱ级。

分诊去向:抢救室。

响应时间:<10min。

2.依据《急诊检伤急迫度分级量表(TTAS)》

分类名称:心血管系统。

主诉判断依据:胸痛伴胸闷,中度呼吸窘迫。

分诊科室:内科,启动胸痛流程。

分诊级别:Ⅱ级。

分诊去向:抢救室。

响应时间:<10min。

三、急救护理思维

（一）病情评估与思维

1.初级评估

抢救室护士接诊该患者,启动胸痛救治流程,立即进行ABCDE初级评估。

A(airway,气道):气道通畅,无异物梗阻,无高级气道建立指征。

B(breath,呼吸):呼吸频率20次/分,SpO_2 92%～95%,鼻导管吸氧3L/min。

C(circulation,循环):连接心电监护仪,显示窦性心律;监测血压,收缩压(SBP)波动范围140～160mmHg,舒张压(DBP)波动范围80～100mmHg。

D(disability,神经系统):患者神志清醒,双侧瞳孔等大等圆,直径3mm,对光反应灵敏,双眼无凝视,未见眼震;无言语含糊,无肢体麻木,四肢肢体肌力正常。

E(expose/environmental,暴露与环境):分诊后将患者安置于抢救室床位,解开衣物进行体格检查,查找有无明显的创伤、出血、烧伤迹象,以及非正常印迹或医疗信息修饰等,重点查看头颅有无外伤,查体时应注意患者保暖和保护隐私。

2.再次评估

抢救室护士完善ABCDE初级评估后得出该患者生命体征平稳,予再次评估时主要是针对性病史的采集和寻找可逆性病因并治疗的过程。通过询问患者/家属或相关人员,获得患者的针对性病史等资料,从中寻找可能的病因并处理;采用SAMPLE病史采集方法,具体内容如下。

S(signs and symptoms,症状与体征):患者胸痛剧烈,口唇发绀,出汗明显。

A(allergy,过敏史):无药物过敏史。

M(medications,用药情况):长期服用硝苯地平控释片1片/d控制血压。

P(past medical history,既往史):高血压病史5年,一直服用降压药物治疗,不定时监测血压。

L(last meal,末次进餐时间):昨日晚餐18:30。

E(events,疾病相关事件):晨练后发病。

3.相关检查结果

实验室检查:血常规、凝血功能、生化等检查结果无明显异常。

心电图示:12导联心电图示窦性心律。

4.病情诊断

根据采集的相关病史和检查结果,该患者被诊断为急性冠脉综合征。

（二）急救实践

依据《急诊预检分级分诊标准》或《急诊检伤急迫度分级量表(TTAS)》中主诉判断依据进行准确分诊,该患者分诊科室:内科,启动胸痛急救流程;分诊级别:Ⅱ级;分诊去向:抢救室。针对该患者,具体急救实践如下。

1.立即开启绿色通道

对于急性胸痛的患者,应在接诊3min内迅速对患者的病情进行评估,内容包括疼痛时间、部位、有无胸闷等,并启动院内快速救治通道;将患者分诊至急诊抢救室,迅速启动胸痛急救流程;与急诊内科、心内科等急救单元取得联系,使患者在最短时间内得到救治。

2.立即启动胸痛团队救治

(1)抢救室护士实施"IMO"护理措施

①静脉通路(intravenous,I):建立浅静脉置管通路,其中静脉通路穿刺部位选择左侧肢体的粗直静脉,避开右侧穿刺,为后续冠脉支架植入做准备;浅静脉留置针型号为18G以上,及时采集血标本,行急诊肌钙蛋白POCT检测,同时将其余血标本快速送检,以利于优先识别ACS,加快救治速度,提高救治效率。

②心电监护(monitoring,M):予以多功能心电监护仪,立即行常规12导联心电图检查(10min内完成)。

③氧气吸入(oxygen,O):给予患者鼻导管吸氧,维持血氧饱和度＞94%。结合患者症状及检验检查结果,在明确诊断为ACS后,遵医嘱使用抗血小板、抗凝及抗缺血药物治疗,完善心脏超声等检查,对患者呼吸、血压、心率、血氧饱和度等进行密切监测,以确保用药安全;与患者及家属进行良好沟通,给予心理安慰,协助更换手术衣,摘除所有首饰、假牙等,为介入手术做准备。

(2)病情监测

使用抗凝药和扩血管药期间,密切监测患者心率、血压、血氧饱和度、呼吸功能等指标,保持患者生命体征平稳,防范恶性心律失常。

`思维链接`

ACS抗血小板及抗凝治疗

抗血小板和抗凝是ACS的基本治疗策略。2023年欧洲心脏协会专家组指出,所有ACS患者无论采用何种治疗策略均应进行抗栓治疗。中国医师学会急诊医师分会专家们对ACS的抗血小板和抗凝进行了最新证据汇总,形成推荐意见,如表3-2-3和表3-2-4所示。

表3-2-3　ACS抗血小板治疗

推荐意见	建议分类	证据级别
所有无阿司匹林禁忌证的患者均立即服用阿司匹林(负荷量300mg,继以75～100mg/d长期维持)	I	A
在服用阿司匹林基础上,联合应用一种P2Y12受体拮抗剂至少12个月,除非有极高出血风险等禁忌证	I	A
P2Y12受体拮抗剂首选替格瑞洛(180mg负荷量,以后90mg/次,每日2次)	I	B

续表

推荐意见	建议分类	证据级别
既往服用氯吡格雷的患者,在入院早期可换用替格瑞洛(剂量同上),除非存在替格瑞洛禁忌证	I	B
不能使用替格瑞洛的患者,应用氯吡格雷(300～600mg负荷量,以后75mg/次,每日1次)	I	B
接受溶栓治疗的患者,应尽早在阿司匹林基础上联用替格瑞洛或氯吡格雷6(年龄＞75岁者,建议氯吡格雷,不用负荷量,75mg/次,每日1次)	I	A
对于有消化道出血高风险的患者,可在双联抗血小板治疗的基础上加用质子泵抑制剂	I	B
在有效的双联抗血小板及抗凝治疗情况下,冠状动脉造影前不常规应用GPⅡb/Ⅲa受体拮抗剂	Ⅱb	B

表3-2-4　ACS抗凝治疗

推荐意见	建议分类	证据级别
确诊为ACS时,应尽快启动肠道外抗凝治疗,并与抗血小板治疗联合进行,警惕并观察出血风险	I	B
如果患者在早期(4～48h)接受介入性治疗,建议选用普通肝素或比伐芦定	I	B
经静脉溶栓治疗的患者,应接受普通肝素或低分子量肝素抗凝治疗至少48h(最多8d或至血运重建)	I	A
如果患者拟行非介入性治疗,宜先用磺达肝癸钠或低分子量肝素,其中对于出血风险高的患者,选用磺达肝癸钠	I	B

（3）并发症观察与处理

①心律失常:ACS最常见的并发症之一,其中心房颤动(AF)又是最常见的室上性快速心律失常,可能无症状和/或可能与需要立即治疗的快速血流动力学恶化有关。据估计,超过20%的急性心肌梗死(AMI)患者可能有心房颤动病史,而5%的ST段抬高型心肌梗死患者可能发生新发心律失常。重要的是,与没有心律失常的患者相比,接受原发性经皮冠状动脉介入治疗AMI和房颤的患者有更高的不良事件发生率和死亡率。

②心力衰竭:对于ACS合并心力衰竭患者,应尽早使用辅助通气治疗,尽早行超声心动图检查,必要时行血流动力学监测,以评价左心功能的变化、指导治疗及监测疗效。有肺瘀血甚或肺水肿表现的心力衰竭患者,应采用静脉袢利尿剂(如呋塞米、布美他尼和托拉塞米)作为一线药物。若血压＞90mmHg可应用血管扩张剂,其中硝酸盐类(硝酸甘油与硝酸异山梨酯)主要扩张静脉容量血管、降低心脏前负荷,较大剂量时可同时降低心脏后负荷,在不减少每搏输出量和不增加心肌耗氧量的情况下减轻肺瘀血,尤其适用。

③心源性休克:可为 STEMI 的首发表现,也可发生在急性期的任何时段,约 6%～10% 的 STEMI 患者合并心源性休克,且住院期间病死率高达 50% 左右。此类患者宜尽早行冠脉造影,以期对冠脉行血运重建。无临床征象提示容量负荷增多的情况下,可先在 15～30min 内给予生理盐水或平衡盐溶液 200mL。

(4)冠心病重症病房行介入手术:ACS 患者在转运至介入手术的过程中,需要至少 1 名主管医生和 1 名高年资护士陪同随时观察患者生命体征,同时需要携带各类转运物品,如急诊专用转运箱(内含各类抢救药品及用品)、连接除颤电极片的除颤仪、呼吸皮囊、转运监护仪、转运氧源、转运用微量泵,以保障患者安全。

(三)急救流程

在识别急诊患者出现疑似胸痛体征和症状时,应立即启动应急反应系统,严格执行胸痛急救流程中的各项职责、评估、措施,每个环节紧密相扣,为胸痛患者争取最佳治疗时机。具体急救流程如图 3-2-1 所示。

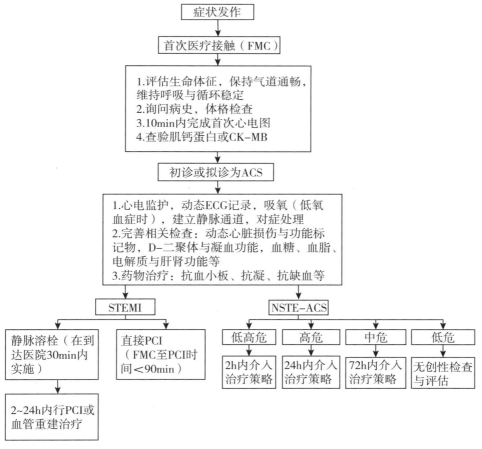

图 3-2-1　胸痛急救流程

注:NSTE-ACS:非 ST 段抬高型急性心肌梗死,PCI:经皮冠状动脉介入治疗(percutaneous coronary intervention)。

四、思维拓展

(一)前沿文献

ST段抬高型心肌梗死(STEMI)是冠状动脉粥样硬化性心脏病中高危类型之一。STEMI患者首选的治疗策略是在发病12h内进行直接经皮冠状动脉介入治疗(PCI)。40%~65%的STEMI患者伴有多支冠状动脉病变。与单支冠状动脉病变患者相比,多支病变患者的再灌注成功率、左心室射血分数(LVEF)较低,病死率较高。目前对STEMI合并多支冠状动脉病变患者,有3种介入策略:①急诊仅开通靶血管的PCI(Culprit-only PCI)策略;②急诊开通靶血管后择期对非靶血管进行PCI治疗(Staged-PCI)的策略;③急诊对多支血管进行PCI治疗的策略。既往研究结果证实,急诊Culprit-only PCI策略优于急诊对多支血管进行PCI治疗的策略,而最近的研究结果表明,与急诊Culprit-only PCI策略相比,接受Staged-PCI策略治疗的患者死亡率更低。临床中,Staged-PCI策略也是STEMI合并多支病变患者的首选治疗策略。由此可见,STEMI患者的早期再灌注治疗至关重要。临床应用的主要溶栓药物包括特异性纤溶酶原激活剂(阿替普酶、瑞替普酶、替奈普酶和重组人尿激酶原)和非特异性纤溶酶原激活剂(尿激酶等)两大类。前者的溶栓再通率高,更适合溶栓治疗使用,后者的溶栓再通率较低,出血风险高,现已渐少用。老年患者的冠状动脉血管脆弱性较高,常存在弥漫性钙化,PCI治疗过程中伴随着更高的并发症发生风险,因此临床上对其治疗策略的选择更保守。在长期临床实践中,老年STEMI合并多支冠状动脉病变患者倾向于仅接受一次急诊PCI开通靶血管。非靶血管血运重建的延迟或缺失可能导致更高的死亡率及心肌梗死复发率。

(二)最佳证据赏析

1.溶栓治疗快速、简便,在不具备PCI条件的医院或因各种原因使FMC至PCI时间明显延迟时,对有适应证的STEMI患者,多项研究表明静脉内溶栓仍是好的选择,且院前溶栓效果优于入院后溶栓。期望门-针时间小于30min。STEMI患者静脉溶栓治疗的证据总结如表3-2-5所示。

2.为保证溶栓治疗的疗效和进一步评价病变血管情况,所有经静脉溶栓的患者溶栓后应尽早送至PCI中心,即使溶栓成功也应在溶栓治疗后2~24h行冠状动脉造影并对梗死相关血管进行血运重建。具体溶栓后PCI证据总结如表3-2-6和表3-2-7所示。

3.对于NSTE-ACS患者需要明确危险分层,早期识别高危患者。对于极高危或高危患者,建议采取积极的早期介入策略,相关证据如表3-2-8所示。

表 3-2-5　STEMI 患者静脉溶栓治疗

推荐意见	建议分类	证据级别
对发病 3h 内的患者,溶栓治疗的即刻疗效与直接 PCI 相似,有条件时可在救护车上开始溶栓治疗	I	A
发病 12h 以内,预期 FMC 至 PCI 时间延迟大于 120min,无禁忌证者行溶栓治疗	I	A
发病 3～12h 行溶栓治疗,其疗效不及直接 PCI,但仍能获益	I	A
发病 12～24h 仍有持续或反复缺血性胸痛和持续 ST 段抬高的患者,溶栓治疗仍然有效	IIa	C
拟行直接 PCI 的患者,PCI 前不行溶栓治疗	III	A
对 ST 段压低的患者(除正后壁心肌梗死或合并 aVR 导联 ST 段抬高)不行溶栓治疗	III	B
对 STEMI 发病超过 12h,症状已缓解或消失的患者不行溶栓治疗	III	C

表 3-2-6　溶栓后 PCI

推荐意见	建议分类	证据级别
经静脉溶栓治疗的患者溶栓后应尽早(24h 内)送至 PCI 中心	I	A
即使临床溶栓成功,也建议在溶栓后 2～24h 行冠状动脉造影并对梗死相关血管行血运重建	I	A
在溶栓后出现心源性休克或严重急性心力衰竭时,行急诊冠状动脉造影并对相关血管行血运重建	I	A
对溶栓治疗失败患者行急诊补救性 PCI	I	A
在溶栓成功后,如果出现再发缺血、血流动力学不稳定,以及危及生命的室性心律失常或有再次闭塞证据时,行急诊 PCI	I	A

表 3-2-7　STEMI 患者 PCI 治疗

推荐意见	建议分类	证据级别
发病 12h 内(包括正后壁心肌梗死)或伴有新出现左束支传导阻滞的患者	I	A
伴严重急性心力衰竭或心源性休克时(不受发病时间限制)	I	B
发病 12～24h 内存在持续性心肌缺血、心力衰竭或致命性心律失常的症状或体征	I	C
因就诊延迟(发病后 12～48h)并具有临床和(或)心电图缺血证据的患者行直接 PCI	IIa	B

表 3-2-8　NSTE-ACS危险性评估与介入性策略

推荐意见	建议分类	证据级别
极高危缺血患者,包括:①心源性休克或血流动力学不稳定;②危及生命的心律失常或心搏骤停;③心肌梗死机械性并发症;④急性心力衰竭伴难治性心绞痛和ST段改变;⑤再发ST-T动态演变,尤其是伴有间歇性ST段抬高。建议紧急行介入策略(<2h)	I	C
高危缺血患者,包括:①cTn动态改变;②ST段或T波动态演变(有或无症状);③GRACE评分>140分。建议早期行介入策略(<24h)	I	A
中危缺血患者,包括:①糖尿病;②肾功能不全,估算肾小球滤过率(eGFR)<60mL/(min·1.73m²);③左心室功能下降(左心室射血分数<40%)或充血性心力衰竭;④早期心肌梗死后心绞痛;⑤近期行PCI治疗;⑥既往行CABG治疗;⑦GRACE评分>109分但<140分;⑧无创检查时反复出现缺血症状。建议行介入策略(<72h)	I	A
对无症状的低危患者,建议先行无创性检查(如负荷试验、心脏超声等),寻找缺血证据,再决定是否采用介入策略	I	A

第三节　主动脉夹层

一、案例导入

患者,男性,45岁,因"胸部疼痛半小时"就诊。患者于半小时前在托举重物后,出现胸部撕裂样疼痛,由家属送至急诊就诊。既往有高血压病史10年,一直服用降压药,不定时监测血压。

二、预检分诊思维

结合SOAP分诊流程进行预检分诊。

（一）S（subjective,主观感受）

胸部撕裂样疼痛,伴后背痛。

（二）O（objective,客观现象）

1.紧急评估

预检分诊护士立即接诊该患者,启动预检分诊流程,进行紧急评估。

A（airway,气道）:气道通畅,无异物梗阻。

B（breath,呼吸）:呼吸频率增快,节律与深度深浅不一。

C（circulation,循环）:患者桡动脉搏动正常,周围循环无明显异常。

S（consciousness,意识状态）:神志清,对答切题。

2.测量生命体征及完成快速监测

体温36.3℃;脉搏108次/min;呼吸频率28次/min;血压右上肢162/82mmHg,左上肢138/70mmHg;指测SpO_2 98%;NRS评分8分。

体格检查:患者面色苍白、坐立不安、皱眉,疼痛明显,全身皮肤湿冷。

思维链接

OPQRST疼痛问诊工具

OPQRST问诊工具主要用于疼痛评估。其中:O(onset)为发病情况;P(provoke)为诱因,即疼痛发生的诱因及加重与缓解的因素;Q(quality)为性质,即疼痛的性质,如绞痛、钝痛针刺样痛、刀割样痛、烧灼样痛等;R(radiation)为放射,即有无放射及放射部位;S(severity)为程度,即疼痛程度,可应用疼痛评估工具(如0~10数字评分法)进行评估;T(time)为时间,指疼痛开始、持续、终止的时间。

（三）A(assessment,分析与估计)

结合患者主诉与客观指标测量,初步考虑该患者主动脉夹层或张力性气胸诊断可能。立即进行心电图、实验室检查及影像学检查进行诊断与排查。

（四）P(plan,计划)

1.依据《急诊预检分级分诊标准》

指标维度:高风险/潜在危险情况。

分诊标准:疑似主动脉夹层或张力性气胸。

分诊科室:急诊外科,启动绿色通道。

分诊级别:Ⅰ级。

分诊去向:复苏室。

响应时间:即刻。

2.依据《急诊检伤急迫度分级量表(TTAS)》

分类名称:心血管系统

主诉判断依据:疑似主动脉夹层或张力性气胸。

分诊科室:急诊外科,启动急救流程。

分诊级别:Ⅰ级。

分诊去向:复苏室。

响应时间:即刻。

三、急救护理思维

(一)病情评估与思维

1.初级评估

复苏室护士接诊患者,启动胸痛急救流程,立刻进行ABCDE初级评估。

A(airway,气道):气道通畅,无异物梗阻,无高级气道建立指征。

B(breath,呼吸):呼吸频率26~32次/min,SpO_2 95%~98%,鼻导管吸氧3L/min。

C(circulation,循环):连接心电监护仪,显示窦性心律;监测血压,收缩压(SBP)波动范围140~160mmHg,舒张压(DBP)波动范围80~100mmHg。

D(disability,神经系统):神志清,双侧瞳孔等大等圆,对光反应灵敏,四肢肌力正常。

E(expose/environmental,暴露与环境):将患者分诊后安置于抢救室床位,解开衣物进行体格检查,查找有无明显的创伤、出血、烧伤迹象,以及非正常印迹或医疗信息修饰,重点查看四肢血运状况。

2.再次评估

护士完善ABCDE初级评估后,患者生命体征平稳,立即开展再次评估,主要是针对性病史的采集和寻找可逆性病因并治疗的过程。通过询问患者/家属或相关人员,获得患者的针对性病史等资料,从中寻找可能的原因并处理;采用SAMPLE病史采集方法,具体内容如下。

S(signs and symptoms,症状与体征):胸部及后背部撕裂样疼痛明显。

A(allergy,过敏史):无药物过敏史。

M(medications,用药情况):长期服用硝苯地平控释片1片/d控制血压。

P(past medical history,既往史):高血压病史10年,不定期监测血压。

L(last meal,末次进餐时间):午餐11:30。

E(events,疾病相关事件):托举重物后发病。

思维链接

诊断流程

对于急性胸痛的患者,美国心脏协会(America Heart Association,ANA)指南提出了疑似主动脉夹层(aortic dissection,AD)的高危病史、症状及体征,如表3-3-1所示。对于存在表3-3-1中高危因素、症状和体征的初诊患者,应考虑AD可能并安排合理的检查以明确诊断,具体的诊断流程如图3-3-1所示。须注意,该诊断流程仅适用于AD,须与其他初始表现为胸痛的疾病相鉴别。

表 3-3-1 主动脉夹层的高危病史、体征及症状

高危病史	高危体征	高危胸痛症状
Marfan综合征等结缔组织病	动脉搏动消失或无脉	·突发疼痛 ·剧烈疼痛,难以忍受 ·撕裂样、刀割样尖锐痛
主动脉疾病家族史	四肢血压差异明显	
已知的主动脉瓣疾病	局灶性神经功能缺失	
已知的胸主动脉瘤	新发主动脉瓣杂音	
曾行主动脉介入或外科手术	低血压或休克	

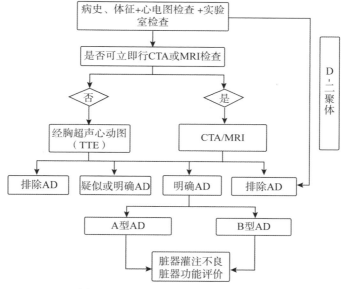

图 3-3-1 主动脉夹层相关检查流程

3.相关检查结果

CTA示:主动脉夹层A型;超声提示:主动脉夹层考虑(Standford A型),主动脉窦部及升主动脉增宽,主动脉瓣轻度反流,瓣膜受累可能性小,左室舒张、收缩功能正常;附见:双侧颈总动脉夹层伴假腔内血栓形成可能;D-二聚体:15000μg/L;血常规、凝血功能、电解质等检查结果无明显异常。

4.病情诊断

根据采集的相关病史和检查结果,该患者被诊断为主动脉夹层(Standford A型)。

思维链接

主动脉夹层分型

目前广泛应用的主动脉夹层传统国际分型包括DeBakey分型(根据原发内膜破口的起始部位及夹层累及范围分型)和Stanford分型(根据夹层累及范围分型)。

DeBakey I 型:内膜破口位于升主动脉近端,夹层累及升主动脉和主动脉弓,范

围广泛者可同时累及胸降主动脉和腹主动脉。DeBakey Ⅱ型:内膜破口位于升主动脉,夹层范围局限于升主动脉。DeBakey Ⅲ型:破口位于左锁骨下动脉开口以远的部位,升主动脉和主动脉弓未受累,夹层范围局限于胸降主动脉者为Ⅲa型,夹层广泛者同时累及腹主动脉为Ⅲb型。部分DeBakeyⅠ型可发生夹层向主动脉弓和升主动脉逆向撕裂,被称为逆撕型DeBakeyⅢ型。

Stanford分型:凡夹层累及升主动脉者均为A型,包括DeBakeyⅠ型和DeBakeyⅡ型;仅累及胸降主动脉为Stanford B型,即DeBakeyⅢ型。但DeBakeyⅢ型逆撕累及主动脉弓者为Stanford B型,而同时累及升主动脉则为Stanford A型。

(二)急救实践

依据《急诊预检分级分诊标准》或《急诊检伤急迫度分级量表(TTAS)》中主诉判断依据进行准确分诊,该患者分诊科室:急诊外科,启动胸痛急救流程;分诊级别:Ⅰ级;分诊去向:复苏室。该患者具体急救实践如图3-3-2所示。

1.立即开启绿色通道

对胸部、腹部剧烈疼痛,疼痛性质呈"撕裂样"或"刀割样"持续性难以忍受的剧痛类患者,应立即进行双上肢血压监测,如两侧血压相差≥10mmHg,应考虑主动脉夹层,将患者分诊至急诊复苏室,立即启动急救流程,尽快完成相关影像学检查,使患者在最短时间内得到救治。

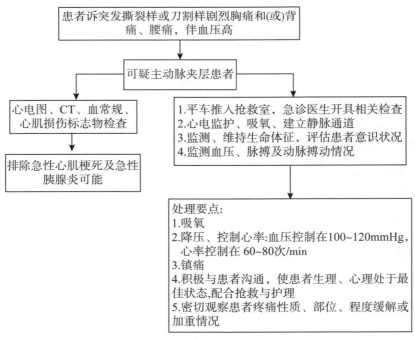

图3-3-2　急诊室主动脉夹层临床急救流程

2.立即启动胸痛急救流程

（1）监护

复苏室护士实施"IMO"护理措施：氧气吸入（oxygen，O），给予患者鼻导管吸氧；心电监护（monitoring，M），予以心电监护仪，严密监测患者血压变化，建议测量四肢血压情况，血压不稳定期间5～10min测量一次，避免血压过低影响重要组织脏器血液灌注，防止血压过高加重夹层的进展。密切观察患者心率，使其维持在60～80次/min。

（2）建立静脉通路（intravenous，I）和动脉通路

复苏室护士应立即建立2条静脉通路，一组输注抢救用药，另一组输注支持用药。根据患者的症状、血压、心律等监测指标，使用微量输液泵严格控制输注药液的速度，密切观察患者用药后的反应，预防心率过低和/或出现房室传导阻滞。应用硝普钠后患者如出现精神不安、不合作等类似精神症状时，应针对性地加强安全防范措施，避免坠床和其他意外。护士应考虑术中主动脉被钳夹情况，动脉通路宜建立在右上肢，以便发挥作用，同时在治疗过程中，应避免股动脉穿刺或取血。

（3）镇痛

在急性主动脉夹层中，反复疼痛和难治性高血压可作为与院内死亡率升高相关的临床征。疼痛本身可以加重高血压和心动过速，而主动脉内的压力增高刺激管壁，会增加血流对血管作用的切应力，进而加速夹层的发展，严重者可致夹层破裂出血，危及生命。反复出现的疼痛提示夹层进一步发展或是夹层即将破裂的征兆。因此主动脉夹层中疼痛的控制尤为重要。临床中，常使用吗啡静注快速止痛。护士应掌握疼痛规律和疼痛缓解方法，注射吗啡时速度要慢，注意观察患者呼吸、神志，避免呼吸抑制发生。定时床边巡视，按脸谱评分法及时进行疼痛评估，及时处理，并进行相应记录。如患者疼痛剧烈，难以缓解，则需要使用其他麻醉药物。

（4）危重病患者转运检查

主动脉夹层影像学检查目的是要对全主动脉进行综合评价，包括主动脉夹层受累的范围、形态、不同部位主动脉的直径、主动脉瓣及各分支受累情况，以及其与周围组织的关系，还有其他相关表现（如心包积液、胸腔积液及脏器缺血情况等）。为患者进行影像学检查需要准备各类转运物品，如转运监护仪、转运氧源、蓄电功能良好的输液泵，以保障患者安全。

思维链接

主动脉夹层的影像学检查

主动脉夹层的影像学检查具体如下：明确内膜片；明确内膜破口的位置；识别真腔与假腔；明确夹层累及范围；明确主动脉窦、主动脉瓣累及情况；主动脉一级分支受累情况及血流状态；识别主要脏器的缺血情况；识别心包积液、胸腔积液及程

度;识别主动脉周围出血与否;识别扫描野内其他脏器的病变及性质。关于疑诊主动脉夹层患者影像学检查方法的推荐如表3-3-2所示。

表3-3-2　关于疑诊主动脉夹层患者影像学检查的推荐

推荐条目	推荐类别	证据级别
疑似急性主动脉夹层患者,首选全主动脉CTA作为确诊影像学检查手段	I	B
患者因碘过敏、严重肾功能损害、妊娠、甲状腺功能亢进或者医疗机构无CT设备而不能行全主动脉CTA检查时,可行MRI明确诊断	I	B
经胸超声心动图作为拟诊主动脉夹层患者必要的初步影像学评估手段	I	C
疑似急性主动脉夹层患者完善床旁心电图检查	I	C

思维链接

诊断AD的相关辅助检查

(1)X线胸片:主动脉夹层非特异性辅助诊断方法,主要表现为纵隔影或主动脉影增宽。突发撕裂样或刀割样胸痛,脉搏或者血压不对称,以及X线胸片纵隔或主动脉影的增宽,三者结合起来可以诊断大约96%的急性主动脉夹层。因此X线胸片可作为主动脉夹层、初步诊断的手段。

(2)CT检查:具有快速、简便、无创、精确率高等优点,可以作为主动脉夹层诊断的首选的检查技术,灵敏度为83%～94%,特异性为97%～100%。内膜片和真假腔即"双腔主动脉"是主动脉夹层诊断的直接征象。

(3)MRI:一种成熟而有效的无创性诊断技术,目前被认为是诊断主动脉夹层的金标准,但其检查速度限制了它的应用,对于不能耐受较长时间检查的急性期病例不适用;除此之外,MRI还不适用于安置起搏器等带有金属物体的患者。

(4)经胸超声心电图(TTE):诊断主动脉夹层的灵敏度与特异性主要取决于夹层的位置,对近端夹层诊断率较高,对降主动脉探查明显受限。

(5)经食管超声心电图(TEE):可用于诊断大部分主动脉夹层,灵敏度为98%～99%,诊断腹主动脉瘤的特异性为77%～97%。可以显示内膜撕裂口、假腔内血栓、异常血流、冠状动脉与主动脉弓分支是否累及、有无心包积液、主动脉瓣反流等特征,一定程度上可用于真假腔鉴别。

(6)血管内超声(IVUS):实时显示主动脉及血管的形态结构变化,显示内膜片和内膜撕裂口、假腔扩张程度、夹层累及范围,分支管与假腔的关系等方面具有优良诊断价值。

(7)主动脉造影:过去一直是诊断主动脉夹层的"金标准",但属于有创检查,随着无创性影像技术发展,已很少作为主动脉夹层的初始检查方法。主动脉造影与数字减影血管造影(DSA)是应用于带膜血管内支架植入治疗的重要辅助技术。

（5）术前准备

遵医嘱为患者做好外科手术治疗准备，抽取术前用血，协助患者更换手术衣裤，过程中应避免肢体活动幅度过大，使者保持情绪平稳。对于术中需进行脑保护的患者，提前做好备皮准备。

思维链接

外科手术治疗适用范围

外科手术治疗适用于近端夹层（除外伴有严重并发症不耐受手术者），以及远端夹层合并夹层主动脉明显扩张，或合并主动脉破裂、心脏压塞、重要系统受累缺血、夹层主动脉迅速扩张或有局部隆起的患者，应用人工血管部分或完全置换被切除的主动脉（包含内破口部分），阻断真假腔之间的血流交通。

3.一般护理

（1）基础生活管理

嘱患者严格卧床休息，避免用力排便、剧烈咳嗽；协助患者床上排便、翻身；

在患者有便意时，规律使用缓泻剂，如开塞露等，保持大便通畅。

（2）加强心理护理

急性夹层动脉瘤起病急、进展快、预后差，易造成患者和家属不同程度的恐惧和忧虑。护理人员应注意患者的情绪变化，认真分析患者及其家属的心理状态，主动讲解疾病康复过程，给予患者安慰、同情、鼓励，避免消极的暗示，稳定其心态，提升患者安全感。同时讲解密切配合、保持平静心态的重要性，增强患者战胜疾病的信心。

4.降压治疗

严格控制血压、心率，目标值是将收缩压降至100～120mmHg，心率控制在60～80次/min。根据血压的变化，随时调整患者降压药物的剂量，使其收缩压稳定在100～120mmHg，避免波动；患者出现体液潴留会影响药物的降压作用，此时应选用利尿剂。如遇降压效果不佳，应考虑联合用药。

思维链接

主动脉夹层抢救的关键

充分控制血压是主动脉夹层抢救的关键，主要抗高血压药物品种如表3-3-3所示。但治疗时血压应降至能保持重要脏器（心、脑、肾）灌注的最低水平，避免出现少尿（<25mL/h）、心肌缺血及精神症状等重要脏器灌注不良的表现。药物治疗的原则是降低收缩压和最大左室射血速度（dp/dt）。降低收缩压能减少血流对主动脉壁的应切力、减弱心肌收缩力。降低dp/dt，可减少左室搏动性张力，有效稳定和

中止夹层的继续分离。对患者产生致命影响的不是夹层本身,而是夹层血肿进展引起的一系列变化,如严重的高血压、心脏压塞、主动脉破裂大出血、严重的主动脉瓣反流及心脑等重要脏器的缺血。因而,主动脉夹层患者应严格控制血压和心率,降低 dp/dt。

表 3-3-3 主要抗高血压药物品种

分类	具体品种
CCB	地尔硫䓬针、苯磺酸氨氯地平片、尼卡地平针、硝苯地平控释片
βRB	艾司洛尔针、酒石酸美托洛尔片等
ARB	厄贝沙坦片、氯沙坦钾片、替米沙坦片、缬沙坦胶囊、含ARB固定复方制剂
ACEI	卡托普利片、贝利片、培哚普利片、普辛普利片
DA	呋塞米针、托拉塞米针、呋塞米片、螺内酯片、含氢氯噻嗪固定复方制剂
αRB	特拉唑嗪片、沙唑嗪缓释片、Anti-HC、硝普钠针、乌拉地尔针、硫酸镁针

备注:CCB为钙拮抗剂;βRB为β受体阻滞剂;ARB为血管紧张素Ⅱ受体拮抗剂;ACEI为血管紧张素转化酶抑制剂;DA为利尿剂 αRB-α 受体阻滞剂;Anti-HC为抗高血压危象药。

(三)急救流程

在识别急诊患者疑似出现主动脉夹层症状时,应立即启动应急反应系统,严格执行急救流程中的各项职责、评估、措施,每个环节紧密相扣,为患者争取最佳治疗时机,具体急救流程如图3-3-3所示。

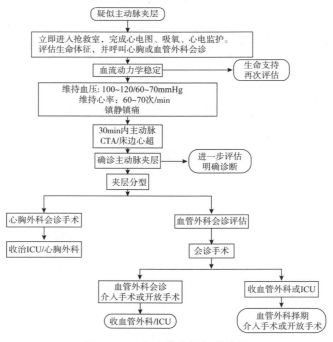

图 3-3-3 主动脉夹层急救流程

四、思维拓展

（一）前沿文献

低温停循环（hypothermic circulatory arrest，HCA）是主动脉弓部手术的基础。HCA 可以在主动脉弓部血管置换时提供静止、无血的清晰术野，并通过低温来提高全身各器官脏器对缺血缺氧的可耐受性，这对手术过程中神经系统的保护尤为重要。然而，HCA 同时也会带来低温损害、停循环灌注不良及随后引发的缺血再灌注损伤，严重影响主动脉手术患者的预后，也逐渐引起人们的重视。因此，随着手术技术和体外循环技术的不断进步，HCA 所选择的适宜温度也在不断演进，从最开始的深低温（deep hypothermic circulatory arrest，DHCA，14～20℃）到目前逐渐成为主流的中低温（moderate hypothermic circulatory arrest，MoHCA，20.1～28℃），乃至更进一步的浅低温（mild hypothermic circulatory arrest，MiHCA，28.1～32℃）。HCA 的温度及灌注方式在不断变化，但 HCA 的最佳温度仍是大血管领域争议的热点。有研究者收集 2014 年 9 月至 2016 年 9 月间在广东省人民医院接受孙氏手术的 Stanford A 型主动脉夹层患者临床资料，应用倾向性评分匹配法匹配患者，按照术中主动脉弓处理所采用的不同停循环模式（停循环期间的肛温和停循环时间）分为浅低温（30.31℃）组、中低温（25.28℃）组和深低温（18.20℃）组，对比分析浅低温（30.31℃）组患者与其他两组患者体外循环时间、阻断时间、暂时性神经功能障碍、术后用血量、呼吸机使用时间、连续性肾脏替代治疗、转氨酶等指标。130 例患者匹配成功，3 组患者的年龄、性别构成比，以及术前合并症等差异无统计学意义（$P > 0.05$）。倾向性评分匹配后的队列分析显示，3 组患者术中手术时间，体外循环时间，术后两天引流量，呼吸机使用时间，术后截瘫、术后脑梗死的发生率比较差异有统计学意义（$P < 0.05$），浅低温组（30.31℃）的手术时间比深低温组（18.20℃）显著减少（$P = 0.003$）；浅低温组（30.31℃）的体外循环时间比深低温组（18.20℃）显著减少（$P = 0.005$）；浅低温组（30.31℃）术后两天引流量比深低温组（18.20℃）显著减少（$P < 0.001$）；浅低温组（30.31℃）术后截瘫和脑梗死发生率比深低温组（18～20℃）明显减少（$P = 0.018$）。3 组患者术中输血、术后死亡率、肌酐、转氨酶、结合胆红素、ICU 住院时间、住院时间、短暂性神经功能障碍等方面比较组间差异无统计学意义（$P > 0.05$）。结论为，与中低温（25.28℃）组和深低温（18.20℃）组相比，采用浅低温停循环模式（30.31℃）治疗 Stanford A 型主动脉夹层是安全、有效的，可减少术后并发症发生率。

（二）最佳证据赏析

为规范和指导主动脉疾病的临床诊疗，美国心脏协会于 2010 年发布了《胸主动脉疾病诊疗指南（AHA 指南）》，欧洲心脏病协会最早于 2001 年发布了《主动脉疾病诊疗指南（ESC 指南）》，并于 2014 年对该指南作出修订。上述指南对 AD 的诊断、治疗及随访作出了相应的推荐。目前,我国AD的诊疗标准基本沿用上述指南,国内尚无系统的AD诊疗规范。然而,我国AD患者的特点与西方国家存在差异,AD诊疗存在以下特点:①病因以高血压为主,青壮年发病较多,高血压的知晓率和控制率比西方发达国家低;②患者的平均年龄较西方发达国家低10~20岁,预期寿命长;③首次手术重视长期效果,减少或避免二次再干预;④医疗水平发展不平衡,部分患者不能得到及时有效的诊治。因此,国内AD的诊疗策略不应完全照搬西方,制订符合我国国情的AD诊断和治疗规范尤为迫切。2017年,我国行业专家制定了《主动脉夹层诊断与治疗规范中国专家共识推荐意见》,如表3-3-4所示。

表3-3-4　2017主动脉夹层诊断与治疗规范中国专家共识推荐意见

证据维度	证据内容	推荐类别	证据等级
实验室检查	血常规和血型、尿常规、生化全套、血气分析、乙肝等传染病筛查、心肌酶及心肌标志物、肌红蛋白、凝血5项检查推荐作为常规实验室检查项目	I	C
	D-二聚体作为常规实验室检查对夹层的诊断及鉴别诊断至关重要	I	B
	C反应蛋白可考虑作为检查项目	Ⅱb	C
Stanford A型主动脉夹层外科治疗策略	相对禁忌证:持续昏迷、胃肠道缺血伴肉眼血便或黑便、持续心肺复苏	I	C
	腋动脉插管作为体外循环和脑保护首选的插管方式	I	C
	停循环目标鼻咽温度21~25℃(中度低温)	I	B
	首选顺行性脑灌注的脑保护方式	I	B
	夹层远端吻合采用开放吻合技术	I	C
	复杂Stanford A型夹层(AC型)推荐行孙氏手术	I	B
	年龄＞70岁者在消除原发破口的情况下可行部分主动脉弓替换术	Ⅱa	C
	A2型夹层可行保留主动脉瓣的主动脉根部替换术(如David术)	Ⅱa	C
	A3型夹层可行主动脉根部复合替换术(如Bentall术)	I	C
Stanford B型主动脉夹层治疗策略	所有患者无论是否需要胸主动脉腔内修复(TEVAR)均应药物治疗并严格控制心率和血压	I	C
	B1S型夹层锚定区充足者,推荐TEVAR为首选治疗	I	B
	BC型夹层中合并需要外科处理的近端心脏及主动脉疾病者,推荐行一期心脏疾病矫治加直视象鼻置入术	I	C
	BC型夹层中锚定区不足者(左锁骨下动脉受累),可行直视支架象鼻手术	Ⅱa	C
	BC型夹层中高龄(＞70岁)或有严重并发症且锚定区不足者(左锁骨下动脉受累),可行Hybrid手术	Ⅱa	C

证据维度	证据内容	推荐类别	证据等级
Stanford B 型主动脉夹层治疗策略	BC 型夹层中锚定区不足者(左锁骨下动脉受累),可考虑行附加技术 TEVAR	Ⅱb	C
	任何 B 型夹层病因为遗传性结缔组织病但主动脉尚未扩张者,推荐行直视支架象鼻手术	Ⅰ	C
	合并遗传性结缔组织病的 B 型夹层患者不推荐行 TEVAR,除非有主动脉破裂或者濒临破裂等紧急情况	Ⅲ	C
	外伤性 Stanford B 型夹层推荐行 TEVAR	Ⅱa	C
	Stanford B 型夹层(B3 型)导致的 Crawford Ⅱ型胸腹主动脉瘤推荐行全胸腹主动脉替换术	Ⅰ	C
Stanford B 型主动脉夹层治疗策略	若动脉瘤近端可使用阻断钳阻断,推荐在全胸腹主动脉替换术中采用常温分段阻断作为辅助方法	Ⅰ	C
	推荐术前行预防性脑脊液测压引流以降低胸腹主动脉替换术后截瘫风险	Ⅰ	B
	胸腹主动脉替换术中可用脊髓诱发电位技术指导肋间动脉重建	Ⅱa	C

第四节 恶性心律失常

一、案例导入

患者,男性,65 岁,因"心悸伴胸闷 3h 余,头晕、大汗淋漓半小时"就诊,患者晨起锻炼时突发心悸、胸闷,无胸痛,未重视,但持续 3h 未缓解,遂准备就医,在就医途中出现头晕,大汗淋漓,由家属送至急诊就诊。既往高血压病史 6 年,一直规律服用降压药,平时有监测血压。

二、预检分诊思维

结合 SOAP 分诊流程进行预检分诊。

(一)S(subjective,主观感受)

持续心悸、胸闷 3h 未缓解,伴头晕、大汗淋漓,无胸痛。

(二)O(objective,客观现象)

1.紧急评估

预检分诊护士接诊该患者,启动分诊流程,立即进行紧急评估。

A(airway,气道):气道通畅,无异物梗阻。

B(breath,呼吸):自主呼吸存在。

C(circulation,循环):大动脉搏动触及,肢端湿冷。

S(consciousness,意识状态):神志清,对答切题。

2.测量生命体征及完成快速监测

体温36.1℃;脉搏176次/min;呼吸频率25次/min;血压80/45mmHg。

患者心悸、头晕明显,NRS评分0分。测指尖血糖(POCT)5.6mmol/L。

思维链接

室性心律失常

室性心律失常多发生于结构性心脏病和离子通道病患者,室性心律失常的发生机制为异常自律性增高、早期与晚期后除极所致的触发活动和折返。室性心律失常在临床上十分常见,包括室性早搏(简称室早)、室性心动过速(简称室速)、心室扑动(简称室扑)和心室颤动(简称室颤)。室性心律失常的常用术语定义与分类如表3-4-1所示。

表3-4-1　室性心律失常常用术语定义与分类

分类	术语定义
室速	连续≥3个室性综合波、频率≥100次/min
非持续性室速	室速持续时间<30s,可自行终止
持续性室速	室速持续时间≥30s,或虽<30s但患者的血流动力学不稳定,需立即终止心动过速
持续性单形性室速	QRS波为同一种形态的持续性室速
持续性多形性室速	QRS波形态不同或多种形态的持续性室速
无休止性室速	室速呈无休止性持续发作达数小时以上、各种治疗措施均不能终止
束支折返性心动过速	室速折返途径涉及希氏-浦肯野系统,心动过速的QRS波形态通常显示左束支阻滞图形
双向性室速	室速时QRS波形态呈双向交替变化,常见于洋地黄中毒或儿茶酚胺敏感性多形性室速
尖端扭转型室速	心动过速时心电图显示QRS波围绕等电位线扭转,常与QT间期延长有关,也可发生在心动过缓如高度房室阻滞患者
室扑	室性心律失常节律规则,频率约300次/min,QRS波呈单形性
室颤	室性心律失常快速,节律不规则,心室率>300次/min,其QRS波形态、联律间期和振幅明显变异
室速或室颤风暴	24h内室速或室颤反复发作≥3次,需要通过治疗干预终止其发作

(三)A(assessment,分析与估计)

根据患者主诉心悸伴胸闷3h余,头晕及大汗淋漓半小时,现患者意识清,心率快,呈休克状态,拟诊断心动过速,需要鉴别是否需要立即给予电复律。

（四）P（plan，计划）

1.依据《急诊预检分级分诊标准》

指标维度：高风险/潜在危险情况。

分诊标准：征象/风险，休克征象。

分诊科室：急诊内科。

分诊级别：Ⅰ级。

分诊去向：复苏室。

响应时间：即刻。

2.依据《急诊检伤急迫度分级量表（TTAS）》

分类名称：心血管系统。

主诉判断依据：心悸，休克。

分诊科室：急诊内科，启动急救流程。

分诊级别：Ⅰ级。

分诊去向：复苏室。

响应时间：即刻。

三、急救护理思维

（一）病情评估与思维

1.初步评估

复苏室护士接诊该患者，启动救治流程，立即进行ABCDE初级评估，稳定生命体征。

A（airway，气道）：气道通畅，无异物梗阻，无高级气道建立指征。

B（breath，呼吸）：呼吸频率25次/min，SpO$_2$ 93%～97%，鼻导管吸氧3L/min。

C（circulation，循环）：连接心电监护仪，心率160～180次/min，床边心电图检查，显示室性心动过速，监测血压，收缩压（SBP）波动范围80～91mmHg，舒张压（DBP）波动范围40～52mmHg，休克状态。

D（disability，神经系统）：神志清，双侧瞳孔等大等圆，直径3mm，对光反应灵敏，四肢肌力5级。

E（expose/environmental，暴露与环境）：将患者安置于复苏室床位，进行体格检查，查找有无明显的创伤、出血、烧伤迹象，以及非正常印迹或医疗信息修饰，查体时注意患者保暖和保护隐私。

2.再次评估

复苏室护士完善ABCDE初级评估后得出该患者生命体征不平稳，予治疗稳定后再次评估；再次评估包括鉴别诊断、询问重点病史以及查找并治疗潜在病因。建议收集患者的目标病史信息，询问与患者症状相关的具体问题。考虑使用SAMPLE助记表。

S(signs and symptoms,症状与体征):患者神志清,主诉心悸、胸闷、头晕、大汗淋漓。

A(allergy,过敏史):无药物过敏史。

M(medications,用药情况):长期服用降压药物,硝苯地平控释片1片 qd。

P(past medical history,既往史):高血压病史6年,一直降压药物治疗,平时有监测血压。

L(last meal,末次进餐时间):早餐6:30。

E(events,疾病相关事件):晨起锻炼时开始发病。

3.相关检查结果

心肌肌钙蛋白 I 快速检测:1.45ng/mL。12导联心电图示:室性心动过速。

4.病情诊断

根据采集的相关病史和检查结果,该患者诊断为非持续性室性心动过速(NSVT)。

(二)急救实践

依据《急诊预检分级分诊标准》或《急诊检伤急迫度分级量表(TTAS)》中主诉判断依据进行准确分诊,该患者分诊科室:急诊内科,启动 NSVT 急救流程(如图3-4-1所示);分诊级别:Ⅰ级;分诊去向:复苏室。针对该患者,具体急救实践如下。

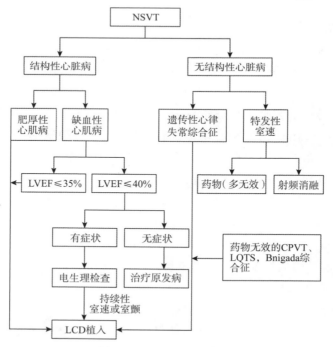

图3-4-1 NSVT急救流程

注:NSVT:非持续性室性心动过速;LVEF:左心室射血分数;CPVT:儿茶酚胺敏感性多形性室性心动过速;LQTS:长QT综合征;室速:室性心动过速;室颤:心室颤动;ICD:植入型心律转复除颤器。

1.启动绿色通道

接诊后即刻将患者安置于复苏室,进行初步评估,床边心电图检查,电话联系心内科,力求使患者在最短时间内得到救治。

2.启动急救团队

抢救室护士实施"IMO"护理措施。静脉通路(intravenous,I):建立浅静脉置管通路,外周静脉建立困难时可选择骨内通路(IO),及时采集血标本,执行药物医嘱。心电监护(monitoring,M):予以多功能心电监护,持续观察患者生命体征变化。协助医生评估患者病情及心电图检查,必要时行胸外心脏按压。氧气吸入(oxygen,O):给予患者鼻导管吸氧,维持$SpO_2>94\%$,必要时准备气管插管用物,协助气管插管。另外,提前贴除颤贴膜,做好电复律准备。

3.同步电复律

同步电复律推荐首次电击能量如下

—规则的窄波:50~100J

—不规则的窄波:120~200J(双相)或200J(单相)

—规则的宽波:100J

思维链接

同步电复律与非同步电除颤

同步电复律:除颤器都设有同步装置,使放电时电流正好与R波同步,落在心室肌的绝对不应期。同步电复律主要用于除室颤以外的快速型心律失常。电复律前一定要测试除颤器的同步性能,若同步性能不好,则不能应用。

非同步电除颤:临床上主要用于心室颤动,在心动周期中的任何时间均可放电,无须避开心室的易损期。室性心动过速或预激伴心房颤动的心室率过快时,或一时分不清是否为心室颤动时,也可用低能非同步电除颤,以免延误病情。

4.电复律操作要点

(1)应向患者及其家属解释电复律的利弊及过程中可能出现的并发症,消除患者及家属的疑虑,取得其合作并请家属签字同意。

(2)转复前进行必要的检查,包括电解质、肝、肾功能,非紧急复律前应禁食、禁饮4~6h,以免电复律过程中患者发生恶心、呕吐导致误吸。完成12导联心电图,建立静脉通道,备皮,摘除义齿。低氧血症患者在电复律前常规吸入100%氧气5~15min。

(3)清醒患者应予麻醉使其安静,减少不适感,一般选择静脉用药。如果患者已处于麻醉状态或心室颤动时意识已经丧失,则不需麻醉。

(4)贴除颤贴膜,2个贴膜之间距离大于10cm,贴膜要贴紧皮肤,不留空隙,确保边缘不翘起,以避免除颤时皮肤烧伤,而且也可以减小胸壁阻抗。

（5）在准备放电时，操作人员及其他人员不应再接触患者、病床，以及同患者相连接的仪器，以免发生触电。

（6）患者电复律后应继续进行心电监测24h，并严密观察患者的心率、心律、血压、呼吸、神志、瞳孔、皮肤及肢体活动等情况。

5.电复律并发症

（1）诱发各种心律失常

电复律诱导的缓慢型心律失常中最常见的是窦性心动过缓、窦性停搏和房室传导阻滞，多可在短时间内消失，偶尔也可持续几小时到几天，可通过静注阿托品或肾上腺素纠正，个别患者需要安装临时起搏器。另一常见的并发症是不同程度的房性心律失常，最常见为房性期前收缩、短阵房性心动过速，一般多在几分钟内消失，少数可转为心房扑动或心房颤动；如持续时间较长，可经静脉给予普罗帕酮纠治、普鲁卡因胺或胺碘酮纠治。若心室率快且持续时间长、药物治疗无效可进行电复律。室性心律失常从偶发室性期前收缩到多源性室性期前收缩，甚至室性心动过速和心室颤动均有可能发生。发生心室颤动最常见的原因是操作失误、电能选择不当，以及在洋地黄中毒的情况下行电复律。室性期前收缩常为一过性，多在10s到几分钟内消失，若长时间存在或频繁发生，可立即静滴利多卡因、普罗帕酮等，一旦发生持久性室性心动过速或心室颤动，应立即进行同步和非同步电复律或电除颤。

（2）急性肺水肿

电复律后发生肺水肿的患者不多，约占1%～2%。大多为二尖瓣病变或主动脉瓣病变伴左心功能不全的患者，老年患者由于心功能储备差可能更易诱发。个别患者的发病诱因则可能和肺栓塞有关。发生肺水肿后应立即给予相应处理。

（3）低血压

约3%的患者会在电复律后发生低血压，尤其多见于高能量电击后的患者。如果血压下降不显著，全身状况良好，大部分患者可在数小时内自然恢复；如血压持续降低，且显著影响重要脏器血流灌注，可立即静脉滴注升压药物，如多巴胺等。

（4）栓塞

发生率约1%～2%。栓塞多发生于转复后，一旦发生，可积极采用抗凝、溶栓等治疗方式。对易于发生栓塞的高危患者可给予预防性抗凝治疗。

（5）心肌梗死

发生率很低，但可导致严重后果。个别患者的心肌梗死可能与心房栓子脱落于冠状动脉有关。

（6）其他并发症

包括皮肤烧伤，常和连续电复律或高能量电击有关，电极板和皮肤接触不良时更易发生。一旦发生可给予油膏处理。

6.药物治疗剂量

（1）腺苷静注剂量

第1剂：6mg快速静推；生理盐水冲洗。

第2剂：12mg快速静推；生理盐水冲洗。

（2）普鲁卡因静推剂量

20～50mg/min，直到心律失常得到抑制；若出现低血压，QRS时间增加＞50%，可给予最大剂量17mg/kg；维持输注：1～4mg/min，如果QT间期或充血性心力衰竭，应避免使用。

（3）胺碘酮静推剂量

第1剂：150mg持续10min。如果室性心动过速复发，重复上述步骤，随后维持输注1mg/min，持续6h。

（4）索他洛尔静注剂量

100mg持续5min（1.5mg/kg）；若QT间期延长，应避免使用。

（三）急救流程

在急诊患者出现心动过速时，应快速识别是稳定性还是不稳定性心动过速。不稳定性心动过速引发的严重症状和体征包括低血压、急性意识改变、休克征象、缺血性胸部不适、急性心力衰竭等。应依据BLS评估、初步评估和再次评估来指导急救策略。具体急救流程如图3-4-2所示。

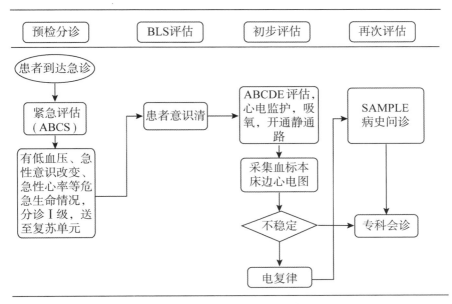

图3-4-2　不稳定性心动过速——急救思维流程

四、思维拓展

（一）前沿文献

室性早搏是指希氏束及其分支以下心室肌的异位兴奋灶提前而产生的心室期前收缩。在普通人群中，其发病率为1%～4%，常规心电图检查发生率为1%，24h或48h动态心电图监测发生率为40%～75%。大于75岁人群发生率为69%。如果室性早搏落在前一个心脏搏动心电图的T波（RonT）上，会演变为阵发性室性心动过速、尖端扭转型室性心动过速、室性扑动、室性颤动，从而引发猝死。目前，西医治疗室性早搏主要包括一般治疗、药物治疗和导管射频消融三方面。

（1）一般治疗

对于心脏结构和功能正常、室性早搏负荷<10%或室性早搏<10000次/24h的无症状低危患者，通常无须治疗。告知患者室性早搏的良性特征，消除其顾虑，避免过量饮酒、浓茶或咖啡等。对于可逆性因素如低钾血症、感染等应积极纠正。

（2）药物治疗

无结构性心脏病室性早搏患者，可选择β受体阻滞剂、美西律、普罗帕酮或非二氢吡啶类钙通道阻滞剂维拉帕米。对于结构性心脏病室性早搏患者，可应用β受体阻滞剂或美西律治疗，普罗帕酮不应用于冠心病心肌梗死等患者。对上述药物治疗无效的室性早搏可选择索他洛尔，应用时需注意心率、血压和QT间期。由于胺碘酮长期应用的不良反应较明显，一般不推荐用于室性早搏患者。

（3）导管射频消融

导管射频消融经过静脉或动脉将电极导管送到心腔特定部位，释放射频电流产生高温使局部心肌凝固、坏死，是一种通过阻断心室起搏点及微折返环治疗室性早搏的介入术。对药物治疗无效或不耐受的室性早搏患者可考虑导管射频消融治疗。导管射频消融是根治难治性、高危性室性早搏的治疗手段。2022年中华医学会更新了导管消融治疗的专家推荐，如表3-4-2所示。

表3-4-2　室性早搏导管消融的专家推荐

推荐	推荐等级	证据级别
1.无结构性心脏病右心室流出道起源的症状性频发室性早搏患者，导管射频消融优于β受体阻滞剂或普罗帕酮	I	B
2.右心室流出道起源的无结构性心脏病症状性频发室性早搏患者，若抗心律失常药物无效，或是患者不能耐受或不愿接受药物治疗，推荐导管射频消融治疗	I	B
3.以下部位起源的室性早搏患者，若抗心律失常药物无效，或是患者不能耐受或不愿接受药物治疗，推荐导管射频消融治疗：右心室非流出道（如三尖瓣环、调节束、乳头肌等）、左心室非流出道（如二尖瓣环、主动脉与二尖瓣环结合部、乳头肌等）、主动脉窦	I	B

续表

推荐	推荐等级	证据级别
4.室性早搏触发室颤导致ICD频繁电击治疗或电风暴的患者,推荐在有经验的心脏中心行导管消融治疗	Ⅱa	B
5.CRT治疗无反应的频发室性早搏患者,如因室性早搏影响且药物治疗不能控制,可行导管消融治疗	Ⅱa	C

注:ICD:植入型心律转复除颤器;CRT:心脏再同步化治疗。

(二)最佳证据赏析

快速性室性心律失常是最易导致心搏骤停的恶性心律失常形式之一。室性早搏在普通人群中的发病率为1%~4%;体表心电图筛查发现室早患病率约为1%,24h或48h动态心电图检测可高达40%~75%。无症状健康者的24h动态心电图监测发现非持续性室速检出率为0%~3%。近90%的持续性单形性室速(sustained monomorphic ventricular tachy-cardia,SMVT)发生于冠心病等结构性心脏病患者,仅10%发生于无结构性心脏病患者。持续性多形性室速(polymorphic ventricular tachycardia,PMVT)和室颤通常见于遗传性心律失常综合征患者。急性心肌梗死患者室颤发生率约为15%,其中80%的室颤发生在心肌梗死后6h内;若室颤发生在慢性心肌缺血时,1年的复发率>30%。快心室率与多形性室速、室扑和室颤是心脏性猝死(sudden cardiac death,SCD)的主要原因,我国年猝死人数可达54.4万。2022年中华医学会心电生理和起搏分会(Chinese Society of Pacing and Electrophysiology,CSPE)与中国医师协会心律学专业委员会(Chinese Society of Arrhythmias,CSA)促进医院对室性心律失常的防治更趋规范化,减少室性心律失常的危害,降低SCD风险。非持续性室性心动过速诊治的专家推荐如表3-4-3所示,持续性单形性室性心动过速诊治的专家推荐如表3-4-4所示。

表3-4-3　非持续性室性心动过速诊治的专家推荐

推荐内容	推荐级别	证据级别
1.有明确的结构性心脏病和NSVT患者(特别是伴有无法解释的症状,如晕厥、近似晕厥、持续心悸的),应考虑电生理检查	Ⅱa	C
2.心肌梗死幸存者或左心室功能下降合并NSVT的患者,若无禁忌证,推荐β受体阻滞剂治疗	Ⅰ	A
3.症状性NSVT患者可考虑β受体阻滞剂试验性治疗	Ⅱb	C
4.对于无结构性心脏病患者,可考虑非二氢吡啶类钙通道阻滞剂作为β受体阻滞剂的替代药物	Ⅱb	C
5.对于给予足量的β受体阻滞剂或非二氢吡啶类钙通道阻滞剂后仍有症状的NSVT患者,可考虑给予一种抗心律失常药物(美西律、普罗帕酮、胺碘酮或索他洛尔)以改善临床症状	Ⅱb	C

续表

推荐内容	推荐级别	证据级别
（1）胺碘酮用于治疗心力衰竭患者的 NSVT，其致心律失常风险较其他抗心律失常药物低	Ⅱb	C
（2）基线时 QT 间期延长，或治疗开始时 QT 间期过度延长（≥0.50s）的患者禁用索他洛尔	Ⅲ	C
6.对于症状明显或左心功能下降且无其他可检测到原因的患者，导管射频消融可能对 NSVT 频繁发作所致的症状或左心室功能下降有改善作用	Ⅱa	B
7.对于心力衰竭患者，除心力衰竭的最佳药物治疗外，胺碘酮和（或）β受体阻滞剂作为植入 ICD 患者的辅助治疗可能有用，也可以抑制不适合 ICD 治疗患者的 NSVT 症状	Ⅱb	B

表 3-4-4　持续性单形性室性心动过速诊治的专家推荐

推荐	推荐级别	证据级别
1.在持续性室速发作期间，只要条件允许，均应记录标准 12 导联心电图	Ⅰ	B
2.对于新近诊断的 SMVT 患者，如静息心电图或超声心动图未发现有结构性心脏病证据，如下		
检查可提供辅助诊断信息		
（1）心脏磁共振成像	Ⅱb	B
（2）信号平均心电图	Ⅱb	C
（3）运动试验	Ⅱb	B
3.对于不能明确诊断的宽 QRS 心动过速的患者，可以考虑行侵入性电生理检查，以明确心动过速的发生机制	Ⅱa	C
4.对于有结构性心脏病的 SMVT 患者，推荐在无禁忌证的情况下行 ICD 治疗	Ⅰ	A
5.对于有结构性心脏病且反复发作 SMVT 的患者，除 ICD 治疗外，应该考虑应用抗心律失常药物（胺碘酮、美西律或索他洛尔）、导管射频消融和（或）ICD 的抗心动过速程序治疗。在绝大多数病例中，治疗结构性心脏病或心肌缺血不足以阻止 SMVT 的反复发作	Ⅱa	B
6.对于将 ICD 用于一级预防的患者，应该考虑延长 ICD 室速的诊断时间并提高心室颤动区的诊断频率，以减少不必要的 ICD 治疗	Ⅱa	A

第五节　心搏呼吸骤停

一、案例导入

患者,男性,58岁,因"胸痛半小时"入院。患者在夜起如厕时突发胸部压榨样疼痛,疼痛放射至左肩部,较明显,持续半小时未缓解,由家属送至急诊就诊,扶行至急诊预检台时突然倒地。既往高血压病史10年,冠心病史5年,一直规律服药。

二、预检分诊思维

结合SOAP分诊流程进行预检分诊。

（一）S(subjective,主观感受)

持续胸部压榨样疼痛半小时未缓解,放射至左肩部。

（二）O(objective,客观现象)

1.紧急评估

预检分诊护士立即启动分诊流程,予以紧急评估。

A(airway,气道):气道通畅,无异物。

B(breath,呼吸):无自主呼吸。

C(circulation,循环):颈动脉搏动消失,四肢肢端湿冷,口唇发绀。

S(consciousness,意识状态):患者无意识。

2.测量生命体征及完成快速监测

体温35.3℃;脉搏0次/min;呼吸频率0次/min;血压无法测出。

3.身体评估

患者无意识,四肢肢端湿冷,口唇发绀,无明显外伤。

（三）A(assessment,分析与估计)

根据患者家属代诉患者胸痛伴左肩背部疼痛半小时余,现患者心搏呼吸骤停,高度怀疑心肌梗死引起的恶性心律失常。

（四）P(plan,计划)

1.依据《急诊预检分级分诊标准》

指标维度:高风险/潜在危险情况。

分诊标准:征象/风险—呼吸骤停。

分诊科室:急诊内科。

分诊级别:Ⅰ级。

分诊去向:复苏室。

响应时间:即刻。

2.依据《急诊检伤急迫度分级量表(TTAS)》

分类名称:心血管系统。

主诉判断依据:心搏呼吸骤停(非外伤)——有人目击的心搏呼吸骤停。

分诊科室:急诊内科,启动急救流程。

分诊级别:Ⅰ级。

分诊去向:复苏室。

响应时间:即刻。

三、急救护理思维

(一)病情评估与思维

1.启动基础生命支持(basic life support,BLS)

—检查是否有反应:轻拍并呼叫患者,患者无反应。

—呼叫附近的人来帮助,启动应急反应系统:呼叫复苏团队,准备除颤仪。

—检查脉搏及呼吸:通过触摸患者颈动脉搏动并同时查看患者胸部,大约5~10s,患者无脉搏,立即开始CPR。

—除颤:除颤仪分析心律为可电击心律,给予200J非同步除颤,电击后立即恢复CPR。

2.再次评估

对于心搏呼吸骤停的无意识患者,在启动基础生命支持后,医务人员应进行再次评估。

A(airway,气道):气道通畅,无自主呼吸,有建立高级气道指征,协助气管插管,并通过定量二氧化碳波形图监测插管位置,妥善固定。

B(breath,呼吸):呼吸机辅助通气,给予100%的氧气,通过定量二氧化碳波形图监测通气与氧合的充足性。

C(circulation,循环):通过呼气末二氧化碳($PETCO_2$)波形图监测CPR质量,必要时给予除颤;建立静脉通路/骨内通路(IO),补充液体,监测血糖及体温,检查灌注问题。

D(disability,神经系统):检查神经系统功能,快速评估患者意识水平及瞳孔放大情况。

E(expose/environmental,暴露与环境):脱除衣物进行体格检查,查找有无明显的创伤、出血、烧伤迹象,以及非正常印记或医疗信息配饰。

思维链接

呼气末二氧化碳（PETCO$_2$）

正常人呼气末 CO$_2$ 浓度约为 5%，也就是说 PETCO$_2$ 约为 38mmHg（5kPa）。PETCO$_2$ 波形能很好地反映患者的通气状况，具有很高的临床辅助诊疗价值。

3.再次评估

包括鉴别诊断，询问重点病史并查找潜在病因（H 和 T 助记表，如表 3-5-1 所示），使用 SAMPLE 助记表。

S（signs and symptoms，症状与体征）：患者神志不清，心搏呼吸骤停前有压榨样胸痛表现。

A（allergy，过敏史）：无药物过敏史。

M（medications，用药情况）：长期服用高血压药物，硝苯地平控释片 1 片 qd。

P（past medical history，既往史）：高血压病史 10 年，冠心病史 5 年，一直口服降压药物治疗，平时有监测血压。

L（last meal，末次进餐时间）：晚餐 18：30。

E（events，疾病相关事件）：夜起如厕时开始发病。

表 3-5-1　心搏骤停最常见的原因

H 助记表	T 助记表
低血容量（hypovolemia）	张力性气胸（tension pneumothorax）
缺氧（hypoxia）	心脏压塞（tamponade，cardiac）
氢离子（hydrogenion）（酸中毒）	中毒（toxins）
低钾血症/高钾血症（hypo-/hyperkalemia）	肺栓塞（thrombosis，pulmonary）
低体温（hypothermia）	冠状动脉血栓形成（thrombosis，coronary）

4.相关检查结果

心肌肌钙蛋白 I 快速检测：2.7ng/mL。自主循环恢复后 12 导联心电图示：Ⅱ、Ⅲ、aVF 导联 ST 段抬高。

5.病情诊断

根据采集的病史及检查结果，该患者诊断为：心搏呼吸骤停；急性下壁心肌梗死。

（二）急救实践

依据《急诊预检分级分诊标准》或《急诊检伤急迫度分级量表（TTAS）》中主诉判断依据进行准确分诊，该患者分诊科室：急诊内科，启动成人心搏骤停急救流程；分诊级别：Ⅰ级；分诊去向：复苏室。针对该患者，具体急救实践如下。

1.启动成人急救流程（如图 3-5-1 所示）

预检护士目击患者倒地，立即进行基础生命支持评估，复苏团队同时将患者安置于复苏室。

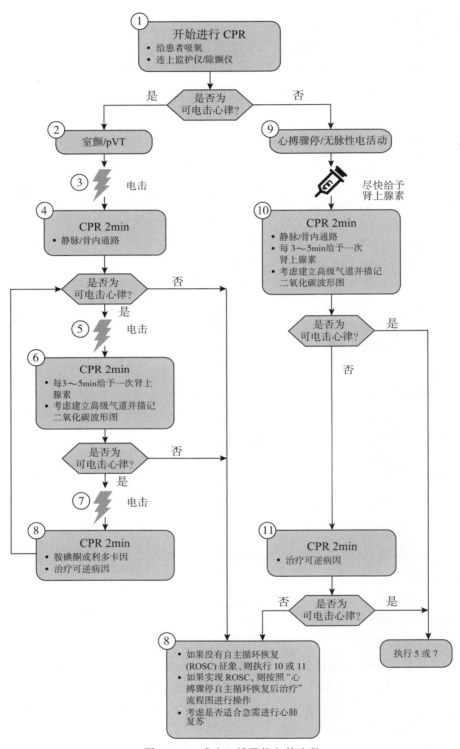

图 3-5-1 成人心搏骤停急救流程

2.复苏团队高效救治

医生作为急救团队的领队,统筹全局;护士 A 负责气道管理,予呼吸球囊加压给氧,协助气管插管、吸痰,维持患者 SpO_2 92%～98%;护士 B 持续给予 CPR,并及时进行评估;护士 C 开通静脉通路,连接心电监护仪,外周静脉建立困难时选择骨内通路(IO),及时采集血标本,执行药物医嘱;护士 D 给予除颤,必要时与护士 B 交替胸外按压,并及时进行评估;护士 E 负责护理记录,并及时提醒急救时间,必要时呼叫会诊。

`思维链接`

高效团队有效调动要素

——明确角色和职责:每个心肺复苏团队必须设有一名组长,每个团队组员都应该明白自己的角色和职责。

——了解自己的局限性:组员之间应相互了解个人的能力,组长也应该了解各自的局限性,必要时提前寻求帮助。

——建设性的干预措施:如果即将进行的操作可能不合适,则组长或组员需要进行干预,但要避免产生冲突。

——知识共享:组员应将患者病情的变化告知组长,以便组长做出正确决策。

——总结和再评估:患者病情可能随时发生变化,需要对应更改治疗计划并再次查看初始鉴别诊断灵活的态度保持随机应变。

——闭环式沟通:组员在接收到组长的指令后需要给出回应。

——明确的信息:始终应保持只有一个人在说话,使用清晰的语言进行简洁沟通。

——相互尊重:团队之间要以一种合作和支持的方式协同工作,摒弃自我,相互尊重。

3.骨内通路(IO)

(1)建立经骨髓腔输液通路的解剖原理

——IO 套针置入通常选择在长骨的近端或远端(骨骺)处,该处密质骨较薄并且松质骨较丰富。

——骨骺的骨髓腔内含有丰富的血管吻合系统。

当成功置入 IO 套针后,输注的液体能够通过骨髓腔内的血管系统快速进入中央循环。

(2)IO 临床穿刺点的选择

——肱骨近端:液体滴速平均 5L/h;药物或液体 3s 内到达右心房;疼痛管理需要的药物更少;双下肢或骨盆损伤时应用。

——股骨远端:仅适用于新生儿/婴儿/儿童。

——胫骨近端/胫骨远端:液体滴速平均 1L/h;比肱骨有更高穿刺成功率。

（3）IO穿刺套针的选择

—15mm：患者体重3～39kg，常用于新生儿或婴幼儿胫骨近端和远端。

—25mm：患者体重3kg及以上，常用于成人患者胫骨近端和远端，儿童患者胫骨近端和远端、肱骨近端、股骨远端，新生儿和婴幼儿股骨远端。

—45mm：患者体重40kg及以上，常用于成人肱骨近端或其他部位体表组织过多者。

4.自主循环恢复后治疗

心肺复苏后的治疗应在持续自主循环恢复后立即开始，无论患者在院前还是院内，对于院外心搏骤停，应考虑转运到心搏骤停中心。其治疗主要包括气道与呼吸、循环、病因诊断、神经功能、一般重症监护管理、神经功能预后的预测几方面，具体流程如图3-5-2所示。

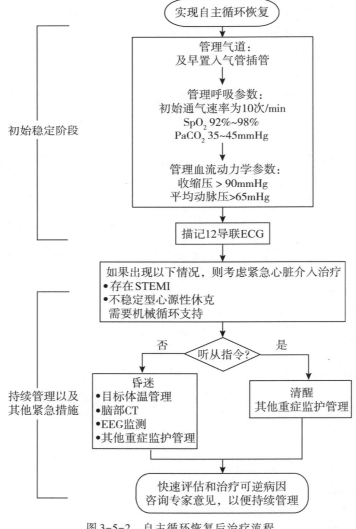

图3-5-2 自主循环恢复后治疗流程

5.急诊经皮冠状动脉介入(PCI)治疗(如图3-5-3所示)

PCI治疗是一种通过心导管技术使狭窄或闭塞的冠状动脉管腔再通,从而改善心肌血流灌注的治疗手段。PCI治疗效果确切,开通率高,目前已经成为STEMI患者首选的治疗方法。及时再灌注治疗实现血运重建,能够挽救存活心肌,减少患者死亡、心源性休克、恶性心律失常等主要不良心血管事件(major adverse cardiovascular events,MACE)的发生。

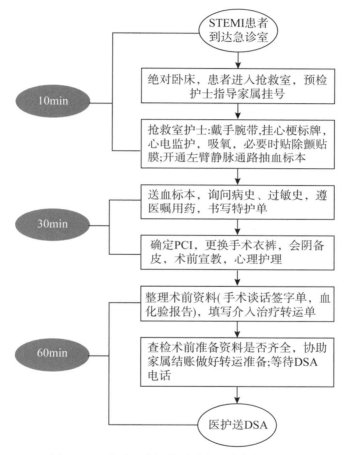

图3-5-3 急诊经皮冠状动脉介入治疗护理流程

(三)急救流程

当急诊患者出现意识不清时,应在5~10s内识别是否为心搏呼吸骤停,若是,则应立即启动急救流程,快速除颤。依据BLS评估、初步评估和再次评估来指导治疗策略。具体急救流程如图3-5-4所示。

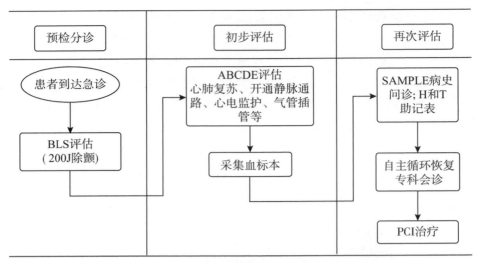

图 3-5-4　心搏呼吸骤停——急救思维流程

四、思维拓展

(一)前沿文献

院前急救主要指在训练有素的专业急救人员到达现场之前,旁观救援者对患者发起的基本医疗干预,包括识别心搏骤停和寻求紧急援助、启动 CPR 和使用自动体外除颤器(automated external defibrillator,AED),是"生存链"的关键始动因素,每晚 1 分钟行 CPR 和除颤,患者的存活率就会下降 7%~10%。而对院前院内衔接的规定可概括为三方面:第一,正确选择转送医院,避免"舍近求远";第二,院前与院内的信息沟通;第三,到达医院后的交接程序。

我国院前急救事业正处于稳步上升阶段,各地院前急救立法陆续出台,取得了一定成效,但仍然存在不足。目前,我国民众的急救知识仍处于较低水平,遇到紧急情况仅会选择拨打急救电话,调度员可通过电话指导部分旁观者如何识别院外心搏骤停(out-of-hospital cardiac arrest,OHCA)患者,并共同参与救治。一般而言,旁观者大约能识别出 70% 的 OHCA 患者。调度员可发出如"我们将要做心肺复苏"或"我们需要行心肺复苏术"这样的指令来增强旁观者的责任感。若现场有至少 2 名旁观者在场,调度员应告知 1 人实施 CPR,另 1 人去取 AED。

传统的 CPR 包括胸外按压和人工通气,而最新的 CPR 仅需进行胸外按压。由于旁观救援者对患者实施的口对口通气大部分是无效的,反而会产生过高的胸腔内压,影响灌注及高质量的胸外按压和及时除颤,且只进行胸外按压反而更易实施,因此推荐未经培训的旁观救援者只需进行胸外按压。CPR 的好处虽然众所周知,但执行情况仍不乐观,约>50% 的 OHCA 患者发病时其旁观者不能提供 CPR。

在对我国民众 CPR 认知现况的调查也显示，目前我国居民的急救知识普遍缺乏。因此，许多国家和国际组织都呼吁普及 CPR 培训。

（二）最佳证据赏析

心搏骤停常见且致命，高级心脏生命支持措施常用于改善患者结局。2023 年美国心脏协会（AHA）成人高级心血管生命支持重点更新总结了关于该人群的药物使用、体温管理、经皮冠状动脉造影、体外心肺复苏（ECPR）和癫痫发作管理的最新发表证据和建议，如表 3-5-2 所示。

表 3-5-2　成人高级心血管生命支持最新证据总结

更新类目	推荐类别	证据等级	推荐意见
心搏骤停间的血管加压药	1	B-R	1.建议心脏停搏患者使用肾上腺素
	2a	B-R	2.对于心脏停搏，每 3～5min 给予 1mg 肾上腺素是合理的
	2a	C-LD	3.对于不可电击复律心律的心搏骤停，尽快给予肾上腺素是合理的
	2b	B-R	4.心搏骤停时可考虑单独使用血管升压素或血管升压素+甲泼尼龙联合肾上腺素，但不能替代肾上腺素
	2b	C-LD	5.对于可电击复律心律的心搏骤停，在初次除颤尝试失败后给予肾上腺素可能是合理的
	3：无益处	B-R	6.大剂量肾上腺素不建议常规用于心搏骤停
心搏骤停间的非血管加压药	2b	B-R	1.对于除颤无效的心室颤动/无脉性室性心动过速可考虑使用胺碘酮或利多卡因
	2b	C-LD	2.对于 OHCA 患者，CPR 期间使用类固醇的获益不确定
	3：无益处	B-R	3.不建议常规使用钙治疗心脏停搏
	3：无益处	B-R	4.不建议心搏骤停患者常规使用碳酸氢钠
	3：无益处	B-R	5.不建议常规使用镁治疗心搏骤停
体外心肺复苏	2a	B-R	对于标准 ACLS 难治性心搏骤停的患者，在有设备和经过培训的医疗人员系统内使用 ECPR 是合理的
心搏骤停后 PCI	1	B-NR	1.所有心搏骤停患者，若怀疑心搏骤停原因在心脏，并且心电图显示 ST 段抬高，应紧急进行冠状动脉造影
	2a	B-NR	2.对于心电图上没有 ST 段抬高但有明显冠状动脉疾病风险升高的成年患者，急诊冠状动脉造影是合理的，其中血运重建可能提供获益，例如休克、心电不稳定、明显持续心肌损伤体征或持续性缺血

续表

更新类目	推荐类别	证据等级	推荐意见
心搏骤停后PCI	2a	C-LD	3.无论患者的神经系统状况如何,冠状动脉造影对于所有心搏骤停(需要冠状动脉造影)患者都是合理的
	3:无益处	B-R	4.对于心搏骤停后ROSC的患者,在无ST段抬高、休克、电不稳定、明显心肌损伤体征和持续缺血的情况下,不建议采用延迟或选择性造影策略进行急诊冠状动脉造影
体温控制指征	1	B-R	建议ROSC后无意识的成人(无论停搏部位和心律如何)都应接受治疗,包括体温控制策略
体温控制表现	1	B-R	1.建议在心搏骤停后温度控制期间选择并保持32～37.5℃的恒定温度
	1	B-NR	2.建议医院制定停药后体温控制方案
	2a	B-NR	3.在达到目标体温后,体温控制至少维持24h是合理的
	2b	B-NR	4.对于不同亚组的心搏骤停患者,推荐特定治疗温度的证据不足
	2b	C-LD	5.对于初始体温控制后对言语指令无反应的患者,积极预防发热可能是合理的
	2b	C-EO	6.ROSC后对于自主循环恢复后出现自发性低体温的患者,如果无意识,常规主动或被动复温速度不应超过0.5℃/h
	2b	B-R	7.除快速静脉输注冷液体外,其他用于院前降温策略的益处尚不清楚
	3:无益处	B-R	8.不建议常规使用快速静脉输注冷液体进行ROSC后患者的院前降温
癫痫发作和其他癫痫样活动的诊断和治疗	1	C-LD	1.建议对心搏骤停存活的成年人治疗临床明显癫痫发作
	1	C-LD	2.对于ROSC后无意识的患者,建议及时进行脑电图检查,以诊断癫痫发作
	2a	C-LD	3.对于ROSC后无意识的患者,重复或连续监测脑电图是合理的

注:B-R:来自1个或多个随机对照试验的中等质量证据;中等质量随机对照试验的Meta分析。

B-NR:来自1项或更多设计良好、执行良好的非随机研究、观察研究或登记研究的中等质量证据。

C-LD:设计或执行有局限性的随机或非随机观察性或注册研究或此类研究的元分析;人体受试者的生理学或力学研究。

C-EO:基于临床经验的专家意见共识。

参考文献

[1]中华医学会,中华医学会杂志社,中华医学会全科医学分会,等.急性心力衰竭基层诊疗指南(2019年)[J].中华全科医师杂志,2019,18(10):925-930.

［2］中华医学会,中华医学会临床药学分会,中华医学会杂志社,等.慢性心力衰竭基层合理用药指南［J］.中华全科医师杂志,2021,20（1）:42-49.

［3］中华医学会心血管病学分会心力衰竭学组,中国医师协会心力衰竭专业委员会,中华心血管病杂志编辑委员会.中国心力衰竭诊断和治疗指南2018［J］.中华心血管病杂志,2018,46（10）:760-789.

［4］中国医师协会急诊医师分会,中国心胸血管麻醉学会急救与复苏分会.中国急性心力衰竭急诊临床实践指南（2017）［J］.中华急诊医学杂志,2017,26（12）:1347-1357.

［5］臧雁翔,李为民.从《2022年美国心脏协会/美国心脏病学会/美国心力衰竭协会心力衰竭管理指南》看心力衰竭治疗和管理［J］.中华心血管病杂志（网络版）,2022,5（1）:1-7.

［6］王志燕,陈晨,吕强,等.2021年ESC急慢性心力衰竭诊断与治疗指南解读［J］.中华心血管病杂志,2021,49（12）:1252-1255.

［7］中华医学会儿科学分会心血管学组,中国医师协会心血管内科医师分会儿童心血管专业委员会,中华儿科杂志编辑委员会.儿童心力衰竭诊断和治疗建议（2020年修订版）［J］.中华儿科杂志,2021,59（2）:84-94.

［8］中华医学会,中华医学会临床药学分会,中华医学会杂志社,等.急性心力衰竭基层合理用药指南［J］.中华全科医师杂志,2021,20（1）:34-41.

［9］中国老年医学学会心电及心功能分会,中国医师协会心血管内科分会,中国心衰中心联盟专家委员会.慢性心力衰竭加重患者的综合管理中国专家共识2022［J］.中国循环杂志,2022,37（3）:215-225.

［10］中华医学会急诊医学分会心脑血管病学组.中国急诊急性心力衰竭单元建设与管理专家共识［J］.中华急诊医学杂志,2019,28（6）:676-681.

［11］张新超.急性心力衰竭从急诊诊治到急诊管理——《急性心力衰竭中国急诊管理指南（2022）》解读兼谈部分进展［J］.中国急救医学,2022,42（9）:737-741.

［12］中华医学会心血管病学分会大血管学组,中华心血管病杂志编辑委员会.急性主动脉夹层合并冠心病的诊断与治疗策略中国专家共识［J］.中华心血管病杂志,2021,49（11）:1074-1081.

［13］中国医师协会心血管外科分会大血管外科专业委员会.主动脉夹层诊断与治疗规范中国专家共识［J］.中华胸心血管外科杂志,2017,33（11）:641-654.

［14］王文丹,王磊,柴晨,等.年龄校正查尔森合并症指数预测急性A型主动脉夹层患者的病死率［J］.中华急诊医学杂志,2023,32（1）:76-81.

［15］周俊辉,高洁,孟宪慧.急性StanfordA型主动脉夹层手术患者术中局部脑氧饱和度和神经损伤标记物与术后神经功能障碍的相关性［J］.中华胸心血管外科杂志,2023,39（1）:26-31.

[16]冯小航,樊天斐,侯杨峰,等.炎性细胞和主动脉固有细胞在主动脉夹层中的研究现状[J].中华心血管病杂志,2023,51(1):92-98.

[17]陈庆永,陈立波.急性主动脉夹层早期快速诊断及用药的选择[J].中华急诊医学杂志,2015,24(10):1143-1146.

[18]梁敏.主动脉夹层并急性心肌梗死患者的临床特点及护理对策分析[J].实用临床护理学电子杂志,2018,3(27):90,94.

[19]徐丽,李秋晨,付丹丽,等.急性心肌梗死与主动脉夹层病人临床症状及体征特点分析[J].中西医结合心脑血管病杂志,2023,21(4):720-723.

[20]中华医学会心血管病学分会,中华心血管病杂志编辑委员会.ST段抬高型心肌梗死患者急诊PCI微循环保护策略中国专家共识[J].中华心血管病杂志,2022,50(3):221-230.

[21]杨凡,马青变.2020年心肺复苏领域研究进展[J].中国急救医学,2021,41(7):593-595.

[22]何庆,黄煜.2020AHA心肺复苏指南解读(七)——成人基础和高级生命支持主要推荐意见总结[J].心血管病学进展,2021,42(3):285-288.

[23]杨庆.《2020CCS/CHRS立场声明:器质性心脏病患者室性心动过速和心室颤动的管理》解读[J].中国胸心血管外科临床杂志,2020,27(9):992-995.

[24]潘兴邦,周江,郭靖涛,等.溶栓后经皮冠状动脉介入治疗急性ST段抬高型心肌梗死的研究进展[J].中国心血管病研究,2019,17(10):956-960.

[25]郭蕾,路伟,罗肖.院外心肺复苏术实施及培训现状[J].临床医学研究与实践,2018,3(30):162-163.

[26]Heidenreich P A,Bozkurt B,Aguilar D,et al. 2022 AHA/ACC/HFSA guideline for the management of heart failure:executive summary:a report of the american college of cardiology/american heart association joint committee on clinical practice guidelines[J]. Circulation,2022,145(18):e876-e894.

[27]McDonagh T A,Metra M,Adamo M,et al. 2021 ESC Guidelines for the diagnosis and treatment of acute and chronic heart failure:Developed by the Task Force for the diagnosis and treatment of acute and chronic heart failure of the European Society of Cardiology(ESC). With the special contribution of the Heart Failure Association(HFA) of the ESC[J]. Eur J Heart Fail,2022,24(1):4-131.

[28]Gaba P,Gersh B J,Ali Z A,et al. Complete versus incomplete coronary revascularization:definitions,assessment and outcomes[J]. Nat Rev Cardiol,2021,18(3):155-168.

[29]Yasuda S,Kaikita K,Akao M,et al. Antithrombotic therapy for atrial fibrillation with stable coronary disease[J]. N Engl J Med,2019,381(12):1103-1113.

［30］Doenst T,Haverich A,Serruys P,et al. PCI and CABG for treating stable coronary artery disease:JACC review topic of the week［J］. J Am Coll Cardiol,2019,73(8):964-976.

［31］Scudeler T L,Godoy L C,Hoxha T,et al. Revascularization strategies in patients with diabetes and acute coronary syndromes［J］. Curr Cardiol Rep,2022,24(3):201-208.

［32］Thibodeau J,Werner K,Wallis L A,et al. Out-of-hospital cardiac arrest in Africa:a scoping review［J］. BMJ Open,2022,12(3):e55008.

［33］Perman S M,Elmer J,Maciel C B,et al. 2023 American Heart Association focused update on adult advanced cardiovascular life support:An update to the American Heart Association guidelines for cardiopulmonary resuscitation and emergency cardiovascular care［J］. Circulation,2024,149(5):e254-e273.

第四章

神经系统急症

第一节　缺血性脑卒中

一、案例导入

患者,男性,74岁,因"突发左侧肢体无力伴口齿不清3h余"就诊。患者于午睡后发现左侧肢体无力,表现为左手不能抬举,行走时左下肢拖地,同时伴有口齿不清,由家属送至急诊就诊。既往高血压病史10年,一直服用降压药,并不定时监测血压。

二、预检分诊思维

结合SOAP分诊流程进行预检分诊。

（一）S（subjective,主观感受）

左侧肢体无力,伴口齿不清。

（二）O（objective,客观现象）

1.紧急评估

预检分诊护士立即启动分诊流程,予以紧急评估。

A（airway,气道）:气道通畅,无异物阻塞。

B（breath,呼吸）:呼吸频率、节律、深度无明显异常。

C（circulation,循环）:末梢循环无明显异常,四肢肢端温暖,口唇无明显发绀。

S（consciousness,意识状态）:神志清醒,精神软弱,言语较含糊,对答欠切题。

2.测量生命体征及完成快速监测

体温36.8℃;脉搏68次/min;呼吸频率16次/min;血压160/96mmHg;SpO$_2$ 98%。测指尖血糖（POCT）6.4mmol/L。

3.身体评估

该患者无明显疼痛主诉,NRS评分为0分。患者突发左侧肢体无力伴口齿不清,运用卒中早期识别工具(BE-FAST量表)进行评估(如图4-1-1所示)。

BE-FAST量表

BE-FAST量表是脑卒中快速筛查工具,可对疑似脑卒中患者进行快速筛查,使急诊预检护士对疑似脑卒中的评估更全面,漏诊率明显降低且使用便捷。

B(balance,平衡):左侧肢体协调能力下降,左下肢拖地,行走困难,需要扶行。

E(eyes,眼睛):视力、活动、瞳孔无明显异常。

F(face,面部):面部不对称,口角歪斜。

A(arms,手臂):左侧手臂无力,不能抬举。

S(speech,语言):言语含糊。

T(time,时间):发病约3h。

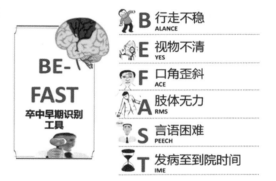

图4-1-1　卒中早期识别工具

缺血性脑卒中病因分型

对缺血性脑卒中患者进行病因分型有助于预后判断、指导治疗和二级预防决策。目前,在临床试验和实践中应用最为广泛的卒中分型系统是类肝素药物治疗急性缺血性脑卒中试验(the trial of org 10172 in acute stroke treatment,TOAST)分型。TOAST将缺血性脑卒中分为以下5种类型。

1.大动脉粥样硬化(large artery atherosclerosis,LAA)

具有颅内、颅外大动脉或其皮质分支因粥样硬化所致的明显狭窄(>50%),或有血管堵塞的临床表现或影像学表现。其临床表现包括如失语、意识改变及运动障碍等皮质损害,或脑干、小脑损害体征;间歇性跛行、同一血管支配区域的短暂性脑缺血发作、颈部血管杂音或搏动减弱等体征支持该亚型的诊断。

2.心源性栓塞(cardio embolism)

由来源于心脏的栓子致病。临床表现和影像学表现同大动脉粥样硬化型。若患者于发病前有一根以上血管所支配区域的短暂性脑缺血发作(TIA)或脑卒中,或存在系统性栓塞,则支持心源性栓塞型的诊断。应可以确定至少有一种栓子是来源于心脏。应排除大动脉粥样硬化所致的栓塞或血栓形成。对于存在心源性栓塞中度危险因素且无其他病因的患者,应定为"可能"心源性栓塞。

3.小动脉闭塞(small-artery occlusion)

此亚型在其他分型方法中被称为腔隙性梗死。临床表现为腔隙综合征,包括纯运动性卒中、纯感觉性卒中、感觉运动性卒中、共济失调轻偏瘫综合征、构音障碍—手笨拙综合征等,无大脑皮质受累的表现。

4.有其他明确病因(stroke of other determined cause)

除以上3种明确的病因外,由其他少见病因所致的脑卒中。如凝血障碍性疾病,血液成分改变(红细胞增多症),各种原因引起的血管炎(结核、钩体病、梅毒等),血管畸形(动—静脉畸形、烟雾病等)。

5.不明原因型(stroke of undetermined cause)

经全面检查未发现病因者,辅助检查不完全者或存在2种或多种病因,不能确诊者。

(三)A(assessment,分析与估计)

根据主诉患者左侧肢体无力伴口齿不清,结合BE-FAST阳性,疑似脑卒中发作,需要鉴别是缺血性还是出血性脑卒中,因而进一步行头颅CT检查。

思维链接

脑卒中鉴别

脑卒中分为出血性脑卒中和缺血性脑卒中,两者治疗方案完全不同。头颅CT平扫可准确识别绝大多数颅内出血,并帮助鉴别非血管性病变(如颅内肿瘤),是疑似脑卒中患者首选的影像学检查方法。

(四)P(plan,计划)

1.依据《急诊预检分级分诊标准》

指标维度:高风险/潜在危险情况。

分诊标准:有脑卒中表现,但不符合Ⅰ级标准。

分诊科室:神经内科,启动卒中流程。

分诊级别:Ⅱ级。

分诊去向:抢救室。

响应时间:<10min。

2.依据《急诊检伤急迫度分级量表(TTAS)》

分类名称:神经系统。

主诉判断依据:肢体无力(卒中症状),症状发作时间<3h。

分诊科室:神经内科,启动卒中流程。

分诊级别:Ⅱ级。

分诊去向:抢救室。

响应时间:<10min。

三、急救护理思维

(一)病情评估与思维

1.初级评估

抢救室护士立即启动卒中救治流程,进行 ABCDE 初级评估。

A(airway,气道):气道通畅,无异物阻塞,无高级气道建立指征。

B(breath,呼吸):呼吸频率 12~18 次/min,指端 SpO_2 92%~93%,给予鼻导管吸氧 3L/min。

C(circulation,循环):连接心电监护仪,显示窦性心律,监测血压,收缩压(SBP)波动范围 140~160mmHg,舒张压(DBP)波动范围 80~100mmHg。

D(disability,神经系统):神志清醒,双侧瞳孔对光反应灵敏,直径 0.3cm,等大等圆,双眼无凝视,未见明显眼震;言语含糊,右侧鼻唇沟稍浅,伸舌右偏;左侧肢体发麻,能够床上平移,但不能抬举;右侧肢体肌力正常。

E(expose/environmental,暴露与环境):患者分诊后安置于抢救室床位,解开衣物进行体格检查,查找有无明显的创伤、出血、烧伤迹象,以及非正常印迹或医疗信息配饰,重点查看头颅有无外伤,查体时注意患者保暖和保护隐私。

2.再次评估

ABCDE 初级评估后提示该患者生命体征平稳,予再次评估;主要针对性病史的采集和寻找可逆性病因并治疗的过程。通过询问患者/家属或相关人员,获得患者的针对性病史等资料,从中寻找可能的原因并处理;采用 SAMPLE 病史采集方法,具体内容如下。

S(signs and symptoms,症状与体征):患者神志清醒,口齿欠清楚,左侧上下肢肌力 2 级,右侧上下肢肌力 5 级,四肢腱反射与肌张力正常,左侧巴宾斯基征阳性,右侧巴宾斯基征阴性。美国国立卫生研究院卒中量表(NIHSS)评分 1 分;改良 Rankin 评分(如表 4-1-1 所示)1 分;洼田饮水试验 1 级。

A(allergy,过敏史):无药物过敏史。

M(medications,用药情况):长期服用高血压药物史,近段时间服用拜新同 1 片 qd。

P(past medical history,既往史):高血压病史 10 年,一直服用降压药物治疗,不定时监测血压。

L(last meal,末次进餐时间):午餐 11:30。

E(events,疾病相关事件):午睡后发病。

表4-1-1　改良Rankin评分（mRS）

得分	描述			
0	完全无症状			
1	尽管有症状,但无明显功能障碍,能完成所有日常职责和活动			
2	轻度残疾,不能完成起病前所有活动,但不需帮助能满足自身需求			
3	中度残疾,要求一些帮助,但行走不需要帮助			
4	重度残疾,不能独立行走,无他人帮助不能满足自身需求			
5	严重残疾,卧床、大小便失禁,要求持续护理和关注			
6	死亡			
时间	溶栓前	1周	1月	3月	6月
分数					

3.相关检查结果

头颅CT示:右侧基底节急性脑梗死,老年脑改变,脑白质高信号,Fazekas1级；血生化、血常规、凝血功能等检查结果提示无明显异常；12导联心电图示:窦性心律,心电图未见明显异常。

4.病情诊断

根据临床症状、体征及采集的相关病史和检查结果,该患者诊断为右侧基底节急性脑梗死、高血压病。

思维链接

右侧基底节脑梗死

右侧基底节脑梗死在影像学上表现为基底节区可见梗死灶,责任血管常见为大脑中动脉的深穿支。因原位血栓形成或者栓子脱落等原因导致血管闭塞而出现血流的中断,进而导致右侧基底节区的脑组织出现缺血、坏死而出现神经功能缺损的症状。患者起病往往比较急,一般是在安静状态下起病,比如睡醒之后发现存在一些神经功能的缺损,这一点比较有鉴别意义。患者可出现语言不清楚,表现为发音困难,还会出现左侧肢体的瘫痪、无力,以及感觉障碍等相关症状。

（二）急救实践

依据《急诊预检分级分诊标准》或《急诊检伤急迫度分级量表（TTAS）》中主诉判断依据进行准确分诊。该患者分诊科室:神经内科,启动卒中流程；分诊级别:Ⅱ级；分诊去向:抢救室。针对该患者,具体急救实践如下。

1.立即开启绿色通道

对于头晕、上肢无力、言语异常的患者,应立即进行BE-FAST评估,存在任何一项异常时,应启动院内快速救治通道；立即启动脑卒中溶栓护理急救流程（如图4-1-

2所示),快速对患者病情进行评估,安置于急诊抢救室,与神经内科、放射科CT室等各科卒中急救单元取得联系;在最短时间内为患者提供急救措施。

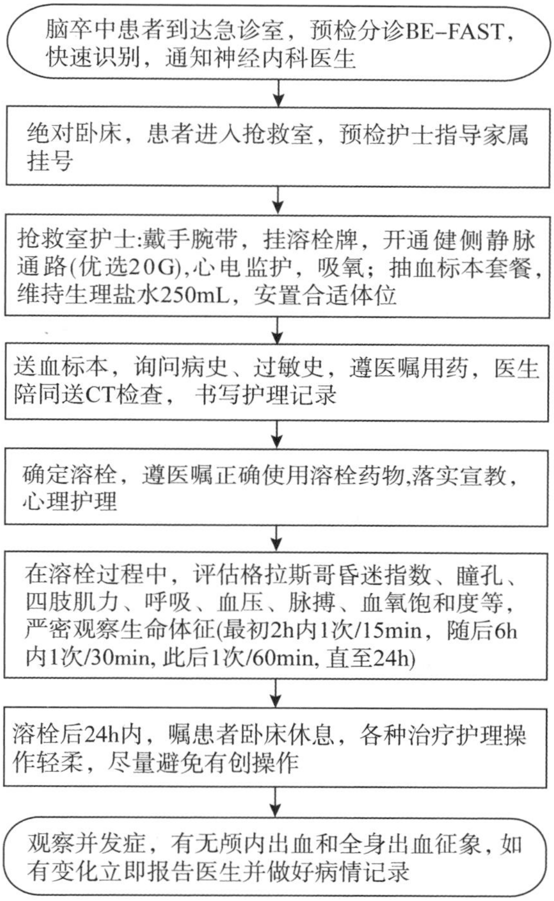

图4-1-2　脑卒中溶栓护理急救流程

2.立即启动卒中团队救治

抢救室护士实施"IMO"护理措施。静脉通路(intravenous,I):建立浅静脉置管通路。其中静脉通路穿刺部位选择健侧肢体的粗直静脉,偏瘫侧肢体避免穿刺;浅静脉留置针型号为20G,必要时连接抗压延长管,以便行头颅CTA检查。心电监护(monitoring,M):予以多功能心电监护仪。及时采集血标本,执行化验医嘱。氧气吸入(oxygen,O):给予患者鼻导管吸氧,维持$SpO_2>94\%$。启动卒中优先标识体系,血标本装入含有"卒中"字样的专用袋快速送检,以利于优先识别,加快救治速度,提高救治效率。与放射科无缝隙衔接,通知CT室做好检查准备,迅速将患者运至CT室行颅脑CT检查,协助医生做好影像学评估。结合患者症状及影像学结果,在明确诊断为缺血性脑卒中并有溶栓指征后,对患者的呼吸、血压、心率、心律、血

101

氧饱和度等进行密切监测,以确保用药安全。与患者及其家属进行有效沟通,给予心理支持和干预。

思维链接

卒中救治团队

卒中救治团队包括神经内科医生、神经介入医生、静脉溶栓专职护士,静脉溶栓桥接动脉取栓时还应有介入治疗专科护士、技师、麻醉师等。

3.静脉溶栓专职护士

医生告知患者及其家属静脉溶栓相关治疗方案及注意事项,并征求同意接受治疗后,由静脉溶栓专职护士负责完善卒中静脉溶栓各项护理措施。

思维链接

静脉溶栓的适应证和禁忌证

①静脉溶栓适应证:诊断为缺血性脑卒中,并有缺血性脑卒中导致的神经功能缺损;溶栓之前症状发生<3h;年龄≥18岁;患者或家属知情同意并签字。

②静脉溶栓相对禁忌证:活动性内出血;最近48h内接受肝素治疗(APTT>正常范围上限);神经系统症状轻微或快速缓解;妊娠;癫痫发作后遗留神经功能缺损;最近14d内大手术或严重创伤;最近3个月内心肌梗死;颅内肿瘤、动静脉畸形、动脉瘤;高血压(收缩压≥180mmHg,或舒张压≥100mmHg)等。

(1)静脉溶栓给药:原则要求患者进入医院到溶栓给药时间(Door-to-needle time,DNT)≤60min,护士快速完成给药前准备;建立专用的静脉通路输注溶栓药物;阿替普酶(rt-PA)剂量以0.9mg/kg计算,最大剂量不超过90mg;遵医嘱正确用药,输注rt-PA时,第1分钟内静脉推注总量的10%,其余剂量在后60min内静脉输注。

思维链接

急救静脉溶栓时间

急救静脉溶栓时间(DNT)是指患者到院至溶栓治疗开始的时间。为了实现早期再灌注,2018年《AHA/ASA急性缺血性卒中早期管理指南》明确指出:有溶栓指征的急性缺血性脑卒中患者DNT应≤60min。溶栓治疗的效果与治疗时间存在相关性,越早进行溶栓治疗对患者预后越有利。因此,缩短急性缺血性脑卒中患者的DNT,有利于患者神经功能的恢复,从而改善预后。

（2）病情监测：在静脉溶栓治疗全过程中，需要维持患者生命体征平稳，因此必须密切监测患者神志、瞳孔、血压、末梢血氧饱和度、呼吸等指标。在开始使用溶栓药至溶栓药使用结束24h内应按表4-1-2中的频次进行血压监测并记录，收缩压（SBP）≤180mmHg，舒张压（DBP）≤100mmHg。按要求监测凝血功能，观察患者皮肤黏膜、口腔等是否有出血点，留置针穿刺处是否有渗血，是否出现黑便、血尿等。落实规范化血糖管理。协助医生评估患者NIHSS评分并关注其变化。其间，如患者出现剧烈头痛、血压突然升高、频繁恶心、呕吐或意识水平、言语、肌力等神经功能恶化表现，应立即通知医生并且及时评估是否停用溶栓药物，积极做好复查头颅CT的准备。必要时送DSA室进行静脉溶栓桥接动脉内取栓治疗。

表4-1-2 血压监测频次

阶段	频次
静脉溶栓开始至结束后2h内	每15min一次
静脉溶栓结束后3～8h	每30min一次
静脉溶栓结束后9～24h	每60min一次

（3）并发症预防与观察：脑过度灌注综合征（cerebral hyperperfusion syndrome，CHS）是脑血管狭窄被解除后，成倍增加的脑血流超过了脑血管的自动调节范围而产生的一种综合征，表现为手术侧头痛、呕吐、欣快感、癫痫、发热、局灶性神经功能障碍等，脑CT可见脑水肿或脑出血。护理人员应密切观察患者早期临床症状，遵医嘱严密监测和管理血压，一旦发生CHS，应积极对症处理。

静脉溶栓后需要密切观察患者口鼻腔、皮肤、呼吸系统、消化系统、泌尿系统及颅内等部位有无出血情况（常见出血部位及表现如表4-1-3所示），观察出血量及血液性质变化。静脉溶栓后有创导管如鼻胃管、导尿管或动脉内测压导管等应尽量推迟放置。其中颅内出血是颅内血管治疗最严重的并发症之一，也是最主要的致死原因，包括脑出血及蛛网膜下腔出血。患者可出现突发剧烈头痛，轻者伴局灶性神经功能障碍或脑膜刺激征，重者可伴恶心、呕吐及意识水平快速恶化。发现疑似颅内出血患者，应立即报告医生，并尽快行头颅CT扫描。

表4-1-3 静脉溶栓后常见出血部位及表现

出血部位	表现
口鼻腔	牙龈、舌体、鼻黏膜渗血或出血
皮肤	瘀点、瘀斑、皮下血肿、穿刺处渗血、血肿
呼吸系统	咯血、痰中带血
消化系统	呕吐咖啡色胃内容物、呕血、黑便
泌尿系统	镜下血尿，肉眼血尿
大脑	瞳孔不等大，意识障碍

（4）转 ICU 或卒中单元监护：开展神经功能检测、生命体征监测及并发症观察与处理等，进一步规范化落实药物治疗、肢体康复、语言训练、心理康复和健康教育等综合治疗与护理。

（三）急救流程

护理人员在识别急诊患者出现疑似脑卒中症状和体征时，应立即启动应急反应系统，严格执行卒中急救流程中的各项职责、评估、措施，每个环节紧密相扣，为卒中患者争取最佳治疗时机。具体急救流程如图 4-1-3 所示。

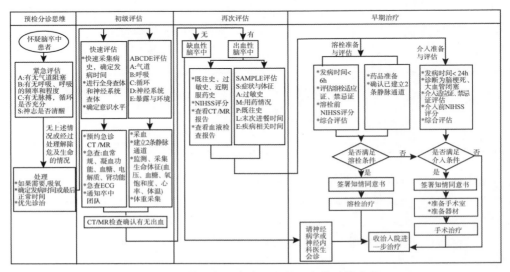

图 4-1-3　缺血性脑卒中——护理急救思维流程

四、思维拓展

（一）前沿文献

最新全球疾病负担研究显示，全球 25 岁以上人群脑卒中终身发病风险约为 24.9%，而我国这一数据高达 39.9%，位居全球首位。随着人口增加、人口老龄化进程加快，40～70 岁居民首次卒中标化发病率平均每年增长 8.3%，40 岁以上人群脑卒中现患人数高达 1318 万，使得我国已成为世界上脑卒中疾病负担最重的国家。而脑卒中导致的死亡和残疾负担也越来越成为我国公共卫生事业的巨大挑战，并且这种挑战在未来几十年都将存在。

急性大血管闭塞（large vessel occlusion，LVO）引起的缺血性脑卒中（AIS）有较高的致死率和致残率，是缺血性脑卒中的重要类型。迅速地识别 LVO 引起的缺血性脑卒中并及时转运至"高级脑卒中中心"是患者能在最佳时间窗内到达医院接受静脉溶栓的重要手段。导致 LVO 的潜在疾病有多种，而心源性栓塞（CE）是其主要原因之一，因此心房颤动的评估是识别 LVO 的重要指标。高血压是导致出血性脑卒中的重要因素之一,研究证实舒张压≤85mmHg与缺血性脑卒中的发生密切相关。

　　基于此,日本学者奥野等编制了FACE₂AD量表(如表4-1-4所示),用于救援医疗服务系统进行院前评估,以快速识别LVO导致的AIS患者,并快速转移到能够进行溶栓、取栓的卒中中心。FACE₂AD量表包含6个条目,分别为面瘫(facial palsy)、手臂麻木(arm palsy)、意识障碍(consciousness impairment)、眼球同向偏视(eye deviation)、心房颤动(atrial fibrillation)、舒张压≤85mmHg(diastolic blood pressure≤85mmHg),其中出现眼球同向偏视得2分,出现其余5项每项各得1分,将6个条目得分相加得出总分。研究证实,FACE₂AD量表评分≥5分与LVO的高可能性(>50%)相关,而评分<3分与LVO的低可能性(<10%)相关(具体量表得分对应LVO患病率,如表4-1-5所示)。当得分≥5分时,LVO的患病率(%)估计为量表总分数值的10倍。

表4-1-4　FACE₂AD量表

条目		得分
面瘫(facial palsy,F)	不存在	0
	存在	1
手臂麻木(arm palsy,A)	不存在	0
	存在	1
意识障碍(consciousness impairment,C)	不存在	0
	存在	1
眼球同向偏视(eye deviation,E₂)	不存在	0
	存在	2
心房颤动(atrial fibrillation,A)	不存在	0
	存在	1
舒张压≤85mmHg(diastolic blood pressure≤85mmHg,D)	不存在	0
	存在	1

表4-1-5　FACE₂AD量表得分对应LVO患病率

FACE₂AD量表得分	LVO患病率
0/1分	2%
2分	8%
3分	18%
4分	35%
5分	59%
6分	67%
7分	76%

（二）最佳证据赏析

静脉溶栓（intravenous thrombolysis，IVT）是改善急性缺血性脑卒中最有效的药物治疗手段之一，但应用溶栓药物的同时也增加了缺血性脑卒中患者发生出血转化（hemorrhagic transformation，HT）的风险。静脉溶栓后患者出血转化发生率高达10%～48%，病死率高达50%～80%，生存率严重降低。基于此，王亚玲等选取并总结了国内外急性缺血性脑卒中溶栓术后的患者预防出血转化相关证据，从危险因素、病情监测、血压管理、症状识别、对症处理、药物管理、饮食管理7个维度（如表4-1-6所示）展开论述，为护理人员提供了降低缺血性脑卒中溶栓术后出血转化的相关参考依据。

表4-1-6　急性缺血性脑卒中患者溶栓术后预防出血转化的最佳证据总结

证据维度	证据内容	证据级别	推荐级别
危险因素	1.使用溶栓药物后出血评分量表，当前血糖、人种、年龄、性别、当前收缩压、当前卒中严重程度评分量表，基线血糖水平、早期脑梗死征象、CT动脉高密度征、美国国立卫生研究院卒中量表，多中心卒中调查评分量表或卒中后静脉溶栓的安全性监测研究评分量表对急性缺血性卒中静脉溶栓后出血转化进行风险评估	Level 3b	B
	2.避免和积极处理引起颅内压增高的因素，如头颈部过度扭曲、激动、用力、发热、癫痫、呼吸道不通畅、咳嗽、便秘	Level 5b	B
	3.溶栓后24h内鼻饲管、导尿管及动脉内测压管，在病情许可的情况下应延迟安置	Level 5b	B
	4.患者取平卧位，可增加侧支循环的脑血流量	Level 1c	B
病情监测	5.溶栓治疗用药期间及用药24h内应将患者收入重症监护病房或卒中单元严密监护	Level 1a	A
	6.采用美国国立卫生研究院卒中量表（national institute of health strokes scale，NIHSS）、格拉斯哥昏迷评分量表（Glasgow coma scale，GCS）对患者神经功能进行评估	Level 5b	A
	7.定期监测血压和神经功能的评估，静脉溶栓结束后2h，每15min测量血压和评估神经功能；接着每30min测量血压和评估神经功能，持续6h，之后可每小时1次直至溶栓治疗后24h	Level 5b	A
	8.对于静脉溶栓后存在出血转化高风险的患者，条件允许的可考虑将每30min测量血压和评估神经功能延长至溶栓后12h	Level 4a	B
	9.高血糖患者应加强血糖监测，血糖值允许范围为7.7～10mmo/L；若血糖值＜3.3mmol/L时，应给予及时处理	Level 1c	A
	10.体温如高于38℃应寻找导致发热的原因、定期监测，给予退热措施，并做好观察记录	Level 3b	A

证据维度	证据内容	证据级别	推荐级别
病情监测	11.应补充氧气以维持动脉血氧饱和度＞94%	Level 4a	A
	12.静脉溶栓后发生出血转化常在溶栓后36h内,可结合患者病史、临床症状和可行性等因素选择头部影像学检查时间	Level 5b	B
血压管理	13.在溶栓治疗后24h内血压必须＜180/105mmHg(1mmHg=0.133kPa),如收缩压＞180mmHg或舒张压＞105mmHg,应增加血压监测频次,并给予降压药物治疗	Level 2b	A
	14.选用拉贝洛尔、尼卡地平等静脉药物,并采用微量输液泵输入降压药物,根据患者临床表现调整降压速度避免血压大幅度下降20%,目标是逐步将血压降低5%～15%	Level 2b	B
	15.卒中后患者若病情稳定,血压持续≥140/90mmHg,无其他禁忌证,可恢复发病前服用的降压药物或开启降压治疗	Level 5b	B
	16.血压管理的长期目标血压应控制在收缩压＜130mmHg、舒张压＜80mmHg	Level 2a	A
症状识别	17.当溶栓治疗24h内患者出现意识减弱、头痛、恶心或呕吐、突发高血压,或神经功能缺损情况NIHSS评分≥4分,应怀疑出现有症状的颅内出血,应立即停用溶栓药物并行急诊颅脑CT以确定诊断	Level 1b	A
	18.完善相关检验检查,如全血细胞计数、血小板计数、凝血酶时间、凝血酶原时间、活化部分凝血活酶时间和纤维蛋白原等	Level 2b	A
对症处理	19.患者出现溶栓后症状性出血转化,应遵医嘱给予对症处理。包括呼吸支持、循环支持、血压管理、治疗颅内高压、血糖管理、神经功能评估,并对出血转化引起的其他并发症进行对症处理	Level 2b	B
	20.若患者出现颅内出血症状时,收缩压在150～220mmHg,无禁忌证可进行急性血压治疗,收缩压可降至140mmHg,若收缩压＞220mmHg,通过持续静脉输注降压药物和密切监测血压,可使收缩压维持在140～160mmHg	Level 2a	B
	21.患者溶栓治疗后36h内出现症状性出血转化可辅助使用冷沉淀、纤维蛋白原、抗纤维蛋白溶解剂等逆转凝血功能紊乱的药物	Level 2b	B
	22.建议请神经外科和血液科会诊,考虑清除颅内血肿	Level 5b	B
药物管理	23.在溶栓治疗24h内应避免使用抗凝、抗血栓和抗血小板药物,如肝素、华法林、阿司匹林,如需使用应复查颅脑CT/MRI	Level 2b	B
	24.在溶栓治疗24h后如无禁忌证可以开始使用抗凝、抗血栓或抗血小板药物	Level 3b	B

续表

证据维度	证据内容	证据级别	推荐级别
饮食管理	25.将摄入钠的含量减少至大约2.4g/d以下,进一步降低到<1.5g/d可有助于更好地降压	Level 2a	B
	26.低脂饮食替换成地中海式饮食,地中海式饮食强调蔬菜、水果和全谷物,包括低脂乳制品、家禽、鱼类、豆类、橄榄油和坚果,并限制甜食和红肉的摄入量	Level 2a	B

第二节　出血性脑卒中

一、案例导入

患者,男性,46岁,急性病程。患者3h余前在无明显诱因下出现意识不清,伴左侧肢体无力,摔倒在地,伴恶心、呕吐,呼之不应,遂被工友送至当地医院就诊,高血压病史不详。

二、预检分诊思维

结合SOAP分诊流程进行预检分诊。

(一)S(subjective,主观感受)

摔倒在地,意识不清,送来急诊。

(二)O(objective,客观现象)

1.紧急评估

预检分诊护士接诊该患者,启动分诊流程,立即进行紧急评估。

A(airway,气道):有恶心、呕吐,呕出黄绿色胃内容物。

B(breath,呼吸):呼吸频率偏快,呼吸音偏粗。

C(circulation,循环):末梢循环无明显异常。

S(consciousness,意识状态):浅昏迷。

2.测量生命体征及完成快速监测

体温36.8℃;脉搏97次/min;呼吸频率28次/min;血压180/81mmHg;SpO_2 78%。测指尖血糖(POCT)6.9mmol/L。

3.身体评估

患者突发意识不清,伴恶心、呕吐。双侧瞳孔直径3.5mm,光反应迟钝;右侧肢体可见自主活动,病理征阴性;左侧肢体无明显自主活动,巴宾斯基征阳性。格拉斯哥评分(Glasgow coma scale,GCS)1+1+6,结合BE-FAST阳性,疑似脑卒中发作,需要鉴别缺血性还是出血性脑卒中,进一步行头颅CT检查。

思维链接

CT平扫

CT平扫是鉴别缺血性脑卒中与出血性脑卒中的金标准,同时通过CT平扫可迅速、准确地显示出血性脑卒中的血肿部位、出血量、占位效应,以及是否破入脑室或蛛网膜下腔及周围脑组织受损等情况,是疑似出血性脑卒中患者首选的影像学检查方法。

(三)A(assessment,分析与估计)

患者在活动中突发意识不清,GCS评分1+1+6,伴有恶心、呕吐,肢体活动不利,脑血管疾病在进行诊断性评估时,也需接受紧急干预,措施可能包括气管插管和机械通气、控制血压、颅内压监测和治疗等。

(四)P(plan,计划)

1.依据《急诊预检分级分诊标准》指标维度

初步判断为高风险/潜在危险情况。

分诊标准:突发意识丧失,符合Ⅰ级标准。

分诊科室:神经外科,启动卒中流程。

分诊级别:Ⅰ级。

分诊去向:复苏室。

响应时间:<10min。

2.依据《急诊检伤急迫度分级量表(TTAS)》

分类名称:神经系统。

主诉判断依据:患者突发意识不清,GCS评分1+1+6

分诊科室:神经外科,启动卒中流程。

分诊级别:Ⅰ级。

分诊去向:复苏室。

响应时间:<10min。

三、急救护理思维

(一)病情评估与思维

1.初级评估

抢救室护士接诊该患者,启动卒中救治流程,立即进行ABCDE初级评估。

A(airway,气道):频繁呕吐,口咽部内有残留胃内容物,疑似有胃内容物误入气道,有高级气道建立指征。

B(breath,呼吸):呼吸频率25~30次/min,SpO$_2$ 70%~80%,面罩吸氧8L/min,

并立即与家属沟通告知,准备气管插管用物。

C(circulation,循环):连接心电监护仪,显示窦性心律,监测血压,收缩压波动范围160~200mmHg,舒张压波动范围80~110mmHg。

D(disability,神经系统):意识不清,双侧瞳孔等大等圆,直径3.5mm,对光反应消失,双眼无凝视,未见眼震;双侧肢体肌力检查不配合。

E(expose/environmental,暴露与环境):患者分诊后安置于复苏室床位,解开衣物进行体格检查,查找有无明显的创伤、出血、烧伤迹象,以及其他非正常印迹或医疗信息修饰,重点查看头颅有无外伤,查体时注意患者保暖和保护隐私。

抢救室护士完善ABCDE初级评估后得出该患者生命体征不稳,需配合医生建立高级气道,予清理呼吸道,气管插管呼吸机辅助呼吸,遵医嘱予降压补液等对症支持治疗。

2.再次评估

经气管插管呼吸机辅助呼吸及降压治疗后,患者生命体征平稳,医生及护士需进行再次评估,主要是针对性病史的采集和寻找可逆性病因并治疗的过程。通过询问患者/家属或相关人员,获得患者的针对性病史等资料,从中寻找可能的原因并处理。患者工友对其病情不了解,无家属陪护,电话联系其家属了解患者病情。采用SAMPLE病史采集方法,具体内容如下。

S(signs and symptoms,症状与体征):患者气管插管镇静状态,浅昏迷,GCS评分1+1+6;双侧瞳孔直径3.5mm,对光反应迟钝;左侧肢体无明显自主活动,巴宾斯基征阳性;右侧肢体可见自主活动,病理征阴性。

A(allergy,过敏史):无药物过敏史。

M(medications,用药情况):曾服用高血压药物,是否规律服用不详。

P(past medical history,既往史):既往高血压病史,具体不详。

L(last meal,末次进餐时间):午餐11:45。

E(events,疾病相关事件):工作中发病。

3.相关检查结果

急诊头颅CT平扫示:右侧基底节区血肿,部分破入脑室系统。

4.病情诊断

根据采集的相关病史和检查结果,该患者诊断为右侧基底节出血(破入脑室)、梗阻性脑积水、高血压3级。

思维链接

出血性脑卒中

出血性脑卒中包括脑出血(intracerebral hemorrhage,ICH)和蛛网膜下腔出血。脑出血是指原发性而非外伤性的脑实质出血;蛛网膜下腔出血是指脑表面血管破裂后,血液流入蛛网膜下腔从而引起一系列相应临床症状的一种脑卒中。

80%以上的脑出血是由高血压引起颅内细小动脉病变而导致的,因此又称为高血压性脑出血(hypertensive intracerebral hemorrhage,HICH),是目前病死率与致残率最高的卒中类型,对我国居民健康造成严重威胁。2020年版《高血压性脑出血中国多学科诊治指南》指出,"突发头痛、呕吐、肢体运动功能障碍、失语甚至昏迷等症状"是HICH的诊断标准之一。

(二)急救实践

依据《急诊预检分级分诊标准》或《急诊检伤急迫度分级量表(TTAS)》中的主诉判断依据进行准确分诊。该患者分诊科室:神经外科;分诊级别:Ⅰ级;分诊去向:复苏室。该患者确诊为脑出血,在抢救室期间的急诊处理原则主要是维持生命功能、控制脑水肿等,同时关注避免再出血和预防并发症等,具体急救实践如下。

1.立即建立高级气道

对于病情危重、氧储备能力差(SpO₂<80%)、气道阻塞或窒息的患者,护理人员应立即对其病情进行评估,将患者分诊至急诊复苏室,协助医生建立高级气道,并与神经外科、CT室等各科急救单元取得联系。

2.立即启动出血性脑卒中紧急救治程序

(1)呼吸道管理:该患者存在意识障碍并有气道异物可能,应立即予高级气道管理解除梗阻,落实气道保护。入抢救室后24h内应予以禁食,尽早胃肠减压,防止误吸引起窒息,保持呼吸道通畅。

(2)将床头抬高到30°,在患者躁动时予以轻度镇静,通常达到Richmond躁动—镇静量表(Richmond agitation-sedation Scale,RASS)目标评分0~2分。

(3)调整患者头部位置和颈部位置,以促进脑静脉流出通畅,包括避免颈部旋转、颈内中心静脉置管、装置固定过紧等。

(4)使用生理盐水等等张溶液来维持和补充液体。

(5)若患者核心体温>38℃,给予退热剂。

(6)控制血压,防止继续出血;适当降低颅内压,防止脑水肿。

针对该患者,复苏室护士实施"IMO"护理措施。建立2条静脉通路(intravenous,I);予以心电监护(monitoring,M);氧气吸入(oxygen,O):协助建立高级气道,呼吸机辅助呼吸,维持血氧饱和度>94%;立即行颅脑CT检查。结合患者症状及影像学结果,在明确诊断为脑出血并有手术指征后,对患者呼吸、血压、心率、心律、血氧饱和度等进行密切监测,与患者家属进行良好沟通,给予心理干预,做好术前准备并将患者安全转运至手术室。

识别有紧急手术指征的患者

部分颅内出血(intracerebral hemorrhage,ICH)患者可能出现颅内压增高所致快速进展性神经功能缺损的临床症状或影像学特征。对于这些患者,需紧急请外科会诊,以评估手术能否挽救生命。此类ICH患者可能具有以下几个特点。

·直径超过3cm的小脑出血,或伴急性神经功能恶化、脑干受压或脑室梗阻所致脑积水的小脑出血。

·脑室内出血合并脑室扩大,伴急性神经功能恶化。

·幕上(半球)出血伴急性神经功能恶化和危及生命的脑压迫或脑积水,但患者不一定会从手术中获益。对于这些患者,应根据对手术和不手术的预后评估来制定个体化治疗决策。

3.内科治疗与护理

(1)病情观察:密切观察患者生命体征及意识状况,观察瞳孔大小及对光反射情况,有无头痛、恶心、呕吐、偏瘫、失语、感觉障碍等,密切评估患者有无脑疝先兆。配合医生抢救处理。

(2)降低颅内压:颅内压通常在脑出血发生后最初的数日内最高,易导致脑疝形成,颅内压增高是引起脑出血患者死亡及功能恢复障碍的主要因素,因此积极控制脑水肿,降低患者颅内压,是脑出血急性期治疗的重要环节。

脑疝

脑疝(cerebral hernia)是指各种原因引起的颅内压增高导致脑组织向压力相对较低的部位移动形成的一种病理现象,极易发生于颅内占位性病变患者。脑疝的发生不仅使疝入的脑组织受压,而且压迫疝入部位邻近的结构,使血液循环及脑脊液循环受阻,进一步加剧颅内高压,最终危及患者生命。

脑疝的临床表现:剧烈头痛、频繁呕吐、烦躁不安、呼吸循环障碍、意识障碍、瞳孔不等大甚至昏迷。脑出血合并脑疝患者病情危重,病死率高,治疗前只有明确出血位置,才能提出更具有针对性的治疗方案。如果对脑疝患者实施早期合理迅速的抢救,则脑疝是可逆的,其抢救关键在于迅速采取措施降低患者的颅内压和积极对并发症进行预防。制订并依照合理的抢救流程,准确、快速、有序地实施急救护理的各项步骤,尽可能有效地利用宝贵的抢救时间,在最短时间内对患者进行有效救治,是抢救成功的关键。

（3）调整血压的用药与护理：密切监测患者血压，根据患者年龄、有无高血压病史、有无颅内高压、出血原因及发病时间等因素，遵医嘱用药控制患者血压，尽量将血压控制在正常范围内，降压速度不能过快。

（4）止血治疗：遵医嘱使用止血药物，密切监测患者是否有出血症状。

（5）体温管理：低体温可减少脑血流量和代谢，对降低脑耗氧量有一定效果，是脑出血的辅助治疗办法之一。

4.外科治疗

临床上对大脑出血量在30mL以上和小脑出血量在10mL以上，且无手术禁忌证的患者可考虑开颅手术清除血肿；对出血破入可行脑室穿刺引流。护士配合医生积极做好术前准备的同时将患者安全转运至手术室。术后落实并发症预防与监测如下内容。

（1）脑水肿（brain edema，BE）：脑组织细胞内外水分异常积聚，引起脑组织体积及重量增加，是脑出血术后发生率较高的一种并发症，会对脑组织造成继发性二次损害。轻微的脑水肿一般无特殊临床表现，较重的脑水肿则会导致颅内压进行性增高，出现头痛、呕吐加重，躁动不安，嗜睡甚至昏迷，最终形成脑疝，甚至死亡，脑CT扫描显示脑水肿。密切观察早期临床症状，遵医嘱严密监测和管理颅内压，一旦发生脑水肿，应立即给予脱水治疗，并保持呼吸道通畅、防止缺氧，为进一步治疗创造条件。

（2）再出血：告知患者及其家属容易诱发再出血的各种危险因素，严格遵医嘱控制患者血压。应保持意识障碍患者呼吸道通畅，导尿管及大便通畅等，严格禁止意识清醒患者站立、如厕等下床活动，避免用力排便、打喷嚏、咳嗽、情绪激动、过度劳累等诱发再出血的因素。密切观察患者口鼻腔及颅内引流管等有无出血情况，观察出血量及性质变化。若患者突发剧烈头痛，轻者伴局灶性神经功能障碍或脑膜刺激征，重者伴恶心、呕吐及意识水平快速恶化，疑似颅内出血量增加或再出血发生，应立即报告医生，并尽快行头颅CT扫描。

（3）颅内感染（intracranial infection）：脑出血术后常见并发症之一，不仅影响患者的康复，而且严重的可能导致患者死亡。颅内感染因其发生位置的不同具有不同的临床表现，如表4-2-1所示。为预防颅内感染的发生，临床诊疗、手术、操作、护理等均应严格遵循无菌原则，遵医嘱合理进行抗感染治疗，妥善固定脑室引流管，保持引流管通畅，密切关注引流液的量、颜色、性状等的变化。

表4-2-1　颅内感染的临床表现

感染发生位置	临床表现
手术切口及骨瓣	局部红肿、疼痛，切口裂开，局部有脓点，发热
脑膜炎	发热、意识障碍、头痛、脑膜刺激征、抽搐

续表

感染发生位置	临床表现
脑脓肿	头痛、发热、癫痫,逐渐出现的意识障碍及神经功能障碍
硬膜外脓肿	无明显的神经系统症状
硬膜下脓肿	发热、意识障碍等

（4）转入ICU或卒中单元监护：医护人员针对患者进行神经功能检测、生命体征监测及并发症观察与处理等,进一步规范化落实药物治疗及肢体康复、语言训练、心理康复和健康教育等综合治疗与护理。

（三）急救流程

在识别急诊患者出现疑似卒中体征和症状时,应立即启动应急反应系统,严格执行卒中急救流程中的各项职责、评估、措施,判断患者的卒中类型,为卒中患者争取最佳治疗时机,若判断患者为出血性脑卒中且具有手术指征时应立即做好手术准备,为患者争取手术时间,提高生存率。具体护理急救流程如图4-2-1所示。

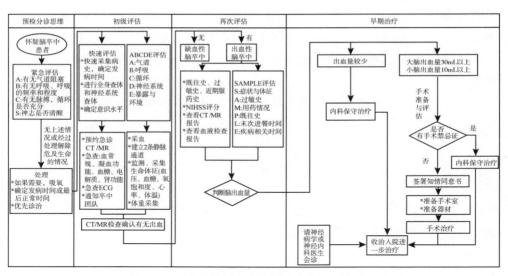

图4-2-1　出血性脑卒中护理——急救思维流程

四、思维拓展

（一）前沿文献

自发性脑出血（intracerebral hemorrhage）指非创伤性脑内血管破裂,导致血液在脑实质内聚集,其在脑卒中各亚型中的发病率仅次于缺血性脑卒中,位居第二。脑出血的发病率为（12~15）/10万人年,在西方国家中,脑出血约占所有脑卒中的15%,占所有住院卒中患者的10%~30%,我国脑出血的比例更高,占脑卒中的

18.8%～47.6%。脑出血发病凶险,发病30d的病死率高达35%～52%,仅有约20%的患者在6个月后能够恢复生活自理能力,给社会和家庭都带来了沉重的负担。

脑出血患者常常出现血压明显升高,多种因素(应激、疼痛、高颅压等)均可使血压升高,且血压升高(＞180mmHg)与血肿扩大和预后不良相关。因此脑出血诊治指南建议:①应综合管理脑出血患者的血压,分析血压升高的原因,再根据血压情况决定是否进行降压治疗。②对于收缩压150～220mmHg的住院患者,在没有急性降压禁忌证的情况下,数小时内降压至130～140mmHg是安全的。③在降压治疗期间应严密观察血压水平的变化,避免血压波动,每隔5～15min进行1次血压监测。

另外,有研究表明颅内出血患者颅内压的高变异性与其不良预后相关,脑出血患者早期的颅内压控制在合适的水平,可以改善患者的功能预后。有条件情况下,可以对重症患者颅内压和脑灌注压进行监测。常用控制颅内压增高的方法:①抬高床头法。②镇痛和镇静。③脱水降低颅内压,尽管缺乏高质量的研究证实,目前甘露醇仍是我国脱水降低颅内压的首选药物,但应该注意其不良反应,尤其是在使用较长时间时。

关于脑出血止血药物的治疗,Mayer等人对重组Ⅶa因子(recombinant factor Ⅶa,rFⅦa)的Ⅱ期临床试验结果显示,脑出血发病后4h内应用rFⅦa治疗可限制血肿扩大和改善临床转归,但血栓栓塞事件的发生率轻度增高。随后进行的rFⅦa的Ⅲ期临床试验(FAST)提示大剂量rFⅦa(80μg/kg)不改善临床预后,且增加严重血栓栓塞性不良事件的发生。目前应用rFⅦa对脑出血患者的益处(无论是否接受口服抗凝剂治疗)尚未得到证实,对特定的脑出血患者亚组是否获益仍然有待进一步研究。氨甲环酸治疗脑出血的多中心随机对照研究(TICH-2研究)显示,与安慰剂相比,接受氨甲环酸治疗的脑出血患者出现血肿扩大的较少且7d时病死率更低,然而其90d时主要结局(改良Rankin量表评分)无获益。

脑出血患者的复发风险很高,年复发率约为1%～5%。高血压是脑出血复发的重要危险因素。研究发现,降低血压可降低脑出血复发的风险,随访期间血压最低的患者卒中复发率最低。但脑出血后启动降压治疗以预防脑出血复发的最佳时间点尚不清楚。多项荟萃分析指出,阿司匹林与脑出血发病率和病死率的轻度增加相关,但是其在普通人群中的脑出血绝对风险较小。两项观察性研究均发现脑出血后重启抗血小板治疗与脑出血复发风险增高不相关。因此,在脑出血后应用抗凝药物似乎是安全的。

(二)最佳证据赏析

脑出血患者的血压管理对其病情进展、急诊内外科救治方式、血肿扩大及预后等均有重要意义,因此系统、积极的血压管理策略对改善患者预后具有重要的临床价值。基于此,李佳等选取并总结了国内外脑出血患者血压管理的相关证据,从降压时机与方法、降压获益与风险、药物选择及方式、脑卒中复发预防和注意事项5个方面(如表4-2-2所示)展开论述,为临床医护人员制定患者合适的血压管理方案提供了参考依据。

表4-2-2　脑出血患者血压管理的证据总结

证据维度	证据内容	证据级别	推荐级别
降压时机与方法	1.对于收缩压为150～220mmHg且无急性降压治疗禁忌证(格拉斯哥昏迷评分≤5分;血肿很大,死亡在预料之中;确定了血肿的结构性原因;计划立即进行手术清除血肿)的急性ICH患者,建议立即将收缩压降至140mmHg	Level 1a	A
	2.对于收缩压>220mmHg的急性ICH患者,建议通过持续静脉输注降压药来积极降低血压,每5min监测1次血压,目标收缩压为140～160mmHg	Level 1a	A
	3.血压控制应延长至脑出血后第1周	Level 1a	A
	4.在最初到达急诊科时,应每15min评估一次血压,直到达到预期目标并在24h内保持目标值	Level 5b	A
降压获益与风险	5.在ICH发作后数小时内将患者收缩压降至140mmHg以下并不能明确减少死亡和残疾,可能还会增加肾脏不良事件风险	Level 1a	A
	6.收缩压<140 mmHg的目标不会加重神经系统不良事件发生率(相对于收缩压180 mmHg的目标)	Level 1a	A
	7.早期强化降压治疗总体上是安全的,能降低出血性脑卒中的风险,减轻急性发作性脑出血和血压升高患者的血肿扩张	Level 1a	A
	8.没有高血压病史、院前病程较长或NIHSS评分较低的患者,采用强化治疗的急性脑出血患者不良预后发生率较低	Level 1a	A
药物选择及方式	9.左旋氨氯地平是钙通道阻滞剂预防高血压脑出血患者复发效果最佳的药物,其余依次为西尼地平、氨氯地平、拉西地平、硝苯地平	Level 1a	A
脑卒中复发预防	10.应积极监测、治疗和控制血压,长期血压控制目标值为<130/80mmHg	Level 1c	A
	11.在脑卒中或短暂性脑缺血发作后至少48h服用降压药可降低脑卒中复发的风险	Level 1a	A
注意事项	12.医务人员在给患者早期强化降压时,应全面权衡利弊得失,使血压控制维持24h以上,以防止不良事件发生	Level 1a	A
	13.所有ICH患者均应控制血压,建议将降低血压作为ICH后的二级预防	Level 1a	A
	14.在降压治疗期间应监测血压,避免血压变异性过大	Level 5c	A
	15.对于急性ICH患者,特别是有高血压病史者,在降低收缩压时,必须仔细监测肾功能	Level 1a	A
	16.在临床治疗中,降压目标应根据患者高血压病史、基础血压情况、颅内压水平和入院时的血压情况等因素来个体化确定	Level 5b	A

第三节　癫　痫

一、案例导入

患者,男性,37岁,因"阵发性肢体抽搐伴意识丧失20min"就诊。患者在20min前于无明显诱因下出现四肢抽搐、双眼上翻、牙关紧闭、口吐白沫,伴意识不清、呼之不应,小便失禁,持续约5min后抽搐停止,但仍意识模糊,言语不清,由家属送至急诊就诊,预检护士分诊时患者再次出现四肢抽搐伴意识不清,持续15s后抽搐停止,意识模糊。既往有高血压病史;右侧基底节脑出血病史,遗留有左侧肢体无力。

二、预检分诊思维

结合SOAP分诊流程进行预检分诊。

（一）S（subjective,主观感受）

突发肢体抽搐,伴意识丧失。

（二）O（objective,客观现象）

1.紧急评估

预检分诊护士接诊该患者,启动分诊流程,立即进行紧急评估。

A（airway,气道）:气道通畅,无异物梗阻。

B（breath,呼吸）:呼吸频率偏快,节律不齐,深度较浅。

C（circulation,循环）:末梢周围循环无明显异常。

S（consciousness,意识状态）:意识模糊,合作欠佳,言语含糊。

2.测量生命体征及完成快速监测

体温36.7℃;脉搏86次/min;呼吸频率28次/min;血压118/77mmHg;SpO_2 98%。

患者无明显疼痛,NRS评分0分。

测指尖血糖（POCT）6.1mmol/L。

3.身体评估

患者在1h内肢体阵发性抽搐伴意识丧失连续发作,考虑癫痫持续状态。查体:双侧瞳孔等大,直径3.0mm,光反应存在,左侧中枢性面舌瘫,左上肢肌力3级,左下肢肌力3级,右侧肢体肌力5级,协助医生进一步完善神经系统体征的评估。

抽搐

抽搐是癫痫发作的主要临床表现,其指骨骼肌痉挛性痛性发作及其他不自主的骨骼肌发作性痉挛。按抽搐发病原因分类,约80%抽搐为癫痫性抽搐发作,高热性抽搐占8%～10%,低钙性抽搐占3%～5%,其他不明原因性抽搐占2%～5%。

(一)抽搐发作的特征

1.突然发作

典型抽搐发作没有任何先兆。

2.持续短暂

抽搐发作持续时间一般不超过120s。

3.意识改变

除轻微部分性抽搐发作,抽搐均伴有意识状态改变。

4.无目的性活动

如自主性、无方向性强直-阵挛性发作。

5.不能被唤醒

特别是情绪刺激不能唤醒,但儿童高热、成人停药戒断不在此列。

6.抽搐发作后状态

除部分性发作和失神性发作外,几乎所有抽搐患者发作后均有急性意识状态改变;不典型的发作后状态包括神经源性肺水肿和Todds麻痹(一过性偏瘫)等。

(二)临床表现

抽搐按其发作表现形式可分为强直-阵挛性抽搐、局限阵挛性抽搐及抽搐持续状态三类,临床表现各异。

1.强直-阵挛性抽搐

临床表现为突然意识丧失,头后仰或转向一侧,眼球向上或转向一侧,四肢强直,持续10～20s继之全身转为一张一弛的阵挛性抽搐,持续1～2min。发作中由于呼吸肌突然强直,患者可发出尖叫呼吸暂停、面唇发绀、瞳孔散大、尿便失禁。发作后转入昏迷状态。

2.局限阵挛性抽搐

一般无意识障碍,局部出现阵挛性抽搐,多见于口角眼睑、手指或足部,持续时间多较短暂,也可长达数小时、数日。

3.抽搐持续状态

强直-阵挛性抽搐或局限阵挛性抽搐连续发作。发作期间有意识障碍,发作间隙越来越短,体温升高等情况需紧急采取措施2h内控制发作。

（三）A（assessment，分析与估计）

根据肢体抽搐伴意识丧失20min余再发1min，结合既往病史，疑似癫痫发作，需要鉴别为癫痫发作还是假性癫痫发作，进一步行头颅CT检查。

思维链接

癫痫发作与假性癫痫发作

癫痫是以大脑神经元异常放电所致的阵发性中枢神经系统功能失常为特征的慢性脑部疾病，具有突然发生、反复发作的特点。假性癫痫发作，又称为癔症性发作，可有运动、感觉、意识模糊等癫痫发作症状。两者也有其各自独特的发作特点，如表4-3-1所示。

表4-3-1　癫痫发作与假性癫痫发作的特点对比

特点	癫痫发作	假性癫痫发作
发作场合	任何情况下	有精神诱因及有人在场
发作特点	突然刻板发作	发作形式多种多样，自我表现强烈
眼位	上睑抬起，眼球上窜或向一侧偏转	眼睑紧闭、眨眼、眼球乱动
瞳孔	散大、对光反射消失	正常、对光反射存在
面色和黏膜	发绀	苍白、发红
对抗被动运动	不能	可以
摔伤、舌咬伤、尿失禁	可有	无
持续时间	约数分钟	可达数小时
终止方式	自行停止	需安慰及暗示
锥体束征	Babinski征阳性	Babinski征阴性

注：Babinski征：患者仰卧，髋、膝关节伸直，检查者左手握踝上部固定小腿，右手持钝尖的金属棒自患者足底外侧从后向前快速轻划至小趾根部，再转向拇趾侧。正常出现足趾向跖面屈曲，称Babinski征阴性。如出现趾背屈，其余足趾呈扇形展开，称Babinski征阳性。

（四）P（plan，计划）

1.依据《急诊预检分级分诊标准》

指标维度：高风险/潜在危险情况。

分诊标准：癫痫持续状态。

分诊科室：神经内科。

分诊级别：Ⅰ级。

分诊去向：抢救室。

响应时间：＜10min。

2.依据《急诊检伤急迫度分级量表(TTAS)》

分类名称:神经系统。

主诉判断依据:肢体抽搐伴意识丧失20min余,再发1min。

分诊科室:神经内科。

分诊级别:Ⅰ级。

分诊去向:抢救室。

响应时间:<10min。

思维链接

癫痫持续状态

癫痫持续状态(status epilepticus,SE)是全面性惊厥发作超过5min,或者非惊厥性发作或部分性发作持续超过15min,抑或者5~30min内2次发作且间歇期意识未完全恢复者。

针对成人癫痫持续状态的护理,首都医科大学宣武医院、北京抗癫痫协会护理工作委员会等机构的多名专家合力撰写了《成人癫痫持续状态护理专家共识》,包含了多维度的证据总结,旨在指导护理人员早期识别SE、明确救护原则、规范急救流程、防控并发症,以及终止癫痫的护理等,如表4-3-2和表4-3-3所示。

表4-3-2　SE发作时紧急处理措施

时间/min	证据内容	证据等级	推荐级别
0~5	1.监测生命体征及瞳孔,吸氧、头偏向一侧,气道吸引	专家共识	A
	2.放置口咽通气道(牙垫),监测SE发作形式、频次、持续时间,立即通知医生	专家共识	B
6~30	3.遵医嘱给予ASMs药物	专家共识	B
	4.持续视频脑电波监测,暴露患者身体目标监测部位,便于监测抽搐肢体的发作情况	2级	B
	5.遵医嘱留取血标本化验	5级	B
30~60	6.进行STESS评估,评分≥3分,需早期干预与防护	3级	B
	7.记录癫痫发作类型、持续时间、发作频次及用药后效果	专家共识	B
	8.评估气管导管的位置及通畅性并妥善固定,必要时适当肢体约束,预防非计划拔管	专家共识	B
	9.放置癫痫警示牌,提示早期给予安全防控措施	专家共识	A
	10.制订集中护理[a]计划并实施,最大限度避免诱发SE。完善护理记录,做好交接	5级	B

注:ASMs为抗癫痫药物;STESS为癫痫持续状态严重程度评分;a集中医疗护理模式,即以缩短医护人员床旁查房、护理、治疗等医疗活动时间,最大限度提高脑电图监测质量

表 4-3-3　给予 ASMs 终止癫痫发作的护理要点

证据内容	证据等级	推荐级别
1.护士需优先处理ASMs的医嘱,并立即执行医嘱	3级	B
2.给药前评估:生命体征、意识状态、瞳孔,保持气道通畅,保证30min内首次安全有效给予ASMs	3级	B
3.建立2条静脉通路,推荐给予中心静脉导管置入(双腔或以上)。建立足够的ASMs种类及数量储备	专家共识	B
4.给予ASMs		
(1)手动静脉推注药物时,需根据医嘱开启的ASMs剂量,选择使用与药量匹配的最小容积的注射器,按医嘱时长匀速、准确推注	专家共识	B
(2)CSE发作持续时间>5min时,遵医嘱立即给予ASMs药物静脉注射,如未能成功建立静脉通路,优先选择肌肉注射	5级	B
(3)持续泵入ASMs药物:采用双泵给药轮流续泵方法持续泵入药物,保持患者体内有效血药浓度	3级	B
(4)双人核对、调整给药剂量时需做好记录	专家共识	B
5.给药后观察:意识状态、瞳孔的变化,发作频次、幅度和持续时间	专家共识	B

注:CSE为惊厥性癫痫持续状态。

三、急救护理思维

(一)病情评估与思维

1.初级评估

抢救室护士接诊该患者,启动癫痫持续状态紧急处理流程,立即进行 ABCDE 初级评估。

A(airway,气道):气道通畅,无异物梗阻,无高级气道建立指征。

B(breath,呼吸):呼吸频率22～28次/min,SpO$_2$ 88%～93%,鼻导管吸氧3L/min。

C(circulation,循环):连接心电监护仪,显示窦性心律,监测血压,收缩压波动范围110～130mmHg,舒张压波动范围65～85mmHg。

D(disability,神经系统):意识模糊,言语含糊,双瞳孔等大,直径3.0mm,光反应存在,左侧中枢性面舌瘫,左上肢肌力3级,左下肢肌力3级,右侧肢体肌力5级。

E(expose/environmental,暴露与环境):患者分诊后安置于抢救室床位,解开衣物进行体格检查,查找有无明显的创伤、出血、烧伤迹象,以及非正常印迹或医疗信息修饰,重点查看头颅有无外伤,查体时注意患者保暖和保护隐私。

2.再次评估

主要是针对性病史的采集和寻找可逆性病因并治疗的过程。通过询问患者/家属或相关人员,获得患者的针对性病史等资料,从中寻找可能的原因并处理。采用SAMPLE病史采集方法,具体内容如下。

S(signs and symptoms,症状与体征):患者意识模糊,言语含糊,左侧肢体肌力3级,右侧肢体肌力5级,四肢腱反射与肌张力正常,左侧巴宾斯基征阳性。

A(allergy,过敏史):无药物过敏史。

M(medications,用药情况):长期服用抗癫痫药物,丙戊酸钠缓释片2片 qd口服。

P(past medical history,既往史):既往高血压病史;脑出血病史,遗留有左侧肢体无力。

L(last meal,末次进餐时间):早餐07:30。

E(events,疾病相关事件):无明显诱因下突然发病。

3.相关检查结果

CT头颅平扫(头颈)提示:神经内镜下开颅右基底节血肿清除术术后改变,右侧基底节区及右侧颞顶叶软化灶并脑室穿通畸形,较前相仿。血常规、凝血功能、生化等检查结果无明显异常;心电图示:窦性心律,心电图正常。

4.病情诊断

根据采集的相关病史和检查结果,该患者诊断为症状性癫痫(继发性癫痫);脑出血后遗症;高血压3级。

思维链接

癫痫发作的临床表现

由于大脑异常放电的起始部位和传递方式的不同,癫痫发作的临床表现复杂多样。

全面强直-阵挛性发作:以突发意识丧失、全身强直和抽搐为特征,典型的发作过程分为强直期、阵挛期和发作后期。发作持续时间一般小于5min,常伴有舌咬伤、尿失禁等,并容易造成窒息等伤害。可见于任何类型的癫痫和癫痫综合征。

失神发作:典型失神表现为突然发生的动作中止、凝视、叫之不应,可有眨眼,但基本不伴或伴有轻微的运动,症状结束也较突然。通常持续5~20s,罕见超过1min者。

强直发作:表现为全身或者双侧肌肉发作性的强烈持续收缩,呈现肌肉僵直,使肢体和躯体固定在一定的紧张姿势,如轴性的躯体伸展背屈或者前屈。常持续数秒至数十秒,但是一般不超过1min。

肌阵挛发作:肌肉突发、快速、短促的收缩,表现为躯体或者肢体电击样抖动,有时可连续数次,多出现于觉醒后。可为全身动作,也可以为局部动作。肌阵挛发作临床常见。

痉挛:指婴儿痉挛,表现为突然、短暂的躯干肌和双侧肢体的强直性屈性或者伸性收缩,多表现为发作性点头,偶有发作性后仰。其肌肉收缩的整个过程大约持续1~3s,常成簇发作。

失张力发作:由于双侧部分或者全身肌肉张力突然丧失,不能维持原有姿势,出现猝倒、肢体下坠等表现,发作时间相对短,持续数秒至10余秒多见,发作持续时间短者多不伴有明显的意识障碍。

单纯部分性发作:发作时意识清醒,持续时间数秒至20余秒,很少超过1min。

复杂部分性发作:表现为动作突然停止,两眼发直,叫之不应,不跌倒,面色无改变,伴有不同程度的意识障碍。有些患者可出现自动症,为一些不自主、无意识的动作,如舔唇、咂嘴、咀嚼、吞咽、摸索、擦脸、拍手、无目的走动、自言自语等,发作过后不能回忆。

继发全面性发作:单纯或复杂部分性发作均可继发全面性发作,常见继发全面性强直阵挛发作。

(二)急救实践

依据《急诊预检分级分诊标准》或《急诊检伤急迫度分级量表(TTAS)》中主诉判断依据进行准确分诊,将患者分诊至神经内科,启动癫痫持续状态急救流程(如图4-3-1所示);分诊级别:Ⅰ级;分诊去向:复苏室。

1.紧急处理

对于处于癫痫持续状态的患者,应立即建立2条静脉通路,遵医嘱用药,以终止癫痫发作;与神经内科、脑电图室等各科急救单元取得联系;使患者在最短时间内得到救治。

2.加强呼吸道管理

抢救室护士应立即将患者置于侧卧位,头偏向一侧,解开衣领和腰带;如患者有活动义齿应取出,保持呼吸道通畅,及时吸痰,清除口咽部分泌物;将开口器或压舌板置入患者上下臼齿之间,防止舌咬伤;对于呼吸缓慢,血氧饱和度低于85%的患者,应尽早行气管插管或气管切开。

3.药物治疗及护理

抗癫痫药物(ASMs)是目前癫痫治疗最主要的方案。抢救室护士须根据医嘱及时给药。

4.外科治疗及护理

外科治疗是除药物以外最主要的癫痫治疗方案。外科手术适应证包括:药物难治性癫痫;病变相关性癫痫。拟行手术者需严格进行术前评估与术前准备。

5.病情观察

严密观察患者的意识状况,评估患者的生命体征变化。记录患者24h液体出入量,定期检测电解质情况。

6.心理护理

护理人员应及时了解患者的心理问题及相关因素,开展心理干预,帮助患者树立战胜疾病的信心,消除自卑感。

(三)急救流程

在识别急诊患者出现癫痫持续状态后,应立即启动应急反应系统,严格执行癫痫持续状态急救流程中的各项职责、评估、措施,每个环节紧密相扣,为患者争取最佳治疗时机。具体急救流程如图4-3-1所示。

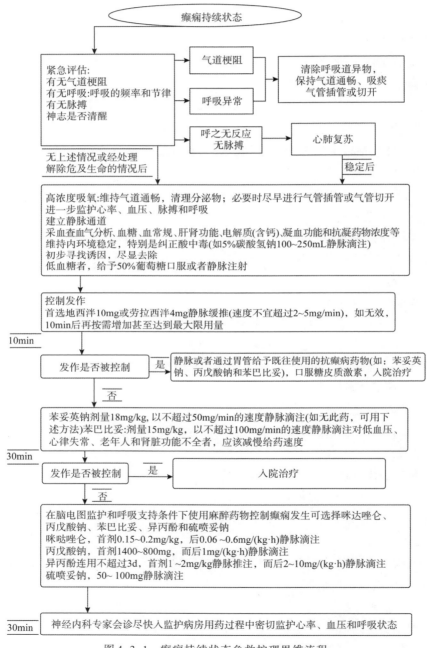

图4-3-1　癫痫持续状态急救护理思维流程

四、思维拓展

(一)前沿文献

癫痫的发病率随年龄不同呈现出明显的双峰样分布,好发于儿童和老年人,50岁以上人群随年龄增加发病率呈现稳定上升趋势,大于 75 岁人群发病率最高。在老年患者中,一部分是新发癫痫,另一部分是慢性癫痫患者逐渐老龄化。人群研究中,老年新发癫痫的发病率为 1%～3%,大概是成年人年轻患者的 2～6 倍。老年人的癫痫患病率接近 2%～5%,是成年人年轻患者的 3～4 倍。老年人群中,急性症状性癫痫发作常见。6 岁以上人群发病率约 0.55%～1.00%。发病率男性高于女性;老年癫痫病死率高于年轻人群。老年人群中癫痫的病因主要包括脑血管病、神经退行性痴呆、颅内肿瘤和创伤。其中,缺血性脑卒中约占老年新发癫痫病因的 37%,出血性脑卒中约占 12%,肿瘤约占 13%,阿尔茨海默病约占 7%,代谢性疾病和其他神经认知障碍各占 5%,其他情况 8%,另有 13% 病因不明。邵晨婧等基于我国老年患者人群的回顾性研究发现,60 岁及以后起病的癫痫患者中局灶性发作更多见。一项来自沙特的回顾性研究发现,在纳入的 119 例老年新发癫痫患者(≥60岁)中,61.3% 的患者为局灶性发作,34.5% 的患者为全面性发作。脑电图呈棘波、尖波、棘/尖-慢综合波或节律性阵发性慢波者,老年迟发组(年龄≥60 岁,初次癫痫发作时年龄≥60 岁)占 33.6%,早发组(年龄≥60 岁,初次癫痫发作时年龄<50 岁)占 30.4%,中青年组(初次癫痫发作时年龄 18～50 岁)占 37.6%。老年癫痫与年轻癫痫患者的临床特点相比,发作类型和发作后期表现有很大不同,如表 4-3-2 所示。

表 4-3-2　老年新发癫痫和慢性癫痫患者与年轻癫痫的比较

项目	老年新发癫痫(≥60岁)	老年慢性癫痫(儿童及中年发病)	年轻癫痫(<18岁)
常见类型	局灶性癫痫或癫痫持续状态	全面性和局灶性癫痫	所有发作类型,特别是癫痫综合征、发育性和癫痫性脑病
发作常见特征	短时间局灶性发作(30s 到 2～3min),难以发现明确临床特征:茫然、意识丧失、意识模糊、记忆障碍	强直-阵挛性发作(抽动和肌肉僵硬),伴意识丧失;短暂局灶性发作(30s 到 2～3min)	强直-阵挛性发作(抽动和肌肉僵硬),伴意识丧失;丛集性癫痫发作(刻板性癫痫频繁发作活动);严重发育性与癫痫性脑病,发作可持续 5min 以上;发作持续时间约为 10s(局灶性癫痫伴意识丧失)到 2～3min(全面性),临床特征明显
发作后特征	发作后长时间意识模糊(最长达 2 周);容易误诊为谵妄或患者在经历"funny turn"	发作后短时间及长时间意识模糊;疲乏	发作后短时间意识模糊(最多数小时);疲乏

（二）最佳证据赏析

癫痫是老年人群最常见的神经系统疾病之一，仅次于卒中和痴呆。随着人口老龄化加剧，儿童或成人癫痫患者寿命延长，老年癫痫人群也在不断扩大。老年人群中癫痫的发病率高，共患病发生率高，病因复杂，诊断和治疗面临许多挑战。老年人生理和病理特点决定了选择抗癫痫发作药物（anti-seizuremedications, ASMs）时须慎重，尤其需注意药物之间的相互作用、药代动力学特点及不良反应。2022年，中华医学会神经病学分会脑电图和癫痫学组织相关专家，参考国际抗癫痫联盟（International League Against Epilepsy, ILAE）、美国神经病学学会（American Academy of Neurology, AAN）、英国国家卫生与临床优化研究所（National Institute for Health and Care Excellence, NICE）发布的最新癫痫临床诊疗指南及专家共识，具体的推荐意见如表4-3-3所示。

表4-3-3　中国老年癫痫患者管理专家共识推荐意见

推荐意见	证据级别	推荐级别
1.根据我国国情和人口普查数据，以及国家目前经济、社会生活和医疗保健等方面的迅猛发展，建议将老年癫痫患者的年龄定义为65岁及以上	V	D
2.目前我国已步入老龄化社会，老年癫痫的发病率高，且随着年龄增加而上升，病死率高，应引起临床医生的关注	II	B
3.老年新发癫痫多有特殊病因，其中脑血管病比较常见，应积极寻找病因，并进行相应处理	II	B
4.老年癫痫患者症状表现常不典型，易误诊，且有一些特殊癫痫类型需要关注，对临床医师的诊治水平有较高要求。老年癫痫患者常共患多种疾病，在治疗癫痫的同时常需要考虑对共患病做适当的治疗	II	B
5.对临床上高度怀疑癫痫发作或癫痫的老年患者，结合病史的情况下需要完善脑电图、神经影像学和实验室检查进行下一步评估。视频长程脑电波监测有利于老年癫痫患者的诊断，尤其是结合心电监测时。同时，老年癫痫应与老年人的其他常见发作性疾病相鉴别	/	/
6.1 对于老年性癫痫患者，首选药物治疗，根据发作类型选择ASMs，其中局灶性癫痫更多见，首选拉莫三嗪，在用药过程中应尽可能缓慢加量、维持较低的有效治疗剂量、加强必要的血药浓度监测	II	B
6.2 充分考虑老年患者的基础疾病和肝/肾功能状况，全面评估ASMs的药代动力学特点和药物之间的相互作用和药物不良反应的风险	V	D
6.3 对合并有严重心脑血管基础病的老年癫痫患者，慎重使用钠通道阻滞剂和丙戊酸，可考虑选择左乙拉西坦、托吡酯、第三代抗癫痫药物（如拉考沙胺、吡伦帕奈等）	II	B
6.4 对合并有泌尿系统疾病的老年癫痫患者，慎重使用托吡酯、加巴喷丁等主要经肾脏代谢的抗癫痫药物	IV	C

续表

推荐意见	证据级别	推荐级别
6.5 老年癫痫患者应尽可能不首选易引起低钠血症的药物,如卡马西平或奥卡西平	Ⅱ	B
6.6 对于部分药物难治性癫痫患者手术治疗有一定获益	Ⅱ	B
7.老年癫痫患者常合并多种疾病,导致生理和心理问题突出。由于老年人生理机能下降,脏器损害风险增加,需要及时调整治疗方案,同时也需要社会和家庭的更多关爱和照护	Ⅲ	B
8.老年癫痫患者应尽早合理积极提供ASMs治疗,对有手术指征的患者进行外科手术治疗,从而改善老年性癫痫患者预后	Ⅱ	B

参考文献

[1]刘丽萍,陈玮琪,段婉莹,等.中国脑血管病临床管理指南(节选版)——缺血性脑血管病临床管理[J].中国卒中杂志,2019,14(07):709-726.

[2]中国中西医结合学会急救医学专业委员会.中国急性缺血性脑卒中中西医急诊诊治专家共识[J].中华危重病急救医学,2018,30(3):193-197.

[3]中华医学会神经病学分会,中华医学会神经病学分会脑血管病学组.中国急性缺血性脑卒中诊治指南2018[J].中华神经科杂志,2018,51(9):666-682.

[4]刘芳,王晓英,陈卫碧,等.成人癫痫持续状态护理专家共识.中华现代护理杂志,2023,29(6):701-709.

[5]中华医学会神经病学分会,中华医学会神经病学分会脑血管病学组.中国脑出血诊治指南(2019)[J].中华神经科杂志,2019,52(12):994-1005.

[6]中华医学会神经病学分会脑电图与癫痫学组.中国老年癫痫患者管理专家共识[J].中华老年医学杂志,2022,41(8):885-892.

[7]李佳,冯如芝,梁素娟.脑出血患者血压管理的证据总结[J].中华神经医学杂志,2021,20(10):1032-1038.

[8]秦寒枝,储爱琴,孙建,等.急性脑出血术后应激性溃疡危险因素分析及列线图预测模型构建[J].中国现代神经疾病杂志,2022,22(5):414-421.

[9]中华医学会神经外科学分会,中国医师协会急诊医师分会,中华医学会神经病学分会脑血管病学组,等.高血压性脑出血中国多学科诊治指南[J].中国急救医学,2020,40(8):689-702.

[10]中华医学会神经外科学分会,中国医师协会急诊医师分会,国家卫生健康委员会脑卒中筛查与防治工程委员会.出凝血功能障碍相关性脑出血中国多学科诊治指南[J].中华神经外科杂志,2021,37(7):649-662.

［11］王陇德,彭斌,张鸿祺,等.《中国脑卒中防治报告 2020》概要[J].中国脑血管病杂志,2022,19(02):136-144.

［12］刘新峰,叶瑞东.《中国急性缺血性脑卒中早期血管内介入诊疗指南 2018》制订感想[J].中华神经科杂志,2018,51(9):660-663.

［13］李兴强,杜岩,高连波.《急性缺血性脑卒中早期血管内介入治疗流程与规范专家共识》解读[J].中国实用内科杂志,2017,37(11):981-985.

［14］董漪,桂莉,郑华光,等.2019AHA/ASA 急性缺血性卒中早期管理指南全面解读(下)[J].中国卒中杂志,2020,15(1):63-74.

［15］Sandset E C, Anderson C S, Bath P M, et al. European Stroke Organisation (ESO) guidelines on blood pressure management in acute ischaemic stroke and intracerebral haemorrhage[J]. Eur Stroke J,2021,6(2):XLVⅢ—LXXXIX.

［16］Perucca P, Bahlo M, Berkovic S F. The genetics of epilepsy[J]. Annu Rev Genomics Hum Genet,2020,21:205-230.

［17］Smith E E, Mountain A, Hill M D, et al. Canadian stroke best practice guidance during the COVID-19 pandemic[J]. Can J Nevrol Sci,2020,47(4):474-478.

［18］Peter-Derex L, Philippeau F, Garnier P, et al. Safety and efficacy of prophylactic levetiracetam for prevention of epileptic seizures in the acute phase of intracerebral haemorrhage (PEACH):a randomised, double-blind, placebo-controlled, phase 3 trial[J]. Lancet Neurol,2022,21(9):781-791.

［19］Cordonnier C, Demchuk A, Ziai W, et al. Intracerebral haemorrhage:current approaches to acute management[J]. Lancet,2018,392(10154):1257-1268.

［20］Specchio N, Wirrell E C, Scheffer I E, et al. International League Against Epilepsy classification and definition of epilepsy syndromes with onset in childhood:Position paper by the ILAE Task Force on Nosology and Definitions[J]. Epilepsia,2022,63(6):1398-1442.

［21］Mayerhofer E, Malik R, Parodi L, et al. Genetically predicted on-statin LDL response is associated with higher intracerebral haemorrhage risk[J]. Brain,2022,145(8):2677-2686.

［22］Rodgers M L, Fox E, Abdelhak T, et al. Care of the patient with acute ischemic stroke (endovascular / intensive care unit-postinterventional therapy):Update to 2009 comprehensive nursing care scientific statement:A scientific statement from the american heart association[J]. Stroke:A Journal of Cerebral Circulation,2021,52(5):E198-E210.

［23］Greenberg S M, Ziai W C, Cordonnier C, et al. 2022 guideline for the management of patients with spontaneous intracerebral hemorrhage:A guideline from the American

Heart Association/American Stroke Association[J]. Stroke,2022,53(7):e282-e361.

[24]Roliz A H,Kothare S. The interaction between sleep and epilepsy[J]. Curr Neurol Neurosci Rep,2022,22(9):551-563.

[25]Johnson E L. Seizures and epilepsy[J]. Med Clin North Am,2019,103(2):309-324.

[26]Wang G,Wang L,Sun X G,et al. Haematoma scavenging in intracerebral haemorrhage: from mechanisms to the clinic[J]. J Cell Mol Med,2018,22(2):768-777.

[27]Okuno Y,Yamagami H,Kataoka H,et al. Field assessment of critical stroke by emergency services for acute delivery to a comprehensive stroke center:FACE(2)AD [J]. Transl Stroke Res,2020,11(4):664-670.

[28]Dastur C K,Yu W. Current management of spontaneous intracerebral haemorrhage[J]. Stroke Vasc Neurol,2017,2(1):21-29.

[29]Symonds J D,Zuberi S M,Johnson M R. Advances in epilepsy gene discovery and implications for epilepsy diagnosis and treatment[J]. Curr Opin Neurol,2017,30(2): 193-199.

[30]Katyayan A,Diaz-Medina G. Epilepsy:Epileptic syndromes and treatment[J]. Neurol Clin,2021,39(3):779-795.

[31]Thelengana A,Radhakrishnan D M,Prasad M,et al. Tenecteplase versus alteplase in acute ischemic stroke:systematic review and meta-analysis[J]. Acta Neurol Belg, 2019,119(3):359-367.

[32]Zarisfi F,Pek J H,Oh J,et al. Singapore First Aid Guidelines 2021[J]. Singapore Med J,2021,62(8):427-432.

第五章

消化系统急症

第一节　急腹症

一、案例导入

患者,男性,64岁,因"进食2h后出现上腹部胀痛,伴恶心呕吐数次"就诊。患者上述的症状休息后无缓解,表情痛苦,出冷汗,有胸闷无胸痛,无腹泻,无呕血、黑便,由家属送至急诊。既往有高血压病史10年,服药不规律,具体不详,不定时监测血压。

二、预检分诊思维

结合SOAP分诊流程进行预检分诊。

（一）S（subjective,主观感受）

上腹部胀痛,伴恶心、呕吐数次。

（二）O（objective,客观现象）

1.紧急评估

预检分诊护士接诊该患者,启动分诊流程,立即进行紧急评估。

A（airway,气道）:气道通畅,呼吸正常。

B（breath,呼吸）:呼吸频率、节律、深度无明显异常。

C（circulation,循环）:出冷汗,四肢末端发凉,口唇无发绀。

D（consciousness,意识状态）:神志清,痛苦貌,对答切题,四肢活动可。

2.测量生命体征及完成快速监测

体温37.1℃;脉搏81次/min;呼吸频率20次/min;SpO$_2$ 96%;血压155/98mmHg。患者明显疼痛,NRS评分8分。测指尖血糖（POCT）6.8mmol/L。

3.身体评估

表情痛苦,出冷汗,有胸闷无胸痛,无腹泻,无呕血、黑便,腹膜刺激征阳性,听诊肠鸣音消失。

思维链接

腹膜刺激征和疼痛评分工具

1.腹膜刺激征

腹膜刺激征是腹膜炎的主要体征,包括腹部压痛、反跳痛和腹肌紧张。一般可由腹部感染、肠穿孔、梗阻、内脏损伤出血等原因引起,老年人患上述疾病时腹膜刺激征可能不典型。

2.疼痛评分工具

交流无障碍的患者使用疼痛数字评价量表(numerical rating scale,NRS)评估腹痛程度(如图5-1-1所示)。临床评定以1~3分为"轻度疼痛",4~5分为"中度疼痛",6~7分为"重度疼痛",8~10分为"极重度疼痛"。NRS具有快速、方便、可靠性高等特点。该患者疼痛评分8分。

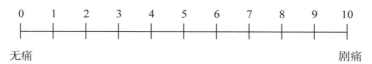

图5-1-1 疼痛数字评价量表

交流困难患者可使用Wong-Baker面部表情量表(如图5-1-2所示)评估腹痛程度。此量表由6张从微笑直至流泪的不同面部表情图组成,适用于交流困难的人群,如儿童、老年人、意识不清或不能用言语准确表达的患者。但这种方法易受情绪、文化、受教育程度、环境等因素的影响,应结合具体情况使用。

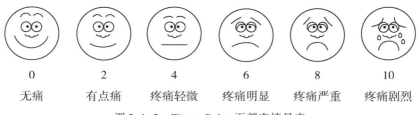

图5-1-2 Wong-Baker面部表情量表

（三）A(assessment,分析与估计)

患者主诉进食2h后出现腹部胀痛,恶心呕吐数次,疑似绞窄性肠梗阻、胃肠道穿孔;待排除急性心肌梗死、主动脉夹层、肺栓塞、肠系膜栓塞等危及生命的急症后,进一步行心电图、B超、CT、X摄片、CTA检查。

思维链接

急腹症的病因

临床上急腹症的病因包括:急性阑尾炎、胆石症、小肠梗阻、输尿管结石、胃炎、消化性溃疡穿孔、绞窄性肠坏死、急性胰腺炎、憩室炎、产科和妇科疾病等。发病率与年龄和病因有关。除既往常见的急腹症外,近些年因血管性疾病导致的急腹症明显增多,如急性心肌梗死、胸腹主动脉瘤、肠系膜动脉。

任何原因引起的肠内容物通过障碍统称肠梗阻,是常见的外科急腹症之一。临床中常见的肠梗阻分类如下所示。

1.梗阻原因:机械性肠梗阻、动力性肠梗阻、血运性肠梗阻、假性肠梗阻。

2.肠壁血运有无障碍:单纯性肠梗阻、绞窄性肠梗阻。

3.梗阻部位:高位梗阻、低位梗阻和结肠梗阻。

4.梗阻程度:完全性和不完全性肠梗阻。

其中绞窄性肠梗阻有以下常见的临床表现。

1.腹痛发作急骤,初始为持续性剧烈疼痛,或阵发性疼痛加重之间仍有持续性疼痛。

2.病情发作迅速,早期可出现休克,抗休克治疗后改善不明显。

3.有腹膜炎的表现,体温上升、脉率增快、白细胞计数增高。

4.腹胀不对称,腹部有局部隆起或可触及有压痛的肿块。

5.呕吐出现早而且频繁,腹腔穿刺可抽出血性液体。

(四)P(plan,计划)

1.依据《急诊预检分级分诊标准》

指标维度:征象/风险。

分诊标准:腹痛(考虑绞窄性肠梗阻)。

分诊科室:急诊外科。

分诊级别:Ⅱ级。

分诊去向:抢救室。

响应时间:<10min。

2.依据《急诊检伤急迫度分级量表(TTAS)》

分类名称:胃肠系统。

主诉判断依据:腹痛:急性中枢重度疼痛(NRS:8~10)

分诊科室:急诊外科。

分诊级别：Ⅱ级。

分诊去向：抢救室。

响应时间：＜10min。

三、急救护理思维

（一）病情评估与思维

1.初步评估

预检护士转患者进抢救室，抢救室护士接诊该患者，立即进行生命体征监测，并进行 ABCD 快速评估。

气道（airway）：气道通畅，无异物梗阻，目前暂无高级气道建立指征。

呼吸（breath）：呼吸频率 20 次/min，SpO_2 97%。

循环（circulation）：连接心电监护仪，显示窦性心律，监测血压，收缩压波动范围 140～160mmHg，舒张压波动范围 90～100mmHg。

意识（disability，神经系统）：神志清醒，双侧瞳孔等大等圆，直径 3mm，对光反应灵敏，对答切题，四肢肢体肌力正常。

对于生命体征和 ABCD 评估异常者，应紧急治疗，包括气道保护或通气治疗（给氧）、建立静脉通路（快速输液）、抽术前血、术前备血或配血，并进行紧急检查（胸部 X 线检查、CT 检查、心电图检查、腹部超声检查、必要时 CTA 检查）。

思维链接

急腹症影像学检查选择评估策略

1.超声检查被推荐用于急腹症的筛查，尤其在怀疑腹主动脉瘤破裂或胆囊炎时。适用于孕妇、青年女性或儿童等不宜接受放射线暴露的人群。

2.当生命体征不稳定的患者存在搬运风险，不能行 CT 检查时，可以行床旁超声检查。超声可用于急性阑尾炎、憩室炎、主动脉瘤破裂、胆道疾病（如胆石症、急性胆囊炎）、急性尿道疾病（如肾积水或肾结石）、妇产科疾病的诊断，最适用于评估是否存在胆道疾病。

3.CT 检查可用于所有急腹症患者。CT 在急腹症诊断中的敏感性为 90%。实验室检查往往不能反映老年人急腹症的潜在病因。研究发现对 75 岁以上老年急腹症患者，CT 对肠缺血、胃肠道穿孔、急性阑尾炎、憩室炎、胆道结石与急性胰腺炎等诊断价值高，在 CT 检查结果没有异常时，上述大多数疾病可基本排除。

4.急诊血管造影：若怀疑为非梗阻性肠系膜缺血与动脉性腹腔出血造成的疼痛，诊断时需行急诊血管造影。肝癌破裂、肠系膜上动脉血栓栓塞、非梗阻性肠系膜缺血、急性胰腺炎时可能需要急诊血管造影以留置导管注药控制出血；主动脉夹层与动脉瘤时可能需要急诊血管造影以放置支架或弹簧圈栓塞;消化道出血内镜不能控制出血时可能也需要急诊血管造影。

5.腹腔穿刺术为一种简便、快速、准确性高的诊断方法,当抽出不凝固的血液、脓液、胆汁或粪样液体时,常提示腹腔出血、化脓感染、胆漏或肠道穿孔。

2.再次评估

针对病史采集和寻找可逆性病因的过程。通过询问患者或家属,采用简单的SAMPLE病史采集方法,具体内容如下。

S(signs and symptoms,症状与体征):上腹部胀痛,伴恶心、呕吐数次,痛苦貌。

A(allergy,过敏史):无药物过敏史。

M(medications,用药情况):高血压服药不规律,具体不详。

P(past medical history,既往史):高血压病史10年,降压药物治疗不规律,不定时监测血压。

L(last meal,末次进餐时间):2h前。

E(events,疾病相关事件):午睡后发病。

3.相关检查结果

B超示肠管明显扩张及腹腔积液;肠壁异常增厚;超声引导下腹腔穿刺抽出血性积液。12导联心电图示窦性心律,大致正常心电图。急诊血常规+超敏CRP[全血]:白细胞计数$17.67×10^9/L$;中性粒细胞计数$15.62×10^9/L$;血红蛋白144g/L;血小板计数$255×10^9/L$;超敏CRP 33.8mg/L。急诊脑钠肽+肌钙蛋白Ⅰ(血浆):心肌肌钙蛋白Ⅰ0.016μg/L,B型钠尿肽116.5pg/mL。加急CT(胸腹部平扫)提示:发现少量腹腔游离气体。

4.病情诊断

根据采集的相关病史,实验室与影像学结果,该患者诊断为绞窄性肠梗阻伴肠穿孔。

(二)急救实践

依据《急诊预检分级分诊标准》或《急诊检伤急迫度分级量表(TTAS)》中主诉判断依据进行准确分诊。该患者分诊科室:急诊外科;分诊级别:Ⅱ级;分诊去向:抢救室。针对该患者,具体急救实践如下。

1.对腹痛患者,应立即应用OPQRST方法进行疼痛评估,按照急腹症处理步骤快速评估ABCD发现需要紧急处理的问题,加强支持疗法,及时给予患者对症处理。生命体征稳定后立即进入再次评估、体格检查与病史采集、借助影像学检查与实验室检查进行综合评估,明确诊断,使患者在最短时间内得到有效救治。

思维链接 ————————————————

非创伤性急腹症（NTAA）

早期非创伤性急腹症会使患者心率增快、血管收缩、心肌耗氧量和心脏负荷增加，从而提高心肌缺血及心肌梗死的风险。急性腹痛还会引起交感神经系统的兴奋性增加，导致全身组织的耗氧增加，使胃肠蠕动减弱，影响其功能，尿道及膀胱肌肉动力减弱，引起尿潴留，以及促发深静脉血栓形成甚至造成肺栓塞。此外，还会造成患者情绪焦虑、无助、沮丧，以及家属的恐慌等。早期合理镇痛（如图 5-1-3 所示）及药物选择（如表 5-1-1 所示）可以改善治疗结局，减少围手术期的风险，缩短住院时间。

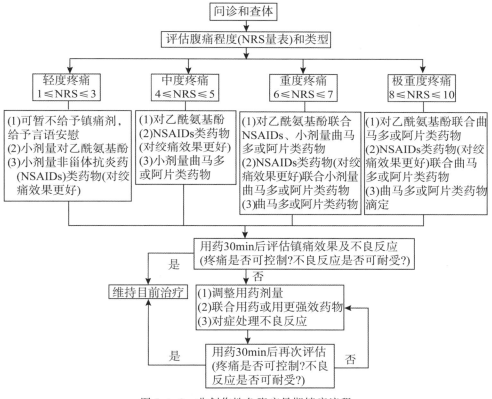

图 5-1-3 非创伤性急腹症早期镇痛流程

表 5-1-1 临床不同类型急性腹痛解痉镇痛药物推荐

腹痛类型	常见疾病名称	推荐药物
炎症性腹痛	急性阑尾炎、急性胆囊炎、急性腹膜炎、急性胰腺炎、急性胃肠炎、憩室炎、急性胆管炎等	匹维溴铵片、枸橼酸阿尔维林软胶囊、盐酸美贝维林片、马来酸曲美布汀片、盐酸消旋山莨菪碱注射液、硫酸阿托品注射液、丁溴东莨菪碱注射液和间苯三酚注射液等；急性胰腺炎患者不推荐抗胆碱药物

续表

腹痛类型	常见疾病名称	推荐药物
梗阻性腹痛	胃黏膜脱垂、肠梗阻、阑尾梗阻、胆总管结石梗阻、胆道蛔虫症、胃肠扭转、肠套叠、急性胆囊扭转等	丁溴东莨菪碱注射液和间苯三酚注射液等
穿孔性腹痛	消化道穿孔、胆囊穿孔、阑尾穿孔等	丁溴东莨菪碱注射液和间苯三酚注射液等
出血性腹痛	肿瘤及腹主动脉瘤破裂出血等	不推荐使用解痉镇痛药物
血管性腹痛	主动脉夹层、动脉栓塞、静脉血栓形成等	确诊前可给予丁溴东莨菪碱注射液和间苯三酚注射液等
功能性腹痛	急性胃扩张、胃痉挛等	匹维溴铵片、枸橼酸阿尔维林软胶囊、盐酸美贝维林片、马来酸曲美布汀片、丁溴东莨菪碱注射液和间苯三酚注射液等

2.该患者诊断为绞窄性肠梗阻伴肠穿孔。立即给予积极处理,主要措施为禁食、胃肠减压,监测血电解质、血气,纠正水电解质及酸碱平衡紊乱,保证循环稳定,防止感染,做好术前准备。

(三)急救流程

各类急腹症的共同点是发病急、进展快、病情重,常出现继发性腹膜炎,并可能进展为腹腔内脓毒症,一旦诊断延误、治疗不当,就会给患者带来严重的后果,甚至死亡。高效的救治流程(如图5-1-4所示)包括早期识别、准确筛查急腹症病因、快速把握病情变化、多学科会诊、医护配合完成救治、降低其病死率、改善疾病预后。

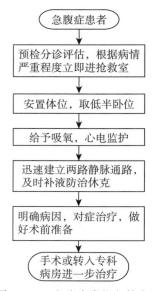

图5-1-4 急腹症常规急救流程

思维链接

特殊人群急腹症

1. 小儿急腹症

能否得到及时诊断和早期有效的治疗与患儿预后密切相关,因此,小儿急腹症的处理原则为"及时、正确、有效"。在处理小儿急腹症时,应考虑病情危重程度、是否需要紧急处理、有无急诊手术指征、是否可以保守治疗等因素,并快速做出决定。对于病情稳定,但诊断不明的患儿,可边检查边对症处理,密切观察病情变化,具体流程如图5-1-5所示。目前,血液净化等先进技术也已应用到小儿急腹症领域。有文献报道,连续血液净化治疗可迅速降低重症急性胰腺炎患儿血液淀粉酶、脂肪酶等指标,稳定内环境,阻断全身炎性反应,改善脏器功能和体液平衡,是儿童重症胰腺炎综合抢救的重要有效手段。

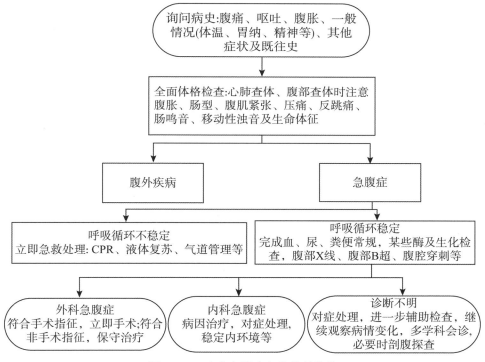

图5-1-5 小儿急腹症急诊处理流程

2. 妇科急腹症

妇科急腹症的病因,可以是畸形:发育异常或发育缺陷,感染或者炎症,损伤肿瘤或者包块,功能性疾病(即包括功能障碍或者精神心理问题)。妇科急腹症的表现主要是疼痛,通常可能伴发出血、发热或其他症状。妇科急腹症的年龄分类:在儿少时期,主要是畸形、闭经、痛经或者性伤害;在生育时期,主要是妊娠、流产、感染及肿瘤;在围绝经期或者绝经后期,主要是肿瘤、损伤和功能障碍。近年来,腹腔镜技术在妇科急腹症治疗方面已得到广泛应用,并取得良好效果,可作为一种安全有效的治疗手段。

四、思维拓展

(一)前沿文献

急性腹痛(acute abdominal pain,AAP)是一种急诊常见的临床症状,是指由非创伤性因素引起的腹部疼痛,持续时间不超过5d。临床表现各异,可从轻微、自限性到严重威胁生命的紧急状态。国外流行病学调查显示,5%～12%的非创伤急诊就诊患者以急性腹痛为主诉,在年龄超过50岁的人群中甚至高达25%,此类患者病死率为1.4%～2.3%。最常见的腹痛诊断是非特异性腹痛,随后依次为胃肠道疾患(如厌食、胃炎、肠炎、结肠疾患、肠梗阻和阑尾炎)、胆囊疾病(如急性胆囊炎、胆石症和胆绞痛)泌尿系统疾病(如急性泌尿系感染和输尿管绞痛)、胰腺炎,以及盆腔疾患(如盆腔炎)。在老年人(＞65岁)中,腹痛最常见的原因依次为急性胆囊炎、恶性肿瘤、肠梗阻和非特异性腹痛。老年腹痛患者的死亡率是年轻腹痛患者的6～8倍。在这些老年腹痛患者中,50%以上需要入院治疗,而1/3需要外科手术干预。若老年腹痛患者在急诊科未明确病因,其死亡率会增加。在儿童(＜12岁)中,95%的腹痛为急性阑尾炎和非特异性腹痛,其中2/3为后者。儿童组阑尾炎穿孔发生率明显高于成人组,达到80%。

尽管有多种高级的诊断方法,但临床中约25%的急诊科转出患者和35%～41%的收治入院患者仍被诊断为不明病因的腹痛。急性腹痛时常伴有代谢、内分泌和免疫功能异常改变,如交感神经兴奋时患者血液中儿茶酚胺类分泌增加,呈现紧张、焦虑、烦躁和恐惧等情绪波动,导致心率及呼吸增快、心肌氧耗增加,进而诱发心肌细胞缺血和血压升高。严重时可显著抑制患者血管活动中枢,导致全身微循环障碍,甚至休克。因疼痛刺激发生的应激反应过程中释放了大量的化学介质,反作用于疼痛系统,可加剧患者疼痛感受,甚至产生极度痛苦感和无助感。同时,患者情绪波动也会干扰病史询问,使其难以配合完成体格及影像学检查。因此,有必要及时给予解痉镇痛治疗以抑制上述恶性循环,进而减轻患者疼痛感受,提升舒适度。

（二）最佳证据赏析

非创伤性急腹症预检分诊详细信息如表5-1-2所示。

表5-1-2 非创伤性急腹症预检分诊

证据主题	证据内容	指标
病史采集	SAMPLE已经成为急救护理期间病史记录的黄金标准，特别是在时间有限的情况下，SAMPLE被认为是一种可及时获取有用信息的方法（症状与体征、过敏史、用药情况、既往史、末次进餐时间、疾病相关事件） 女性应记录月经史 月经周期是否正常；是否存在妊娠反应，如呕吐（晨吐）；是否使用避孕药；是否有机会怀孕；是否接受过不孕治疗 呕吐伴急腹症是部分疾病和病症的重要标志（如急性胰腺炎、胆管阻塞），建议应检查呕吐的存在和呕吐的特征 急腹症患者应确定排便习惯，对饮酒史、家族史、职业、旅行史进行询问	指标1：分诊护士应基于SAMPLE原则采集所对应病史 指标2：分诊护士应对怀疑有妇科症状的患者或其家属进行规范化询问并记录 指标3：分诊护士应询问并记录患者是否有腹痛相关伴随症状（如恶心、呕吐、腹泻、便秘、便血、黑便、粪便性状及排便习惯） 指标4：分诊护士应询问并记录患者的其他病史（职业、旅行史、家族史、饮酒史） 指标5：分诊护士应基于OPQRST原则采集疼痛相关病史
疼痛评估	确定患者以前是否有过类似的疼痛 老年患者应记录腹痛持续的时间 应确认急腹症诊断中疼痛的表现方式 应评估疼痛的特征 根据OPQRST[O（发病）、P（缓解/激发）、Q（性质/程度）、R（区域/放射）、S（相关症状）、T（持续时间）]来确定疼痛的性质 检查是否有转移性疼痛 胰腺炎引起的疼痛通常通过背部扩散，肾绞痛引起的疼痛通常辐射到生殖器官 镇痛开始后，应重复疼痛评估（每15～30min 1次）以评估镇痛效果 NRS是急诊成年人敏感度最高、最有效、接受度最高的评估工具	指标6：镇痛治疗开始后，分诊护士应使用NRS每30min评估1次 指标7：分诊护士应使用NRS评估患者的疼痛程度 指标8：患者能正确理解NRS并作出应答 指标9：对于剧烈疼痛、生命体征不稳定的患者，分诊护士应按照"两步法"进行分诊

续表

证据主题	证据内容	指标
分诊 方法 体格 检查	采用分诊两步法 第一步,区分临床情况和危及生命的疾病(ABCD生命体征:气道、呼吸、循环和意识) 第二步,根据病史和体格检查进一步评估病情 第一印象(表达、肤色、呼吸、仪表等)可提供关于疼痛部位和腹膜刺激征的信息,该信息可用于评估腹痛的紧迫性和严重性 急腹症患者都应监测生命体征并随时评估 应进行腹部视诊,以检查手术瘢痕、皮肤、腹胀(局部还是整体)、疝气、腹部搏动、腹部肿块和呼吸期间的腹壁运动 可通过腹部叩诊检测腹部压痛和腹水存在与否 肌肉保护、肌肉僵硬和轻度触诊时的反弹触痛是确诊腹膜刺激征存在所必需的条件 腹膜刺激征提示腹膜炎 腹膜炎出现反跳痛和叩击痛的概率相当,如果叩诊疼痛阳性,不一定诱发反弹压痛 腹壁压痛试验有助于诊断腹壁疼痛或心因性胃痛,并排除腹内病变 器官增大或腹腔肿块,可通过深层触诊进行检测	指标10:分诊护士应根据患者"第一印象"初步评估腹痛的紧迫性、严重性,进行优先顺序的分级、分流 指标11:分诊护士应测量患者的生命体征 指标12:分诊护士应进行腹部视诊,包括检查手术瘢痕、皮肤、腹胀(局部还是整体)、疝气、腹部搏动、腹部肿块和呼吸期间的腹壁运动 指标13:分诊护士应进行腹部叩诊,确定有无腹水 指标14:分诊护士应进行腹部触诊,确定有无腹膜刺激征 指标15:分诊护士应进行深部触诊,确定患者有无器官增大或腹腔肿块
应对	协助患者取合适体位以减轻疼痛,提供一种有能力的、令人安心的、以解决问题为导向的表达,也能有效地减少患者痛苦	指标16:分诊护士应协助患者取合适体位以帮助患者减轻疼痛 指标17:分诊护士应为患者提供一种有能力的、令人安心的、以解决问题为导向的陈述

第二节　消化道大出血

一、案例导入

患者,男性,64岁,因"呕血5h"就诊。患者于5h前在饮酒后呕出大量鲜血,由120送至急诊就诊。既往血吸虫病、高血压病史。

二、预检分诊思维

结合SOAP分诊流程进行预检分诊。

（一）S（subjective，主观感受）

恶心，头晕伴乏力。

（二）O（objective，客观现象）

1.紧急评估：预检分诊护士接诊该患者，启动分诊流程，立即进行紧急评估。

A（airway，气道）：气道通畅，无异物梗阻。

B（breath，呼吸）：呼吸频率偏快、节律、深度无明显异常。

C（circulation，循环）：周围循环明显异常，四肢肢端湿冷，面色苍白。

S（consciousness，意识状态）：神志清，精神软，对答切题。

2.测量生命体征及完成快速监测：

体温 36.9℃；脉搏 112 次/min；呼吸频率 22 次/min；血压 94/52mmHg。 SpO$_2$ 96%，患者腹部轻压痛，NRS 评分 1 分。测指尖血糖（POCT）6.9mmol/L。

身体评估：患者呕血，面色苍白，无咳嗽咳痰，无黑便，四肢活动正常。

> 思维链接

出血严重程度的评估

1.大便隐血试验阳性提示每日出血量 5mL 以上，出现柏油样便则提示出血量 50～70mL。

2.胃内积血量达 250～300mL 时可引起呕血。

3.一次出血量不超过 400mL，一般不引起全身症状；出血量超 400mL 时，可出现全身症状，如头晕、乏力、心悸、出汗等；如超过 1000mL，临床即出现急性周围循环衰竭的表现。

4.休克指数判断失血量：休克指数=心率/收缩压。

（1）休克指数 0.5：表示血容量正常，不存在休克。

（2）休克指数为 1.0：表示存在轻度休克，血容量减少约 10%～30%。

（3）休克指数 1.5：表示出现中度休克，血容量减少约 30%～50%。

（4）休克指数＞2.0：为严重休克，表明血容量减少约 50%～70%。

（三）A（assessment，分析与估计）

根据患者主诉饮酒后呕血，疑似消化道出血，需要鉴别出血类型。

> 思维链接

消化道出血的分类

根据出血部位的不同，分为 Treitz 韧带以上包括食管、胃、十二指肠、胰腺、胆道和吻合口的出血为上消化道出血。

Treitz韧带以下的消化道出血为下消化道出血。

根据出血速度及病情轻重,分为一般性急性上消化道出血(出血少,生命体征平稳,预后良好)病危险性急性上消化道出血(在24h内上消化道大量出血致血流动力学紊乱、器官功能障碍)。

危险性预测指标包括如下几种。

1.难以纠正的低血压;

2.鼻胃管抽出物可见红色或咖啡样胃内容物;

3.心动过速;

4.血红蛋白进行性下降或低于80g/L。

（四）P(plan,计划)

1.依据《急诊预检分级分诊标准》

指标维度:高风险/潜在危险情况。

分诊标准:急性大出血。

分诊科室:急诊内科

分诊级别:Ⅰ级。

分诊去向:抢救室。

响应时间:＜10min。

2.依据《急诊检伤急迫度分级量表(TTAS)》

分类名称:消化系统。

主诉判断依据:呕血,休克。

分诊科室:急诊内科。

分诊级别:Ⅰ级。

分诊去向:抢救室。

响应时间:＜10min。

三、急救护理思维

(一)病情评估与思维

1.初级评估

抢救室护士接诊该患者,启动消化道大出血救治流程,立即进行ABCDE初级评估。

A(airway,气道):气道通畅,无异物梗阻,无高级气道建立指征。

B(breath,呼吸):呼吸频率22~25次/min,SpO$_2$ 95%~97%,鼻导管吸氧3L/min。

C(circulation,循环):连接心电监护仪,显示窦性心动过速,监测血压,收缩压波动范围85~100mmHg,舒张压波动范围50~60mmHg。

D(disability,神经系统):神志清醒,双侧瞳孔等大等圆,直径3mm,对光反应灵敏,四肢肌力正常。

E(expose/environmental,暴露与环境):患者分诊后安置于抢救室床位,解开衣物进行体格检查,查找有无明显的创伤、出血、烧伤迹象,以及非正常印迹或医疗信息修饰,查体时注意患者保暖和保护隐私。

2.再次评估

主要是针对性病史的采集和寻找可逆性病因并治疗的过程。通过询问患者/家属或相关人员,获得患者的针对性病史等资料,从中寻找可能的原因并处理。采用SAMPLE病史采集方法,具体内容如下。

S(signs and symptoms,症状与体征):患者神志清,对答切题,面色苍白,无咳嗽咳痰,有呕血,暗红色,无黑便。

A(allergy,过敏史):无药物过敏史。

M(medications,用药情况):长期服用高血压药物,硝苯地平控释片1片 qd。

P(past medical history,既往史):高血压病史10年,一直降压药物治疗,不定时监测血压。血吸虫病史。

L(last meal,末次进餐时间):晚餐17:30。

E(events,疾病相关事件):晚餐饮酒后发病。

思维链接

消化道出血常用评分表

格拉斯哥-布拉奇福德评分系统(the Glasgow-Blatchford scoring,GBS)主要基于简单的临床与实验室检查指标,评分越高,危险性越高,如表5-2-1所示。GBS系统能够有效指导临床干预上消化道出血。多个研究表明,其在预测临床干预和早期内镜检查方面明显优于其他评分系统。评分≥6时即为危险性上消化道出血,可以作为评估是否接受输血、内镜止血或手术治疗的切点。评分为7分,提示没有胃镜禁忌证时需要尽早做胃镜。

表5-2-1 格拉斯哥-布拉奇福德评分系统

指标	参数	得分
收缩压/mmHg	100~109	1
	90~99	2
	<90	3
血尿素氮/(mmol/L)	6.5~7.9	2
	8.0~9.9	3
血尿素氮/(mmol/L)	10.0~24.9	4
	≥25	6

续表

指标	参数	得分
血红蛋白 g/L		
男性	120~129	1
	110~119	3
	<100	6
女性	100~119	1
	<100	6
其他表现		
脉搏	≥100次/min	1
黑便	存在	1
晕厥	存在	2
肝脏疾病	存在	2
心力衰竭	存在	2

注:GBS最高分为23分

综合临床表现可将急性上消化道出血的危险程度分为5层,分别为极高危、高危、中危、低危和极低危,根据危险程度分级入相应区域诊治,如表5-2-2所示。

表5-2-2　急性上消化道出血危险程度分层

分层	症状体征	休克指数	处置	医疗区域
极高危	心率≥120次/min,收缩压<70mmHg或急性血压降低(基础收缩压降低130~60mmHg),心搏、呼吸骤停或节律不稳定,通气氧合不能维持	>1.5	立即复苏	急诊抢救区
高危	心率100~120次/min,收缩压70~90mmHg、晕厥、少尿、意识模糊、四股末梢湿冷、持续呕血或便血	1.0~1.5	立即监测生命体征,10min内开始积极救治	急诊抢救区
中危	血压、心率、血红蛋白基本正常,生命体征暂时稳定,高龄或伴严重基础疾病,存在潜在生命威胁	0.5~1.0	优先诊治,30min内接诊,候诊时间大于30min需再次评估	急诊普通诊疗区
低危	生命体征平稳	0.5	顺序就诊,60min内接诊,候诊时间大于60min需再次评估	急诊普通诊疗区
极低危	病情稳定,GBS≤1	0.5	随访	门诊

3.相关检查结果

大便常规:隐血试验(++++);血常规:白细胞计数11.18×10⁹/L,血红蛋白98g/L;血生化:尿素氮23.19mmol/L。凝血功能、胸部CT等检查结果无明显异常;12导联心电图示:窦性心动过速。

4.病情诊断

根据采集的相关病史和检查结果,该患者诊断为高危型急性上消化道出血。

(二)急救实践

依据《急诊预检分级分诊标准》或《急诊检伤急迫度分级量表(TTAS)》中主诉判断依据进行准确分诊。该患者分诊科室:急诊内科,启动消化道大出血流程;分诊级别:Ⅰ级;分诊去向:复苏室。针对该患者,具体急救实践如下。

1.立即开启绿色通道

对于高危型急性上消化道出血的患者,应启动急诊快速救治通道。迅速将患者分诊至急诊抢救室,在接诊10min内对患者进行积极救治。

2.立即启动复苏团队救治

(1)抢救室护士安置患者卧床休息,头偏向一侧,预防窒息的发生。实施"IMO"护理措施,静脉通路(intravenous,I):建立至少两路浅静脉置管通路,其中静脉通路穿刺部位选择肢体的粗直静脉;浅静脉留置针型号为20G,及时采集血标本及备血,执行化验医嘱。心电监护(monitoring,M):予以多功能心电监护仪。氧气吸入(oxygen,O):给予患者鼻导管吸氧,维持$SpO_2 > 94\%$

(2)开始复苏治疗护理,包括容量复苏、输血、止血药物应用的护理。采用限制性液体复苏和允许性低血压复苏策略,收缩压维持在80~90mmHg。避免输液量过多引起急性心衰或肺水肿。注意观察有否出现输血反应。

(3)严密观察病情变化

①密切观察并记录患者的神志、体温、心率、血压、出入量及肢端皮温。定期复查血红蛋白、红细胞计数、血尿素氮、电解质等指标。

②观察止血效果,记录呕血、便血的次数、量、性质、颜色及伴随症状的变化,结合临床各项指标判断出血是否停止。

(4)备好三腔二囊管,必要时协助医生进行置管。

3.启动多学科联合会诊(MDT)

联系消化内科、介入科,做好胃镜或介入治疗术前准备

4.心理护理

对患者及家属告知消化道出血相关知识,消除缓解其恐惧紧张的情绪

思维链接

下列情况需考虑有活动性出血

①呕血、黑便次数增多,呕吐物由咖啡色转为鲜红色或排出的粪便由黑色干便转为暗红色稀血便,或伴有肠鸣音且肠鸣音活跃;②胃管引流液有较多新鲜血液;③经快速输液输血,周围循环灌注表现未见显著改善,或虽暂时好转而又再次恶

化,中心静脉压仍有波动,稍稳定后又再次下降;④红细胞计数、血红蛋白与血小板计数与红细胞压积(Hct)持续下降,网织红细胞计数持续增高;⑤补液与尿量足够的情况下,血尿素氮持续异常或再次升高。

(三)急救流程

在识别急诊患者出现疑似急性消化道大出血体征和症状时,应立即启动应急反应系统,严格执行急救流程中的各项职责、评估、措施,每个环节紧密相扣,为患者争取最佳治疗时机。具体急救流程如图5-2-1所示。

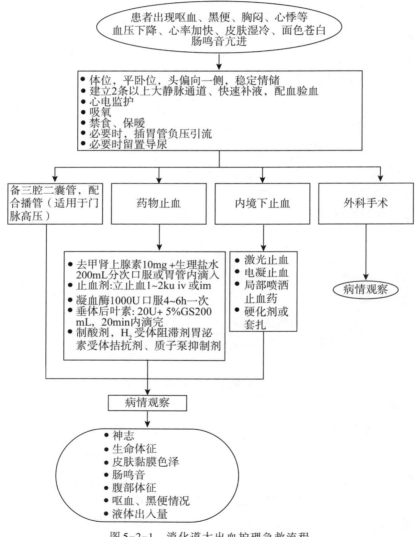

图5-2-1 消化道大出血护理急救流程

四、思维拓展

(一)前沿文献

急性上消化道出血是急诊常见的急危重症之一,成年人每年发病率为(100~180)/10万,病死率为2%~5%,规范急诊诊治流程对改善预后意义重大。2015—2019年中国医师协会急诊医师分会组织急诊科、消化科、介入科、外科等多学科专家,在2015版共识的基础上,对《急性上消化道出血急诊诊治流程专家共识》进行2020版(第三次)更新。急性上消化道出血诊治流程如图5-2-2所示。

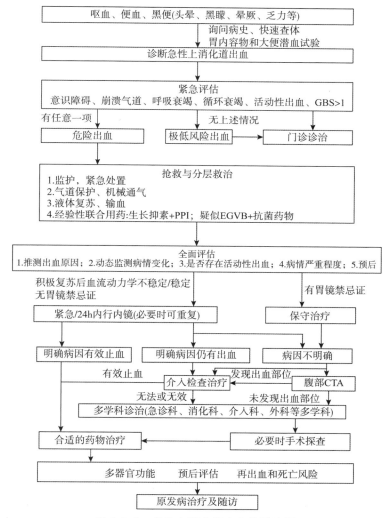

图 5-2-2　急性上消化道出血诊治流程

GBS 为 Glasgow-Blatchford(格拉斯哥-布拉奇福德)评分;PPI 为质子泵抑制剂;EGVB 为食管胃底静脉曲张破裂出血;CTA 为计算机断层扫描血管造影术

（二）最佳证据赏析

急性上消化道出血是急诊常见的急危重症之一，成年人每年发病率为（100～180)/10万，病死率为2%～15%，规范急诊诊治流程对改善预后意义重大。中国医师协会急诊医师分会组织急诊科、消化科、介入科、外科等多学科专家，在2015版共识的基础上，对急性上消化道出血急诊诊治流程专家共识进行2020版（第三次）更新，具体推荐意见如下。

·推荐意见1：首先应评估患者意识、气道、呼吸和循环。在对急性上消化道出血进行初步诊断与鉴别后，结合格拉斯哥-布拉奇福德评分判断病情危险程度（证据水平：高，一致率：100%）。

·推荐意见2：根据危险程度对急性上消化道出血患者进行分层救治，危险性出血应在急诊诊治（证据水平：高，一致率：100%）。

·推荐意见3：高危急性上消化道出血患者应进行紧急处置（证据水平：高，一致率：100%）。

·推荐意见4：血流动力学不稳定的急性上消化道出血应及时容量复苏，恢复并维持重要器官灌注（证据水平：高，一致率：100%）。

·推荐意见5：权衡输血风险和获益，采取最佳输血策略（证据水平：高，一致率：97.7%）。

·推荐意见6：在积极进行容量复苏后仍存在持续性低血压，为保证重要器官最低有效灌注，可选择使用血管活性药物（证据水平：中，一致率：100%）。

·推荐意见7：危险性急性上消化道出血病因不明时，可静脉联合应用质子泵抑制剂（PPI）和生长抑素治疗，病因明确后再行调整（证据水平：低，一致率：98.9%）。

·推荐意见8：高度怀疑为静脉曲张出血时，推荐预防性使用抗生素（证据水平：高，一致率：83%）。

·推荐意见9：初始处置后应全面评估判断出血病因（证据水平：高，一致率：100%）。

·推荐意见10：动态监测病情变化并判断是否存在活动性出血（证据水平：高，一致率：100%）。

·推荐意见11：对病情严重程度、治疗干预需要和预后进行临床评估，可参考GBS量表（证据水平：中，一致率：98.9%）。

·推荐意见12：急性非静脉曲张性上消化道出血在内镜干预前后应考虑使用PPI（证据水平：中，一致率：97.7%）。

·推荐意见13：急性静脉曲张性上消化道出血推荐使用生长抑素（或其类似物奥曲肽）或血管升压素（或其类似物特利加压素），最长可持续用药5d（证据水平：高，一致率：95.5%）。

·推荐意见14：急性上消化道出血应慎用止血药物（证据水平：低，一致率：92%）。

·推荐意见15：对肝硬化伴急性上消化道出血患者应给予预防性抗菌治疗（证据水平：高，一致率：83%）。

·推荐意见16：权衡出血与缺血风险，个体化管理抗栓药物（证据水平：高，一致率：97.7%）。

·推荐意见17：三腔二囊管仅作为处理内镜难以治疗的EGVB的临时过渡措施（证据水平：高，一致率：95.5%）。

·推荐意见18：危险性急性上消化道出血应在出血后24h内进行内镜检查；经积极复苏仍有持续血流动力学不稳定应进行紧急内镜检查；如果血流动力学稳定，可在24h内进行内镜检查。疑似静脉曲张出血应在12h内进行内镜检查（证据水平：中，一致率：98.9%）。

·推荐意见19：可考虑在内镜检查前30～120min静脉输注红霉素250mg以改善内镜视野（证据水平：高，一致率：80.7%）。

·推荐意见20：内镜禁忌或检查阴性者，若仍有活动性出血，可行腹部CTA寻找潜在出血原因（证据水平：中，一致率：98.9%）。

·推荐意见21：内镜禁忌或检查阴性者仍有活动性出血，或药物及内镜治疗出血失败，或腹部CTA提示出血，可急诊介入检查治疗（证据水平：中，一致率：98.9%）。

·推荐意见22：对于药物、内镜及介入治疗难以控制的持续性出血，可启动多学科诊治，必要时外科手术干预（证据水平：中，一致率：97.7%）。

·推荐意见23：急性上消化道出血病情稳定后需对预后进行评估，风险评分量表临床应用价值有限（证据水平：中，一致率：94.3%）。

第三节　急性重症胰腺炎

一、案例导入

患者，男性，54岁，因"上腹疼痛28h"就诊。患者于28h前在进食油腻食物后出现上腹疼痛，伴恶心、呕吐，呕吐物为胃内容物。至急诊就诊，既往高脂血症病史。

二、预检分诊思维

结合SOAP分诊流程进行预检分诊。

（一）S（subjective，主观感受）

腹痛难忍，伴恶心、呕吐。

（二）O（objective，客观现象）

1.紧急评估

预检分诊护士接诊该患者，启动分诊流程，立即进行紧急评估。

A（airway，气道）：气道通畅，无呕吐物等异物梗阻。

B（breath，呼吸）：呼吸频率偏快，浅促呼吸。

C（circulation，循环）：痛苦貌，出汗明显，四肢肢端温暖，周围循环未见明显异常。

S（consciousness，意识状态）：神志清，对答切题。

2.测量生命体征及完成快速监测

体温36.3℃；脉搏99次/min；呼吸频率25次/min；血压145/96mmHg。SpO_2 95%。患者腹部压痛，NRS评分8分。

身体评估：患者痛苦貌，出汗明显，腹痛伴呕吐胃内容物，无呕血，四肢活动正常。

（三）A（assessment，分析与估计）

根据患者主诉进食油腻食物后上腹痛，伴呕吐胃内容物，未解水样便、黑便，属于急腹症，需要鉴别类型。

思维链接

急诊常见急腹症的分诊

急诊分诊常见的急腹症如图5-3-1所示。

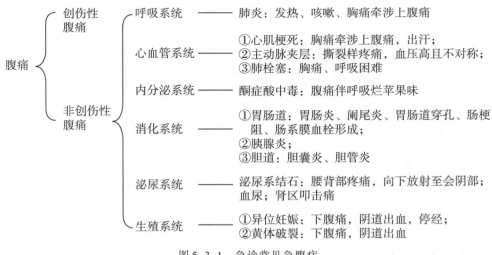

图5-3-1　急诊常见急腹症

（四）P（plan，计划）

1.依据《急诊预检分级分诊标准》

指标维度：单项客观指标。

分诊标准：疼痛评分8～10分。

分诊科室：急诊外科。

分诊级别：Ⅱ级。

分诊去向：抢救室。

响应时间：＜10min。

2.依据《急诊检伤急迫度分级量表（TTAS）》

分类名称：胃肠系统。

主诉判断依据：急性中枢重度疼痛（NRS评分8～10）。

分诊科室：急诊外科。

分诊级别：Ⅱ级。

分诊去向：抢救室。

响应时间：＜10min。

三、急救护理思维

（一）病情评估与思维

1.初级评估

抢救室护士接诊该患者，启动急腹症救治流程，立即进行ABCDE初级评估。

A（airway，气道）：气道通畅，无异物梗阻，无高级气道建立指征。

B（breath，呼吸）：呼吸频率25～30次/min，SpO_2 95%～97%，鼻导管吸氧3L/min。

C（circulation，循环）：连接心电监护仪，显示窦性心动过速；监测血压，收缩压波动范围100～150mmHg，舒张压波动范围90～110mmHg。

D（disability，神经系统）：神志清醒；双侧瞳孔等大等圆，直径3mm，对光反应灵敏，四肢体肌力正常。

E（expose/environmental，暴露与环境）：患者经分诊后被安置于抢救室床位，解开衣物进行体格检查，全身皮肤黏膜轻度黄染，查找无明显的创伤迹象、出血、烧伤、非正常印迹或医疗信息修饰，查体时注意保暖和保护隐私。

2.再次评估

主要是针对性病史的采集和寻找可逆性病因并治疗的过程。通过询问患者/家属或相关人员，获得患者的针对性病史等资料，从中寻找可能的原因并处理；采用SAMPLE病史采集方法，具体内容如下。

S(signs and symptoms,症状与体征):患者神志清,对答切题,有恶心呕吐,无呕血,大小便正常。

A(allergy,过敏史):无药物过敏史。

M(medications,用药情况):无。

P(past medical history,既往史):高脂血症病史。

L(last meal,末次进餐时间):晚餐17:30。

E(events,疾病相关事件):晚餐进食油腻食物后发病。

3.相关检查结果

血生化:总淀粉酶＞1200U/L,谷丙转氨酶433U/L,谷草转氨酶531U/L,谷氨酰转肽酶1086U/L,总胆红素102.2μmol/L,直接胆红素59.4μmol/L,间接胆红素42.8μmol/L,总胆汁酸145.7μmol/L,肌酐112.0μmol/L,尿酸531μmol/L,总胆固醇6.46mmol/L,甘油三酯1.90mmol/L。血常规:白细胞计数$9.87×10^9$/L,超敏C反应蛋白38.6mg/L。腹部CT示:急性胰腺炎表现;脂肪肝;腹、盆腔内少许积液。12导联心电图示:窦性心动过速。

4.病情诊断

根据采集的相关病史和检查结果,诊断为急性重症胰腺炎。

思维链接

急性胰腺炎严重程度分级

临床常用的急性胰腺炎严重程度分级,包括修订版Atlanta分级(revised Atlanta classification,RAC)及基于决定因素的分级(determinant-based classification,DBC)。

RAC分级:①轻症急性胰腺炎(mild acute pancreatitis,MAP),不伴有器官功能障碍及局部或全身并发症,通常在1～2周内恢复,病死率极低。②中重症急性胰腺炎(moderately severe acute pancreatitis,MSAP),伴有一过性(≤48h)器官功能障碍和(或)局部并发症,早期病死率低,如坏死组织合并感染,则病死率增高。③重症急性胰腺炎(severe acute pancreatitis,SAP),伴有持续性(＞48h)器官功能障碍,病死率高。

DBC分级基于器官功能障碍和感染2项影响预后的因素进行分类。①轻型急性胰腺炎:无胰腺(胰周)坏死及器官功能障碍。②中型急性胰腺炎:无菌性胰腺(胰周)坏死和(或)一过性(≤48h)器官功能障碍。③重型急性胰腺炎:感染性胰腺(胰周)坏死或持续性(＞48h)器官功能障碍。④危重型急性胰腺炎(critical acute pancreatitis,CAP):持续性器官功能障碍伴感染性胰腺(胰周)坏死。器官功能障碍依据序贯器官衰竭(SOFA)评分系统进行诊断。

（二）急救实践

依据《急诊预检分级分诊标准》或《急诊检伤急迫度分级量表（TTAS）》主诉判断依据进行准确分诊。该患者分诊科室：急诊外科，启动急腹症救治流程；分诊级别：Ⅱ级；分诊去向：抢救室。针对该患者，具体急救实践如下。

1.立即开启急诊快速救治通道

迅速将患者分诊至急诊抢救室，在接诊10min内对患者进行积极救治。

2.立即启动急腹症MDT团队救治

（1）抢救室护士安置患者卧床，可取屈膝卧位，以缓解腹痛。告知患者呕吐时预防窒息的发生。实施"IMO"护理措施。静脉通路（intravenous，I）：建立至少两路浅静脉置管通路，静脉通路穿刺部位选择肢体的粗直静脉；浅静脉留置针型号为20-22G，及时采集血标本，执行检验医嘱。心电监护（monitoring，M）：予以多功能心电监护仪。氧气吸入（oxygen，O）：给予患者鼻导管吸氧，维持血氧饱和度＞94%；

（2）立即联系放射科，行腹部CT检查。按标准转运，严密观察患者血压、脉搏、呼吸、血氧饱和度等生命体征及腹痛情况。

（3）液体复苏治疗护理：采用"个体化、精准化、限制性"原则，选择晶体液如生理盐水、复方林格液进行液体治疗。遵医嘱使用抑制胰液分泌、抑制胰酶分泌合成、抑制胰酶活性、抑制胃酸分泌等的药物。采用早期目标导向治疗的复苏目标，监测尿量、平均动脉压、中心静脉压、血氧饱和度。避免输液量过多、过快引起急性心力衰竭或肺水肿。

（4）疼痛的护理：观察患者腹痛的具体位置、性质、程度、范围及持续时间，遵医嘱使用镇静、镇痛药物。

（5）禁食、胃肠减压的护理：告知患者禁食及胃肠减压的目的，行胃肠减压置管术。观察胃肠减压引流液的颜色、性质、量的变化。妥善固定管道，防止意外拔管。

（6）严密观察病情变化：①密切观察并记录患者的神志、体温、心率、血压、血氧饱和度等各项生命体征，动态观察腹部体征、肠鸣音改变、排便排气情况，记录出入量、每小时尿量。定期复查血常规、电解质、血气、淀粉酶等指标。②注意早期对各项脏器功能的监测，预防多器官功能衰竭。监测体温，如持续上升，应警惕胰腺周围感染的可能；监测心率、血压、呼吸，如心率由120次/min以上逐步转为40次/min以下、呼吸由急促变为深慢，应警惕急性呼吸窘迫综合征（ARDS）发生或心包积液、胸腔积液的可能；如患者大量呕吐，积极补液后尿量少于20mL/h，应警惕急性肾衰竭的可能；经积极治疗后患者腹痛未好转甚至加剧，腹膜炎体征明显，烦躁，继之表情淡漠甚至谵妄、意识障碍，应警惕胰性脑病的可能。

（7）备好高流量呼吸治疗仪、呼吸机等，必要时协助医生对患者实施呼吸支持治疗，并做好人工气道管理。

（8）对于存在无尿或腹腔间隔室综合征的重症患者，如经早期充分液体复苏等积极治疗,血流动力学仍不稳定者,可行连续性血液透析滤过治疗,并做好相关护理。

3.心理护理

告知患者及家属急性重症胰腺炎相关知识,缓解其恐惧、紧张情绪。

思维链接

急性胰腺炎诊断

1.临床表现

(1)腹痛的发作:腹痛突然发作,30min内疼痛达高峰;发病常与饱餐、酗酒有关。

(2)腹痛的性质:钝痛或锐痛,持久而剧烈。

(3)腹痛的位置:以上腹为多,其次为左上腹,可向背部、胸部、左侧腹部放射。

(4)腹痛的程度:通常难以耐受,持续24h以上不缓解,部分患者呈蜷曲体位或前倾位可有所缓解。

(5)伴随症状:可伴恶心、呕吐、腹胀、黄疸、发热、神志改变。并发脓毒症、器官功能衰竭、腹腔内高压或腹腔间隔室综合征、胰性脑病。

2.体格检查

轻型患者呈不剧烈的上腹部深压痛及轻度肌紧张。重型患者呈局限性腹膜炎或全腹腹膜炎表现,可有Grey-Turner征、Cullen征。出现黄疸者多为胆源性胰腺炎。

3.诊断

急性胰腺炎需要至少符合以下3个标准中的2个方可明确诊断。

(1)与发病一致的腹部疼痛;

(2)胰腺炎的生化证据[血清淀粉酶和(或)脂肪酶大于正常值上限的3倍];

(3)腹部影像的典型表现(胰腺水肿/坏死或胰腺周围渗出积液)。

(三)急救流程

在识别急诊患者出现疑似急性胰腺炎体征和症状时,应立即启动应急反应系统,严格执行急救流程中的各项职责、评估、措施,每个环节紧密相扣,为患者争取最佳治疗时机。具体急救流程如图5-3-2所示。

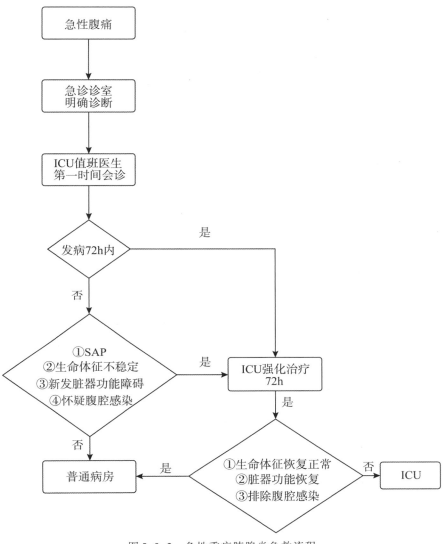

图 5-3-2 急性重症胰腺炎急救流程

四、思维拓展

(一)前沿文献

急性胰腺炎(acute pancreatitis,AP)是一种以胰腺急性炎症和组织学上腺泡细胞破坏为特征的疾病,是急诊科常见消化系统急症之一,常常由局部发展累及全身器官及系统而成为重症急性胰腺炎(severe acute pancreatitis,SAP),病死率13%~35%。该病常因急性腹痛为主要表现而首诊于急诊科,疾病诊断、鉴别诊断及早期治疗的整个过程均在急诊科完成。因此,在急诊科的早期诊断、早期预测SAP的发生、发展,并发症的出现,及时给予规范化处理至关重要。

AP的年发病率为(13~45)/10万人,约20%可发展为中度重症AP(moderately severe acute pancreatitis, MSAP)或SAP。病因、血容量丢失、休克和全身炎症反应综合征(systemic inflammatory response syndrome, SIRS)等因素可导致AP患者病情呈现持续加重状态,直至发病后72h达到疾病的高峰。AP患者腹痛至就诊的平均时间为23h。急诊科是此类患者第一次医疗接触的科室。发病72h内,病因持续存在、休克未及时纠正、脏器功能持续损害而易发展为SAP。SAP的诊治呈现时间依赖性。急性反应期的合理处置有助于减少感染期"感染-出血-肠瘘"的发生。AP无特效治疗措施,但有时间依赖性和直接与预后相关的诊疗措施。明确诊断、祛除病因可避免AP恶化和复发。有效的保护和维护脏器功能是SAP患者顺利度过急性反应期的基石。

尽管AP的诊断标准已达成共识,但仍有假阳性和假阴性病例。明确诊断和鉴别诊断是阻止病情恶化和防止延误其他急腹症治疗的基础。除血清淀粉酶、脂肪酶外,详细询问病史和标准范围的腹部CT平扫(从胸腔至耻骨联合)作为诊断AP的必需标准受到高度重视。AP急性反应期的非手术治疗策略进行处置而延误诊疗。尽快明确和积极处理病因是阻断AP重症化的必需措施之一。常见病因包括胆源性、高甘油三酯血症和酒精,较为少见的有高钙血症、肿瘤、病毒、药物、自身免疫病、胰腺解剖和功能异常等,约20%的患者有病因不明被归类为特发性AP。及时的液体复苏是缓解和阻断SIRS/MODS和改善SAP预后的关键措施。

研究表明,不建议在AP早期阶段预防性使用抗生素,以免造成后续耐药菌和真菌感染增多。但一项来自22个国家的9728例患者的回顾性数据显示,41%~82%的AP患者在早期即接受抗生素使用。MSAP和SAP患者接受早期(发病72h之内)预防性使用抗生素可显著提高预后。建议急性反应期内需根据AP病因、疾病严重度和监测降钙素原(procalcitonin, PCT)指导抗生素应用。

非甾体抗炎药可用于AP引起的轻或中度疼痛;多个指南和共识推荐哌替啶作为首选镇痛药物,但需注意其代谢产物蓄积,导致癫痫、震颤等不良反应,且因其半衰期相对较短,无法满足AP持续镇痛的需求等缺点。对于急性反应期的高甘油三酯血症性AP患者,应避免应用丙泊酚,因其配方中含有脂肪乳。胸段硬膜外阻滞可阻滞交感、感觉及运动神经,产生良好的镇痛、肌松、血管舒张和副交感神经相对兴奋作用,可改善胰腺组织灌注,缓解炎症,并降低30d病死率,较常规镇痛具有明显优势效应。

(二)最佳证据赏析

中华医学会急诊医学分会上海市医学会急诊专科分会将"急救"理念贯彻在AP急性反应期的治疗之中,按照时间依赖性的"急救"理念对"关键诊疗措施"进行定量或半定量的目标化管理,形成了急性胰腺炎急诊诊治专家共识(2024年),具体推荐意见如下。

·推荐意见1:建议发病72h内的SAP患者就地抢救,评估转运风险后,可转运至获益更大的医疗机构。(证据水平:低)

·推荐意见2:AP患者通常由急诊医生首诊;建立以急诊为起点的"一站式"多学科诊治团队更有利于患者的救治。(证据水平:中)

·推荐意见3:需动态评估发病72h内的AP患者病情,可按Ⅱ级患者的急救流程进行诊治管理。(证据水平:高)

·推荐意见4:标准范围的腹部CT平扫是诊断AP的必需标准;应重视AP的鉴别诊断。(证据水平:高)

·推荐意见5:"关键诊疗措施"直接与SAP的预后密切相关,是核心的诊疗内容。(证据水平:高)

·推荐意见6:合并急性胆管炎、胆道完全梗阻或胆总管结石的患者行急诊内镜逆行胰胆管造影(ERCP)或经皮经肝胆囊穿刺置管引流术(PTGBD),必要时手术探查胆道。(证据水平:高)

·推荐意见7:急性反应期内伴有重度血容量缺乏的SAP,应采用限制性液体复苏策略。(证据水平:高)

·推荐意见8:积极通过药物(大剂量维生素C、乌司他丁、血必净、镇痛镇静药物等)和中药疏通肠道,有助于缓解和阻断SIRS。(证据水平:中)

·推荐意见9:发病72h内对伴有SIRS的MSAP患者,启动间断短时血液滤过(intermittent short veno-venuous hemofltration,ISVVH)可阻断SIRS和胰腺坏死。发病72h后以阻断或缓解SIRS为目的的血液净化,首选ISVVH,不推荐持续血液滤过(continuous veno-venuous hemofiltration,CVVH)。(证据水平:高)

·推荐意见10:伴或不伴SIRS的急性肾损伤患者血液净化模式宜分别选择间断血液透析滤过或首选间断血液透析。(证据水平:中)

·推荐意见11:SAP患者的营养治疗首选经留置鼻腔肠管进行肠内营养(enteralnutrition,EN),MSAP患者可尝试经鼻胃管进行EN。(证据水平:高)

·推荐意见12:AP急性反应期内,根据病因、疾病严重度进行分级选择抗生素。(证据水平:中)

·推荐意见13:根据疾病情况选择合适药物对AP患者常规进行镇痛、镇静治疗。(证据水平:低)

·推荐意见14:中药大承气汤及其类方,针刺及腹部皮硝外敷可用于AP的早期治疗。(证据水平:中)

·推荐意见15:EN启动时间应限制在SAP发病后3~5d内。(证据水平:中)

·推荐意见16:AP患者在抢救室期间即应开始按诊疗时间轴实施"关键诊疗措施"。(证据水平:高)

参考文献

[1]郭莎莎,侯永超,樊晶晶,等.非创伤性急腹症患者预检分诊管理的循证实践[J].中国实用护理杂志,2022,38(7):492-500.

[2]杨子浩,张晨美.儿童急腹症[J].中华实用儿科临床杂志,2018,33(6):418-421.

[3]胡剑影,黄军利,肖林峰,等.急腹症的紧急诊治技巧[J].国际外科学杂志,2019,46(10):712-716.

[4]李征,郑亚民.急性胆囊炎东京指南与欧洲世界急诊外科协会指南的比较[J].中华肝胆外科杂志,2021,27(11):875-880.

[5]雷琼,刘国成.妊娠合并急腹症的诊治[J].中国医师杂志,2020,22(7):967-971,976.

[6]中国成人急性腹痛解痉镇痛药物规范化使用专家共识编写组.中国成人急性腹痛解痉镇痛药物规范化使用专家共识[J].中华急诊医学杂志,2021,30(7):791-798.

[7]姬永浩,顿国亮,刘建学,等.绞窄性肠梗阻患者彩色多普勒超声表现[J].中华医学超声杂志(电子版),2012,9(2):146-147.

[8]北京大学医学部急诊医学学系.成人非创伤性急腹症早期镇痛专家共识[J].中国急救医学,2021,41(1):11-17.

[9]朱艳,崔云,张育才,等.连续性血液净化辅助救治儿童重症急性胰腺炎[J].中华儿科杂志,2017,55(5):338-342.

[10]徐军,戴佳原,尹路.急性上消化道出血急诊诊治流程专家共识[J].中国急救医学,2021,41(1):1-10.

[11]乔丽,程绩,郑晖,等.基于倾向性评分匹配分析急诊快速通道救治急性上消化道出血的疗效[J].中国急救医学,2022,42(4):326-330.

[12]崔宇航,刘未铖,黄嘉诚,等.多学科协作诊疗模式在动脉栓塞治疗急性上消化道出血中的应用[J].国际护理学杂志,2023,42(7):1263-1266.

[13]中华医学会外科学分会脾及门静脉高压外科学组.肝硬化门静脉高压症食管、胃底静脉曲张破裂出血诊治专家共识(2019版)[J].中国实用外科杂志,2019,39(12):1241-1247.

[14]中华医学会外科学分会胰腺外科学组.中国急性胰腺炎诊治指南(2021)[J].浙江实用医学,2021,26(06):511-519.

[15]章兵,冯庆玲,周剑,等.院前早期液体复苏后平均动脉压差值对急性胰腺炎相关性急性肾损伤发生率的影响[J].中华急诊医学杂志,2023,32(3):388-394.

[16]吴月,孔婧,刘宇洋,等.重症急性胰腺炎并发胰性脑病的诊疗进展[J].中国急救医学,2023,43(2):156-160.

［17］姜小婷,丁玲,祝荫.急性胰腺炎并发胰腺炎后糖尿病危险因素的研究进展
　　　［J］.中华内科杂志,2023,62(2):212-216.

［18］葛梓,曹隽,赵晖,等.腹内压监测对于实施早期肠内营养急性胰腺炎患者疗效
　　　评估的作用分析［J］.中华危重病急救医学,2022,34(6):630-634.

［19］中华医学会急诊医学分会,上海市医学会急诊专科分会,急性胰腺炎急诊诊治专
　　　家共识.中华急诊医学杂志,2024,33(4):470-479.

［20］Haggan K,Mortimore G. Acute upper gastrointestinal bleeding:a clinical review[J].
　　　Gastrointestinal Nursing,2022,20(5):20-26.

［21］Wu P,Hung S,Ko C,et al. Performance of Six Clinical Physiological Scoring Systems
　　　in Predicting In-Hospital Mortality in Elderly and Very Elderly Patients with Acute
　　　Upper Gastrointestinal Bleeding in Emergency Department[J]. Medicina,2023,59
　　　(3):556.

［22］Allo G,Gillessen J,Gülcicegi D,et al. Comparison of Lactate Clearance with Established
　　　Risk Assessment Tools in Predicting Outcomes in Acute Upper Gastrointestinal
　　　Bleeding[J]. J Clin Med,2023,12(7):2716.

［23］Kherad O,Restellini S,Almadi M,et al. Comparative Evaluation of the ABC Score to
　　　Other Risk Stratification Scales in Managing High-risk Patients Presenting With Acute
　　　Upper Gastrointestinal Bleeding[J]. J Clin Gastroenterol,2023,57(5):479-485.

［24］Gagyi E,Teutsch B,Veres D,et al. The incidence of recurrent acute pancreatitis and
　　　chronic pancreatitis after acute pancreatitis. A systematic review and meta-analysis[J].
　　　Pancreatology,2022(22):e8.

［25］He S,Li D,He Q,et al. Establishment of Early Multi-Indicator Prediction Models of
　　　Moderately Severe Acute Pancreatitis and Severe Acute Pancreatitis[J]. Gastroent Res
　　　Pract,2022,2022:1-10.

［26］Anderson K L,Shah I,Tintara S,et al. Evaluating the Clinical Characteristics and
　　　Outcomes of Idiopathic Acute Pancreatitis:Comparison with Nonidiopathic Acute
　　　Pancreatitis over a 10-Year Period[J]. Pancreas,2022,51(9):1167.

［27］Acharya R,Dahal P,Parajuli S. Harmless Acute Pancreatitis Negative among Cases
　　　of Acute Pancreatitis in a Tertiary Care Centre:A Descriptive Cross-sectional Study
　　　[J]. J Nepal Me Assoc,2021,59(244):1297-1301.

［28］Shafiq S,Patil M,Gowda V,et al. Hypertriglyceridemia-induced acute pancreatitis-
　　　Course,outcome,and comparison with non-hypertriglyceridemia associated pancreatitis
　　　[J]. Indian J Endocrinol Metab,2022,26(5):459.

第六章
泌尿系统急症

第一节　急性肾损伤

一、案例导入

患者,男性,61岁,因"呕吐、腹痛3d,伴双下肢水肿、少尿2d"送入急诊。患者于3d前在进食"1枚生草鱼胆"1h后出现恶心、腹痛,呕吐胃内容物多次,排水样便10余次;2d前出现眼睑、双下肢水肿,逐渐蔓延至全身,伴少尿、全身皮肤黄染。曾在当地予以"催吐"治疗,无明显好转而转入急诊。

二、预检分诊思维

结合SOAP分诊流程进行预检分诊。

（一）S（subjective,主观感受）

恶心、呕吐、腹痛、腹泻。

（二）O（objective,客观现象）

1.紧急评估

预检分诊护士接诊该患者,启动分诊流程,立即进行紧急评估。

A（airway,气道）:气道通畅,无异物梗阻。

B（breath,呼吸）:呼吸频率、节律、深度无明显异常。

C（circulation,循环）:颜面、双下肢中度水肿,四肢肢端皮肤温暖,无口唇发绀。

S（consciousness,意识状态）:呈嗜睡状。

2.测量生命体征及完成快速监测

体温36℃;脉搏105次/min;呼吸频率22次/min;血压160/90mmHg;SpO$_2$ 98%。

患者无明显疼痛,NRS评分0分。

测指尖血糖（POCT）:6.1mmol/L。

3.身体评估

护理查体：患者嗜睡，颜面、双下肢水肿，巩膜及全身皮肤黄染。肝右肋下2横指，移动性浊音阳性。

（三）A（assessment，分析与估计）

该患者有进食生鱼胆史，之后血肌酐、尿素氮明显上升，尿量明显减少，并且出现眼睑、双下肢水肿的现象。根据患者病史、临床表现，结合实验室检查结果，有急性肾损伤相似表现。

思维链接

早期识别急性肾损伤

早期识别急性肾损伤（acute kidney injury，AKI）的高危因素，对早期诊断和防治AKI具有十分重要的临床意义。AKI的常见危险因素如表6-1-1所示。早期识别、诊断和防治与改善预后密切相关，是提高治愈率的关键。

表6-1-1 急性肾损伤的危险因素

暴露因素	易感因素
脓毒症	脱水或容量不足
重症疾病	高龄
循环衰竭	女性
烧伤	贫血
创伤	慢性肾脏疾病
心脏手术（特别是体外循环）	慢性心、肺、肝疾病
非心脏大手术	糖尿病
肾毒性药物	癌症
放射对比剂	其他
有毒植物和动物	

（四）P（plan，计划）

1.依据《急诊预检分级分诊标准》

指标维度：高风险/潜在危险情况。

分诊标准：中毒患者，但不符合Ⅰ级标准。

分诊科室：急诊内科。

分诊级别：Ⅱ级。

分诊去向：抢救室。

响应时间：＜10min。

2.依据《急诊检伤急迫度分级量表（TTAS）》

分类名称：肾脏系统。

主诉判断依据:患者有进食生鱼胆史,恶心、腹痛,呕吐胃内容物多次,全身水肿,少尿。

分诊科室:急诊内科。

分诊级别:Ⅱ级。

分诊去向:抢救室。

响应时间:<10min。

三、急救护理思维

(一)病情评估与思维

1.初级评估

抢救室护士接诊该患者,立即进行ABCDE初级评估。

A(airway,气道):气道通畅,无异物梗阻,无高级气道建立指征。

B(breath,呼吸):呼吸频率22~26次/min,SpO_2 97%~99%,鼻导管吸氧3L/min。

C(circulation,循环):连接心电监护仪,显示窦性心律;监测血压,收缩压(SBP)波动范围145~160mmHg,舒张压(DBP)波动范围80~95mmHg;颜面、双下肢水肿。

D(disability,神经系统):患者嗜睡状,双侧瞳孔等大等圆,直径2.5mm,对光反应灵敏。

E(expose/environmental,暴露与环境):患者分诊后安置于抢救室床位,解开衣物进行体格检查,查体时注意患者保暖和保护隐私。

2.再次评估

抢救室护士完善ABCDE初级评估后得出该患者生命体征平稳的结论,予再次评估,主要是针对性病史的采集和寻找可逆性病因。通过询问患者/家属或相关人员,获得患者的针对性病史等资料,从中寻找可能的原因并处理;采用SAMPLE病史采集方法,具体内容如下。

S(signs and symptoms,症状与体征):患者嗜睡,呼之能应答,四肢肢体肌力正常,腱反射和肌张力均正常。

A(allergy,过敏史):无药物过敏史。

M(medications,用药情况):无长期服用药物。

P(past medical history,既往史):患者既往体健。

L(last meal,末次进餐时间):早餐7:30。

E(events,疾病相关事件):早餐后进食生鱼胆。

3.相关检查结果

患者血常规、凝血功能无明显异常;生化:尿素氮(BUN)49.8mmoL/L,肌酐(Cr)836U/L,谷丙转氨酶(ALT)1134U/L,谷草转氨酶(AST)301U/L,总胆红素94.7μmoL/L,直接胆红素77μmoL/L,间接胆红素20.1μmoL/L;心电图无明显异常。

4.病情诊断

根据采集的相关病史和检查结果诊断为急性肾损伤。

急性肾损伤

急性肾损伤（AKI）是对既往急性肾衰竭（acute renal failure,ARF）概念的扩展和向疾病早期的延伸,其核心病理生理改变是肾小球的滤过功能在短时间内（几小时或几天）急剧下降,导致血液中氮质代谢产物积聚及水电解质、酸碱平衡失调。符合以下任一情况时均提示AKI:①血肌酐（SCr）48h内升高$\geqslant$0.3mg/dL（26.5μmol/L）;②SCr在7d内升高达基线值的1.5倍;③尿量<0.5mL/（kg·h）,持续6h。

AKI的诊疗思路

1.应迅速对AKI患者进行评估,以确定病因,尤其是可逆性病因。

2.详细的病史采集和体格检查有助于AKI病因的判断。

3.按照病因的不同可将AKI分为肾前性、肾性和肾后性如表6-1-2所示。

表6-1-2　AKI分类及病因

AKI分类	AKI病因
肾前性AKI	
低血容量	出血、呕吐、腹泻等胃肠道液体丢失,尿崩症等经肾液体丢失,高温等经皮肤黏膜液体丢失,低白蛋白血症等血管内容量相对不足等
心排出量降低	心力衰竭（心肌梗死、心脏瓣膜病等）、心脏压塞、肺栓塞等
肾脏血管收缩/调节异常	去甲肾上腺素、肝肾综合征、高钙血症、药物（NSAIDs、ACEI/ARB、环孢素A等）
全身血管过度扩张	败血症、休克、急性过敏、麻醉、扩血管药
肾性AKI	
肾血管疾病	肾动脉血栓、栓塞,肾静脉血栓、受压等
肾脏微血管疾病	溶血尿毒综合征、血栓性血小板减少性紫癜、恶性高血压、系统性硬化症等
肾小球疾病	伴有大量新月体形成的急进性肾小球肾炎、重症狼疮肾炎、重症急性肾小球肾炎等
急性间质性肾炎	各种药物过敏（免疫介导的因素）
急性肾小管坏死	肾前性损伤因素持续存在不缓解、肾毒性药物等
肾后性AKI	
膀胱颈病变	前列腺增生、肿瘤、结石、血块堵塞等
尿道病变	结石等
输尿管病变	双侧或孤立肾一侧有肿瘤、结石、血块堵塞、瘢痕形成或腹膜后纤维化等

注:NSAIDs为非甾体抗炎药;ACEI为血管紧张素转化酶抑制剂;ARB为血管紧张素Ⅱ受体拮抗剂

4.应在24h之内进行基本的检查,包括相应的实验室检查和泌尿系统超声(怀疑有尿路梗阻者)。

5.应根据病因和分级选择相应的治疗策略。

6.AKI诊断及鉴别诊断流程,如图6-1-1所示。

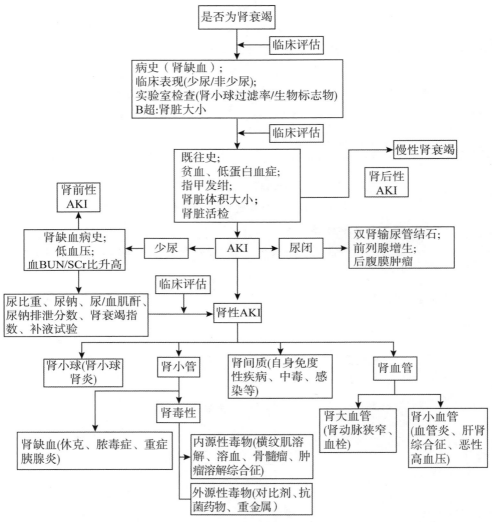

图6-1-1 急性胃损伤诊断及鉴别诊断流程

(二)急救实践

依据《急诊预检分级分诊标准》或《急诊检伤急迫度分级量表(TTAS)》主诉判断依据进行准确分诊。该患者分诊科室:急诊内科;分诊级别:Ⅱ级;分诊去向:抢救室。针对该患者,具体急救实践如下。

1.绝对卧床休息

卧床休息可以减轻肾脏负担,抬高患者下肢可以减轻水肿。如患者出现意识障碍,应做好相应防护,避免坠床等意外事件发生。

2.严密观察病情

严密监测患者生命体征、神志、尿量、体重、尿常规、肾功能、电解质及血气变化。严密观察患者有无呼吸困难、胸闷及肺部啰音等急性左心衰竭征象。严密观察患者有无头痛、嗜睡、意识障碍、共济失调、昏迷和抽搐等症状,警惕水中毒或稀释性低钠血症的发生。

3.去除病因

根据病情及医嘱及时进行血液灌流治疗,正确使用药物,减轻肾脏负担,具体措施如下。

①维持水、电解质、酸碱平衡:以"量出为入"为原则,记录患者24h出入量,监测水、电解质、酸碱平衡变化,密切观察患者有无高钾血症表现。

②做好血液灌流治疗前后的护理:治疗前评估患者整体情况,向患者介绍血液灌注相关知识和配合要点,消除恐惧心理;治疗过程中密切观察患者生命体征,预防并发症;治疗后应注意观察患者有无失衡综合征、出血等情况。

③营养护理:限制钠盐摄入,加强营养。对于能进食的患者,给予高效价的优质蛋白,监测反映机体营养状况的指标是否改善。

④对症护理:对于恶心、呕吐明显的患者,遵医嘱给予药物镇吐,做好口腔护理,保持口腔清洁。对于不能经口进食的患者,遵医嘱给予肠内或肠外营养支持。

⑤预防感染:有条件的将患者安置于单人间,病室定期通风,严密监测感染征象,正确留取各类标本,如痰液、尿液、血液等,严格无菌操作,应特别注意深静脉置管相关血流感染和导尿管相关感染,做好各类导管维护,预防感染并发症。

⑥用药:遵医嘱合理使用无肾毒性或低肾毒性的药物,观察药物的疗效和不良反应。

思维链接

AKI分类

不同危险因素引起的AKI发病机制可能不同。临床上,习惯按照作用于肾脏部位的不同对AKI进行分类(如表6-1-3所示)。近年来,随着对AKI研究的深入,越来越多的研究按照AKI病因直接分类,以便对其发病机制进行研究,更好地指导临床治疗(如表6-1-4所示)。

表 6-1-3　急性肾损伤（AKI）分类

分类	AKI
按病因	缺血性 AKI、脓毒血症致 AKI、药物性 AKI、手术相关性 AKI、挤压综合征致 AKI、横纹肌溶解症致 AKI、心肾综合征、肝肾综合征
按作用部位	肾前性 AKI、肾性 AKI、肾后性 AKI

表 6-1-4　急性肾损伤（AKI）分级管理与治疗

高危	AKI 1 期	AKI 2 期	AKI 3 期
尽可能停用肾毒性药物；确保循环容量及组织灌注；进行血流动力学监测；实时监测血肌酐和尿量；避免高血糖；避免使用含碘放射对比剂	非侵入性诊断措施；考虑使用侵入性诊断措施	调整药物剂量；考虑行肾脏替代治疗；考虑入住 ICU	尽可能避免锁骨下静脉置管

思维链接

AKI患者的容量管理

1.在无失血性休克的情况下，建议使用晶体液而非胶体液（白蛋白或人工胶体）作为 AKI 高危患者或 AKI 患者扩容治疗的初始选择。

2.不推荐将羟乙基淀粉用于 AKI 高危患者的扩容治疗。

3.对于感染性休克的 AKI 高危患者或 AKI 患者，推荐联合使用液体治疗和升压药物，以保证肾脏灌注。

（三）急救流程

AKI病因繁多，机制复杂，具有发病率高、病死率高、危害巨大的特征，因此对于诊断为 AKI 的患者，应立即启动急救流程，如图 6-1-2 所示。另外，肾脏替代治疗（renal replacement therapy，RRT）是 AKI 的主要治疗方法之一。AKI 患者理想的RRT模式是缓慢、温和地清除毒素，调节容量平衡，避免血流动力学显著波动，尽可能模拟正常人体肾脏生理过程。临床应用中需根据患者病情进行合理评估，选择合适的治疗模式和剂量。

实施RRT的具体评估流程如图 6-1-3 所示。

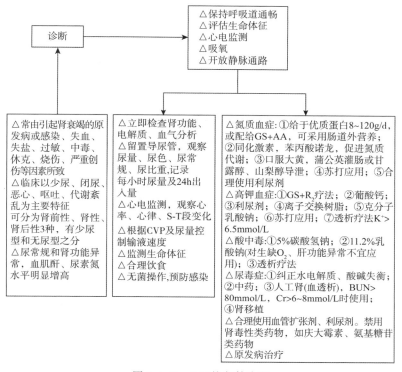

图 6-1-2　AKI 的急救流程

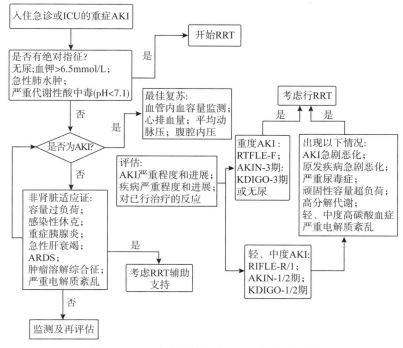

图 6-1-3　急性肾损伤实施 RRT 的评估流程

四、思维拓展

(一)前沿文献

急性肾损伤(AKI)是住院患者最常见且具有高死亡风险的危重症。AKI病因繁多,机制复杂,具有发病率高、死亡率高、危害巨大的特征。研究证据表明,AKI患者新发或进展为慢性肾脏病(chronic kidney diseases,CKD)的风险增加2.67倍,尿毒症风险增加4.81倍,心血管事件风险增加38%,死亡风险增加1.80倍,5年再住院率达到32.4%,全球因AKI死亡人数超过200万/年,极大增加了医疗和财务成本,为患者家庭和社会带来了沉重的负担,已成为全球范围内严重的公共卫生问题。AKI发病率在不同研究中差异很大,主要取决于研究背景和研究人群的选择。一项大型多中心队列研究纳入了全国44家不同地区和级别医院共220万例成年住院患者,根据全球肾脏病预后组织(KDIGO)诊断标准及其扩展标准,AKI检出率分别为0.99%及2.03%,患者院内死亡率为12.4%。2017年,一项包含全国21个省级行政区共60家不同级别医院的横断面调查发现,成年住院患者的AKI检出率为0.97%,院内全因死亡率为16.5%。另一项全国多中心回顾性队列研究纳入了65万例住院患者,在校正了血肌酐检测频率及年龄、性别、合并症、临床操作、医院等级等因素后,AKI发生率为11.6%,患者院内死亡率为8.8%。上述研究均发现,我国住院患者普遍存在肾脏功能动态监测不足的问题,住院期间重复血肌酐测定的患者比例仅为25%~30%,远低于西方发达国家(63.2%~67.6%)。此外,不同医院均存在较高的AKI漏诊率及延误诊断率,来自全国44家医院2223230例住院AKI患者的数据显示,74.2%的AKI被医师忽略,有4.5%的AKI诊断被拖延。AKI的漏诊率很高,仅有16.7%的AKI通过国际疾病分类(ICD-10)上报。以上原因均导致我国AKI发病率被严重低估。

肾组织微循环障碍被认为是AKI发生发展的重要机制,微循环与氧代谢评估及有效干预可能是AKI防治的关键。研究显示感染性休克患者完成早期目标导向治疗(EGDT)并不能降低AKI的发生率,维持中心静脉血氧饱和度($ScvO_2$)≥70%、MAP≥65mmHg仍有46%的患者发生AKI。经皮氧分压($PtcO_2$)监测可较好地反映外周组织与微血管灌注,多项研究发现皮肤与肾脏微循环具有相关性,皮肤组织血流可同步反映肾脏血流情况。超声检查在AKI的诊断过程中作用十分显著,超声诊断在判断肾后性梗阻方面具有显著优势,可作为"金标准"在临床推广,建议所有AKI患者均行超声检查明确有无肾后性梗阻。传统肾脏超声仅能评估肾脏叶间动脉以上分支的血流参数,对肾皮质血流的评估非常困难,新兴的超声造影技术则能对肾脏微循环进行半定量评估,通过造影剂在肾皮质上升时间(RT)和平均通过时间(MTT)可预测AKI严重程度,同时发现皮质上升斜率(WIS)及髓质峰值强度(PI)与AKI恢复相关。

目前 AKI 的诊断标准仍主要依赖于较容易获得的肾脏功能指标,即血肌酐值和尿量,但这两项指标存在明显缺点:如血肌酐受容量、年龄、肌肉含量和药物等影响,往往无法准确评价肾小球滤过功能的变化,且在肾损伤 24～36h 后,血肌酐才逐渐上升;而尿量对 AKI 的灵敏度较低,还可能漏诊。

AKI 患者再发 AKI 亦较为常见,一项纳入 15 万例 AKI 住院患者的研究发现,18% 的患者于出院 30d 内再次入院,10% 接受急诊治疗。另一项大样本队列研究发现 AKI 患者 90d 再入院率为 34%,而非 AKI 患者仅为 15%。一项纳入 19 个队列研究的系统评价认为,AKI 患者出院后 3 年 CKD 的发生率是无 AKI 患者的 3 倍,而发生 ESRD 的风险为 4 倍。高龄、基础肾功能差、基础疾病多、较高的 AKI 分期是 AKI 再发、进展为 CKD、死亡等不良预后的共同危险因素,而急性冠脉综合征、容量不足、恶性肿瘤化疗等也会增加 AKI 再发的风险,持续白蛋白尿、AKI 肾功能恢复延迟等则提示较高的进展至 CKD 的风险。接受心血管手术、重症监护等则与较高的死亡风险有关。

（二）最佳证据赏析

国家慢性肾病临床医学研究中心联合中国医师协会肾脏内科医师分会共同成立 AKI 临床实践指南专家组,结合国际指南推荐意见和我国临床实践现状,整合国内外最新的循证医学证据,在广泛征求意见的基础上制订了《中国急性肾损伤临床实践指南》,具体推荐意见如表 6-1-5 所示。

表 6-1-5 《中国急性肾损伤临床实践指南》推荐意见

	推荐意见	推荐级别
AKI 诊断标准	根据 KDIGO 的 AKI 诊断标准和分期明确是否发生 AKI 和严重程度	1B
	如患者无发病前 7d 内血肌酐值,建议使用发病前 7d 至 1 年可获得的平均血肌酐值作为基线水平	2C
	所有诊断 AKI 的患者均接受超声检查,肾后性梗阻除外	1A
	推荐疑诊肾前性 AKI 的患者接受诊断性容量支持治疗	1B
	排除肾后性和肾前性 AKI 的患者有条件考虑接受肾活检检查	1A
	所有 AKI 患者均全程评估并预防并发症	1A
血流动力学监测	对 AKI 及其高危患者,建议在进行液体治疗时密切监测血流动力学变化,既要保证有效的肾脏灌注,又要避免因容量过负荷产生不良后果	1B
	对 AKI 及其高危患者,建议参照既定的血流动力学和氧合参数管理方案,建议使用动态而非静态的指标预测容量反应性,避免 AKI 发生、进展或恶化	2C
	血压靶标需要考虑发病前血压,需要权衡血管收缩导致肾灌注增加和其他器官低灌注之间的利弊关系,关注腹腔内压对肾脏灌注压的影响。	2C

续表

	推荐意见	推荐级别
血流动力学监测	建议 AKI 及高危患者,有条件时可利用经皮氧测定、静脉-动脉 CO_2 分压差($Pv-aCO_2$)/动脉-静脉氧含量差($Ca-vO_2$)比值($Pv-aCO_2/Ca-vO_2$)测定及超声造影等方法对肾脏微循环与氧代谢进行必要的评估	2C
AKI危险因素的评估与预防	根据患者的易感性和暴露损伤进行 AKI 的风险分层	1B
	建议对存在 AKI 高风险的住院患者进行 AKI 危险因素的评估,住院期间监测肾功能和尿量变化	专家共识
	对于社区 AKI 高危人群(如血管造影、肾毒性药物使用等)应早期识别,并加强 AKI 的预防,减少 AKI 发生率	专家共识
容量管理措施	对于非失血性休克的 AKI 高危患者,推荐用等张晶体补液而非胶体(白蛋白、羟乙基淀粉)扩容	1B
	建议白蛋白可用于肝肾综合征的患者	2B
	初始液体复苏时可考虑使用晶体液复苏,推荐优先使用平衡盐溶液,需监测血清氯化物水平以避免高氯血症	1B
	有容量反应性而对晶体无反应的难治性休克患者,可考虑早期复苏时少量使用胶体	2B
	建议应采取初始充分液体复苏与后续保守液体管理(CLFM)的联合应用,管控液体治疗速度与剂量	2B
AKI患者RRT开始和停止时机及治疗模式与治疗剂量	AKI 紧急 RRT 指征:容量负荷超载、高钾血症(血钾>6.5mmol/L)、尿毒症症状,包括尿毒症心包炎、尿毒症脑病或其他不能解释的意识状态下降、严重代谢性酸中毒(pH<7.1)	专家共识
	不推荐 AKI 患者早期启动 RRT 治疗	1B
	AKI 进行 RRT 开始时机取决于患者临床表现和疾病状态	专家共识
	当 AKI 患者自身肾功能恢复到满足患者需求或 RRT 和治疗目标不一致时,可考虑停止 RRT 治疗	专家共识
CRRT的适应证	血流动力学不稳定的 AKI 患者,或合并急性脑损伤或其他原因引起的颅内压升高,广泛脑水肿的 AKI 患者	2B
	CRRT 无绝对禁忌证,建议下列情况应慎用:①无法建立合适的血管通路;②难以纠正的低血压;③恶病质,如恶性肿瘤伴全身转移	3D
	推荐 CRRT 置换液流量为 20~25mL/(kg·h)	2B
AKI的营养支持治疗	建议通过肠内营养为 AKI 患者提供营养支持治疗	1B
	建议 AKI 患者总能量摄入为 20~30kcal/(kg·d)	2C
AKI的营养支持治疗	建议非高分解代谢、不需透析治疗 AKI 患者的蛋白质摄入量为 0.8~1.0g/(kg·d);需要 RRT 及高分解代谢的患者适当增加每日蛋白摄入	2D
	建议控制血糖<10mmol/L,预防高血糖相关的肾损害	1B
	建议造影剂暴露前可以补充维生素 E 以预防造影剂相关 AKI	1B

第二节　高钾血症

一、案例导入

患者,女性,67岁,3个月前出现肢体发麻,5d前四肢麻木明显,肢体无力,行走困难,伴四肢水肿,少尿2d,外院查血钾6.0mmol/L。患者糖尿病史10年,慢性肾功能不全3年,高血压病史1年;胰岛素注射治疗,血糖波动在6~10mmol/L,血压最高达140/95mmHg,长期服用福辛普利钠片10mg/d治疗。

二、预检分诊思维

结合SOAP分诊流程进行预检分诊。

（一）S(subjective,主观感受)

手足麻木,四肢无力,不能行走。

（二）O(objective,客观现象)

1.紧急评估

预检分诊护士接诊该患者,启动分诊流程,立即进行紧急评估。

A(airway,气道):气道通畅,无异物梗阻。

B(breath,呼吸):呼吸频率、节律、深度无明显异常。

C(circulation,循环):颜面水肿,双下肢中度水肿,双下肢皮温偏低,双侧足背动脉搏动减弱,口唇无发绀。

S(consciousness,意识状态):患者神志清楚,对答切题。

2.测量生命体征及完成快速监测

体温36.2℃;脉搏46次/min;呼吸频率20次/min;血压130/80mmHg;SpO_2 94%。患者无明显疼痛,NRS评分0分。

测指尖血糖(POCT):8.8mmol/L。

3.身体评估

患者神志清楚,对答切题,颜面、双下肢水肿,巩膜及全身皮肤黄染。肝右肋下2横指;腹平软,无明显压痛、反跳痛,无叩击痛,肠鸣音5次/min,移动性浊音阳性;上下肢肌力3级。

（三）A(assessment,分析与估计)

该患者有慢性肾功能不全,少尿,四肢麻木、乏力,有高钾血症相似表现。

高钾血症临床识别

高钾血症是慢性肾脏病(CKD)最常见的并发症之一,尤其在患有糖尿病、心力衰竭或正在接受肾素–血管紧张素–醛固酮系统(RAAS)抑制剂治疗的患者中更为多见。但CKD患者发生高钾血症时通常无明显症状,或者伴随一些非特异性的心血管和神经肌肉症状,其严重性取决于血钾升高的程度和速度、是否存在其他电解质和代谢紊乱,以及患者的基础疾病状态等。

1.心脏症状

高钾血症心脏症状主要表现为心律失常和心肌收缩受抑制。高钾血症可引起各种心律失常,包括窦性心动过缓、传导阻滞和异位心律失常、致命性心室纤颤及心搏骤停。高钾血症可使心肌收缩力减弱、心脏扩大、心音低弱。

2.神经肌肉症状

高钾血症早期常有四肢及口周感觉麻木、极度疲乏、肌肉酸痛和肢体苍白湿冷。当血钾浓度达7mmoL/L时可有四肢麻木软瘫,先为躯干后为四肢,最后影响到呼吸肌,发生窒息。中枢神经系统症状可表现为烦躁不安或神志不清。

3.其他症状

高钾血症可引起乙酰胆碱释放增加,故可引起恶心、呕吐和腹痛。

(四)P(plan,计划)

1.依据《急诊预检分级分诊标准》

指标维度:高风险/潜在危险情况。

分诊标准:检验异常(血钾6.0mmol/L)但不符合Ⅰ级标准。

分诊科室:急诊内科。

分诊级别:Ⅱ级。

分诊去向:抢救室。

响应时间:<10min。

2.依据《急诊检伤急迫度分级量表(TTAS)》

分类名称:肾脏系统。

主诉判断依据:患者四肢无力,不能行走,颜面水肿,伴少尿,外院血钾6.0mmol/L。

分诊科室:急诊内科。

分诊级别:Ⅱ级。

分诊去向:抢救室。

响应时间:<10min。

三、急救护理思维

（一）病情评估与思维

1.初级评估

抢救室护士接诊该患者，立即进行 ABCDE 初级评估。

A（airway，气道）：气道通畅，无异物梗阻，无高级气道建立指征。

B（breath，呼吸）：呼吸频率 20～24 次/min；SpO_2 94%～95%，鼻导管吸氧 3L/min。

C（circulation，循环）：连接心电监护仪，心率 36～46 次/min，T 波高尖，Ⅲ度房室传导阻滞；监测血压，收缩压（SBP）波动范围 130～145mmHg，舒张压（DBP）波动范围 80～95mmHg，颜面、双下肢水肿。

D（disability，神经系统）：患者神志清，双侧瞳孔等大等圆，直径 2.5mm，对光反应灵敏。

E（expose/environmental，暴露与环境）：患者分诊后安置于抢救室床位，解开衣物进行体格检查，查体时注意患者保暖和保护隐私。

2.再次评估

抢救室护士完善 ABCDE 初级评估后得出该患者生命体征平稳，予再次评估；主要是针对性病史的采集和寻找可逆性病因并治疗的过程。通过询问患者/家属或相关人员，获得患者的针对性病史等资料，从中寻找可能的原因并处理；采用 SAMPLE 病史采集方法，具体内容如下。

S（signs and symptoms，症状与体征）：神志清，对答切题，四肢肌力 3 级。

A（allergy，过敏史）：无药物过敏史。

M（medications，用药情况）：长期用药（胰岛素、ACEI 制剂）。

P（past medical history，既往史）：糖尿病病史 10 年，慢性肾功能不全病史 3 年，高血压病史 1 年。

L（last meal，末次进餐时间）：半天前。

E（events，疾病相关事件）：少尿 2 天，外院查血钾 6.0mmol/L，长期服用 ACEI 制剂。

3.相关检查结果

血常规：血红蛋白 106g/L，红细胞压积 33.1%。生化：谷丙转氨酶 7U/L，谷草转氨酶 17U/L，白蛋白 34.7g/L，肌酸激酶 223U/L，血尿素氮 17.1mmol/L，肌酐 210umol/L，钠离子 136mmol/L，钾离子 6.8mmol/L。血气分析：pH 7.28，二氧化碳分压 30mmHg，氧分压 81mmHg，SpO_2 94%，碱剩余－11.5mmol/L，碳酸氢根 14.1mmol/L。心电图：心室率 38 次/min，Ⅲ度房室传导阻滞，QRS 波增宽为 0.16s，波形呈 rS，T 波高尖，符合典型高钾血症表现。

4.病情诊断

根据采集的相关病史和检查结果,该患者诊断为慢性肾功能不全、重度高钾血症。

<u>思维链接</u>

高钾血症

近年来,临床上已开始提出将高钾血症诊断临界值前移。在最新发布的《中国慢性肾脏病患者血钾管理实践专家共识》中推荐血钾>5.0mmoL/L即可诊断高钾血症。高钾血症诊断标准临界值前移有利于加强临床医师对高钾血症的重视,提高警惕并综合各种高危因素整体评估患者的风险。

对高钾血症进行分级旨在对其开展有针对性的管理,由于各个国家相关标准均不统一,综合参考相关标准,建议将高钾血症分为以下3级:①轻度:5.0～5.5mmol/L;②中度:>5.5～5.9mmol/L;③重度:>6.0mmol/L。

多数高钾血症可无心电图异常表现,慢性肾脏病(CKD)患者发生高钾血症存在隐匿性和长期性的特点。

高钾血症患者的临床并发症和死亡风险主要取决于钾离子水平升高引起的心脏电生理效应。高钾血症通过降低细胞内外钾离子的比率,降低膜电位,造成细胞膜部分去极化,从而导致传导速度的加快。然而,如果高钾血症持续且严重,会导致电压门控钠通道的失活从而降低膜兴奋性,此时可使心肌受抑、张力减低,进而导致心律失常或心搏骤停,心电图呈现特征性改变。在2020年改善全球肾脏病预后组织(KDIGO)血钾共识中,依据血钾升高程度及心电图改变2个方面的结果,将疾病严重程度划分为轻、中、重3个等级,其中高钾血症的严重程度与心脏损害程度密切相关。在发生轻度高钾血症时,心肌兴奋性增强,会出现各种期前收缩、心动过速,心电图会表现为基底窄而高尖的T波;在发生重度高钾血症(血钾>6.0mmoL/L)时,心肌的兴奋性被抑制,出现心动过缓、传导阻滞等心律失常,还会出现心肌收缩力减弱、心音减低,心电图表现为P-R间期延长,QRS波群变宽,R波渐低,S波渐深,ST段与T波融合,进而出现心搏骤停。

(二)急救实践

依据《急诊预检分级分诊标准》或《急诊检伤急迫度分级量表(TTAS)》中主诉判断依据进行准确分诊。该患者分诊科室:急诊内科;分诊级别:Ⅱ级;分诊去向:抢救室。针对该患者,具体急救实践如下。

1.立即开启绿色通道,抢救室护士实施"IMO"护理措施,静脉通路(intravenous,I):建立浅静脉置管通路,遵医嘱使用降钾药物;心电监护(monitoring,M):予以多功能心电监护仪,持续监测生命体征;氧气吸入(oxygen,O):给予患者鼻导管吸氧,维持SpO_2>94%。

2.降低血清钾浓度

1)促进 K^+ 向细胞内转移:①输注碱性溶液纠正酸中毒:给予5%碳酸氢钠注射液 $60\sim100mL$ 静脉注射后再继续静脉滴注 $100\sim200mL$。②输注葡萄糖溶液及胰岛素:予胰岛素10U+10%葡萄糖溶液500mL,静脉滴注,促进 K^+ 从细胞外移至细胞内,必要时每 $3\sim4h$ 可重复给予。

2)促使 K^+ 排泄:①如果患者有尿,予以大剂量呋塞米或托拉塞米促进尿中排钾。②雾化吸入 β_2 受体激动剂,如给予5mg沙丁胺醇雾化吸入,必要时可重复。③口服阳离子交换树脂,15g/次,4次/d,从消化道排出 K^+。④血液透析或腹膜透析,如患者血流动力学不稳定,可选择连续肾脏替代疗法。

3.心律失常处理

予10%葡萄糖酸钙溶液 $20\sim30mL$ 缓慢静注,$1\sim3min$ 起效,可维持 $30\sim60min$,$10\sim20min$ 后可重复。

4.并发症的预防和急救

严密观察患者生命体征,严密监测患者血钾、心率、心律及心电图变化;一旦发生心律失常应立即通知医师,积极协助治疗;出现心搏骤停者,立即行心肺脑复苏。

5.健康教育

对患者做好宣教,严格限制高钾食物(如香蕉、柑橘、西瓜、葡萄干、海带、紫菜、新鲜豆类、土豆等)的摄入。尽量避免使用引起血钾升高的药物,如补钾药物(氯化钾、枸橼酸钾)、保钾利尿剂(螺内酯、氨苯蝶啶)、β_2 受体阻滞剂、血管紧张素转换酶抑制剂(ACEI)/血管紧张素受体阻滞剂(ARB)、地高辛、非甾体抗炎药、肝素、酮康唑等。合并肾性高血压患者,如选用低钠食盐,因其钾含量高于一般食盐,也可导致高钾血症的发生。注意定期复诊,监测血钾浓度,以防高钾血症发生。

思维链接

慢性肾脏病

高钾血症的管理包括急性治疗和长期管理两部分。急性高钾血症的治疗目的在于迅速将血钾浓度降至安全的水平,以防止危及患者生命的心律失常发生。而慢性高钾血症则注重长期监控和持续管理,预防复发,降低因高钾血症急性发作导致的严重心律失常和猝死风险;同时,也可降低因单纯高钾血症而进入慢性透析的患者比例。

(一)急性高钾血症的治疗

CKD患者如果短期内出现血钾升高至 $\geqslant6.0mmol/L$ 或高钾相关性心电图异常表现即属于高钾血症急危重症,需要紧急处理。需要注意的是,高钾血症可能不伴有心电图改变,心电图改变的进展及严重程度与血钾浓度也并非紧密相关,不能可靠地用于监测高钾血症的治疗效果,应进行连续血钾浓度测量来指导病情稳定的高钾血症患者的治疗。

处理方法如下。

(1)通过静脉应用钙剂稳定膜电位,以拮抗高钾血症引起的心脏毒性。静脉应用钙剂可在数分钟内起效,但药效持续时间相对较短(30~60min),因此钙剂不应单独用于治疗高钾血症。若高钾血症急症持续存在且血钙并未出现升高,则可每30~60min重复给予钙剂。

(2)通过使用胰岛素+葡萄糖、纠正酸中毒、β肾上腺素受体激动剂等促进钾从细胞外移至细胞内,从而降低血钾水平。应用胰岛素可通过增强骨骼肌的Na^+-K^+-ATP酶活性促使K^+进入细胞内而降低血钾浓度。通常会在给予胰岛素的同时给予葡萄糖以避免发生低血糖。然而,如果血清葡萄糖浓度≥13.9mmol/L,则应单用胰岛素。在给予胰岛素后,鉴于有低血糖的风险,应持续5~6h,每小时检测1次血清葡萄糖。虽然肾衰竭患者对胰岛素的降血糖作用存在抵抗,但胰岛素增加Na^+-K^+-ATP酶活性的作用仍然存在,仍可发挥降血钾作用。上述疗法没有改变体内钾的总量,血钾降低的持续时间短,容易出现反弹。

(3)使用利尿剂、阳离子树脂或透析促进钾的排泄,清除体内钾离子。袢利尿剂促进肾脏排泄钾离子、降低血钾水平,但也促进了钠、钙等离子的排泄,可导致水、电解质紊乱。阳离子交换树脂通过在结肠中钠或钙离子与钾离子的交换,减少钾离子吸收,促进其从粪便中排出。目前临床上常用的有聚苯乙烯磺酸钠、聚苯乙烯磺酸钙,但该类药物易引起便秘,并有肠梗阻、肠穿孔的风险。

(4)透析治疗是处理严重高钾血症,尤其是终末期肾脏病(ESRD)已有血管通路患者的首选方案。血流动力学不稳定的患者,可选择连续肾脏替代疗法。对于无血管通路的患者,急诊透析前的准备流程繁琐且耗时,限制了其在非透析患者中的应用。

(二)慢性高钾血症的长期管理

CKD患者在急性高钾血症治疗稳定后,或因CKD和(或)使用RAAS抑制剂而出现的血钾慢性、轻度(≤5.5mmoL/L)或中度(5.5~5.9mmoL/L)升高者,应采取措施降低血钾,预防高钾血症的复发,尤其是中/晚期CKD(包括血液透析)和老年(60岁及以上)患者。

管理手段主要如下。

(1)识别及纠正慢性高钾血症反复发作的诱因。减量或停用可升高血钾的药物(如RAAS抑制剂、醛固酮受体拮抗剂、非选择性β受体阻滞剂等),避免或停用其他减少钾离子排泄的药物(如非甾体抗炎药)。

(2)饮食控制,减少钾摄入。低钾饮食是目前高钾血症长期管理的手段之一,得到多项指南的推荐。但是,钾存在于多种食物中,患者对低钾饮食的依从性差异较大。此外,低钾饮食缺乏膳食纤维,患者更容易出现便秘等症状,有可能加重患者心血管事件的发生和全因死亡的风险。

(3)药物干预,促进钾离子从肾脏和肠道排出。袢利尿剂和噻嗪类利尿剂可增加尿钾排泄,目前没有证据支持使用聚苯乙烯磺酸钠、聚苯乙烯磺酸钙等阳离子交换树脂用于慢性高钾血症的长期治疗。

(三)急救流程

急性高钾血症是一种常见的医学急症,需要紧急处理。高钾血症急救流程如图6-2-1所示。

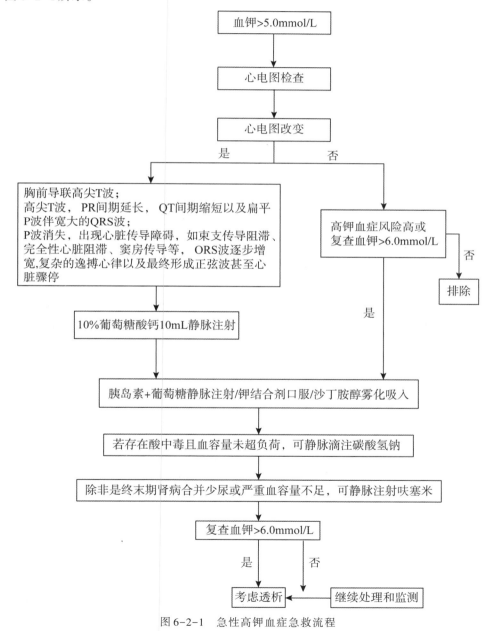

图6-2-1　急性高钾血症急救流程

四、思维拓展

(一)前沿文献

高钾血症是一种电解质失衡,会损害肌肉功能和心肌兴奋性,并可能导致致命的心律失常和心源性猝死。据估计,全球高钾血症的患病率为6%~7%,亚洲为7%~10%。高钾血症经常影响慢性肾病、心力衰竭和糖尿病患者,特别是接受肾素-血管紧张素-醛固酮系统(RAAS)抑制剂治疗的患者。高钾血症和中断RAAS抑制剂治疗都与心血管事件、住院和死亡风险增加相关,凸显了高危患者的临床困境。合并危险因素的高钾血症患者可能反复出现高血钾,应积极治疗合并症以达到预防效果,同时也需要长期管理,因此预防高钾血症的发生尤为重要。

传统意义上的高钾血症预防,既要减少钾的摄入,又要注意某些常用药物在发挥疗效的同时有引起高钾血症的风险,尤其是对具有高钾血症危险因素的患者。例如肾素-血管紧张素-醛固酮系统抑制剂(renin aniotension aldosterone systeminhibitors,RAASi)对改善心血管疾病和肾脏疾病患者的预后具有重要意义,但其引起的不良反应会使16%~18%的高钾血症患者被迫停药,这部分停药患者因基础疾病导致的死亡率较继续用药者高出3倍。目前,国内外多项指南和研究建议使用RAASi的患者在长期口服降钾药物控制血钾稳定的情况下应足量合理使用RAASi,不应贸然停药。

对于合并危险因素的患者,预防慢性高钾血症的重要手段有减少钾的摄入,减少食用富钾食物,比如水果、蔬菜、肉类、乳制品、豆类等。多个研究推荐成年人和肾小球滤过率(estimated glomemlar filtration rate, eGFR)在30~60mL/(min·1.73m^2)的CKD患者每天钾摄入量应<4700mg,慢性肾衰竭患者[eGFR<30mL/(min·1.73m^2)或蛋白尿>0.3g/24h]每天钾摄入量<3000mg。虽然富钾食物摄入被认为是CKD患者发生高钾血症的重要因素,但是影响血钾的因素众多,近年来越来越多的研究表明膳食钾与血钾之间的相关性较弱,而且常见食物中普遍含钾,严格执行低钾饮食可能导致多种营养成分和膳食纤维摄入不足。因此建议在预防高钾血症的时候不应过分限制多样食物摄入,可以长期口服降钾药物来维持血钾稳定。而对于有创伤的患者,为了避免急性高钾血症应尽可能地清除体内积血或坏死组织,以防细胞破裂释放钾离子入血,同时应避免使用含钾高的库存血。

肌肉系统作为钾离子储存库在钾稳态中同样发挥了作用。适度的运动可以增加肌肉中钠钾泵的活性,从而促进钾离子由细胞外转移到细胞内,还可以通过改善胰岛素抵抗来降低血钾。

随着环硅酸锆钠(SZC)、帕替罗姆(Patiromer)等新型口服降钾药物的出现,患者有了更多更好的选择,让高钾血症的长期管理成为可能。SZC是新一代口服降钾药物,为高度选择性的无机阳离子交换剂,美国食品药品监督管理局(FDA)于

2018年批准其用于治疗高钾血症,中国国家药品监督管理局于2019年底批准其在我国上市。SZC是一种无机晶体化合物,可模仿生理钾通道作用捕获钾离子,其捕获钾离子的能力是钙离子或镁离子的25倍以上。与单纯应用葡萄糖和胰岛素相比,联合应用SZC能够提高高钾血症救治疗效,且耐受性良好。SZC安全性较好,常见的不良反应有水肿、低钾血症、便秘、腹泻,此外鼻咽炎和上呼吸道感染也有报道,可通过减少剂量或停用来处理低钾血症。帕替罗姆是一种不可吸收的人工合成聚合物,美国FDA于2015年批准帕替罗姆用于治疗高钾血症,我国尚未上市。与传统降钾树脂不同,该药通过胃肠道(主要在结肠)置换钙离子结合钾离子,从而降低钾离子浓度。常见的不良反应有低镁血症、便秘、腹泻、恶心、腹部不适及胃肠胀气等。

（二）最佳证据赏析

为了优化亚太地区高钾血症患者的护理,亚太地区多学科专家小组于2024年审查已发表的文献,分享临床经验,并最终制定了一套共识声明,共形成25条推荐意见,分别为如下所示。

推荐建议1:CKD、心力衰竭和糖尿病是高钾血症的重要风险因素。

推荐建议2:常见药物可能增加高钾血症风险,包括RAAS抑制剂、保钾利尿剂、非甾体抗炎药(NSAIDs)、β受体阻滞剂和甲氧苄啶。

推荐建议3:高钾血症是限制CKD、心力衰竭或糖尿病患者RAAS抑制剂剂量的主要因素。

推荐建议4:因治疗高钾血症导致的RAAS抑制剂使用中断,与不良心肾结局、疾病进展和死亡率增加有关。

推荐建议5:CKD、心力衰竭或糖尿病患者出现轻中度高钾血症,进行疾病管理时,应尽可能继续使用RAAS抑制剂以获得心、肾益处。(注:轻、中和重度高钾血症分别为5.0～5.4、5.5～5.9和≥6mmol/L)

推荐建议6:在起始和上调RAAS抑制剂治疗后,应在1～2周内检测糖尿病、CKD或心力衰竭高危患者的血清钾水平。

推荐建议7:在接受RAAS抑制剂治疗的高危患者中,应定期监测血钾水平。

推荐建议8:对于有多种风险因素的患者,应考虑更频繁的监测,例如基线时存在轻度高钾血症、同时使用可能升钾的药物以及接受间歇性血液透析治疗的患者。

推荐建议9:在降低或停用RAAS抑制剂之前,应考虑替代预防措施。

推荐建议10:饮食调整(例如低钾饮食)可以作为预防高危患者高钾血症的非药物预防措施。

推荐建议11:如出现显著的代谢性酸中毒,应予以干预,以降低高钾血症风险。

推荐建议12:经批准的口服钾结合剂可作为有RAAS抑制剂诱导的高钾血症病史的患者的有效预防措施。

推荐建议13:在开始治疗前应排除假性高钾血症。

推荐建议14:急性高钾血症的治疗以严重程度(血清钾水平)和心电图(ECG)变化为指导。

推荐建议15:急性高钾血症的治疗应采用一种循序渐进的方法,包括心膜稳定、钾再分配和钾的消除。

推荐建议16:静脉钙治疗仅适用于有明显ECG改变的高钾血症患者。

推荐建议17:除了血流动力学不稳定或心搏骤停的患者外,葡萄糖酸钙优于氯化钙。

推荐建议18:静脉注射胰岛素/葡萄糖是将血清钾转移到细胞内的有效方法。

推荐建议19:高钾血症合并代谢性酸中毒患者可考虑静脉加用碳酸氢钠。

推荐建议20:对低血糖高危患者,可考虑加用雾化吸入沙丁胺醇进行钾的再分配。

推荐建议21:不建议常规使用聚苯乙烯磺酸钠(SPS)来管理高钾血症,尤其是当治疗持续时间较长时。(注:SPS具有潜在危害,且疗效不佳)

推荐建议22:新型口服钾结合剂可以作为急性高钾血症的有效治疗方法。

推荐建议23:可以考虑加用髓袢或噻嗪类利尿剂以促进高钾血症患者的钾排泄。

推荐建议24:对于严重高钾血症患者(特别是5期CKD患者)或药物治疗难治性患者,可以考虑行血液透析来消除血钾。

推荐建议25:对于急性高钾血症患者,应在给予降钾治疗2～4h后重新评估血清钾水平。

参考文献

[1]姜娜,孙林.2017年ADQI急性肾脏病和肾脏恢复的专家共识解读[J].中华肾病研究电子杂志,2017,6(6):278-281.

[2]张辉,潘斌斌,万辛.急性肾损伤转化为慢性肾脏病的机制[J].中华老年医学杂志,2023,42(2):234-238.

[3]杨莹,蒋臻,唐郭,等.百草枯中毒患者急性肾损伤风险预测[J].中华急诊医学杂志,2023,32(3):332-338.

[4]陈惠红,陈丽云,洪月芬,等.三径路延续护理在肾病综合征伴急性肾损伤腹膜透析患者中的应用[J].国际护理学杂志,2019,38(11):1722-1725.

[5]国家慢性肾病临床医学研究中心,中国医师协会肾脏内科医师分会,中国急性肾损伤临床实践指南专家组.中国急性肾损伤临床实践指南.中华医学杂志,

2023,103(42):3332-3366.

[6]梅长林,陈晓农,郝传明,等.慢性肾脏病高钾血症风险评估及管理专家建议（2020版）[J].中华医学杂志,2020,100(44):3489-3493.

[7]刘东伟,王奕雪,刘章锁.慢性肾脏病患者高钾血症的防与治[J].中华医学杂志,2021,101(42):3443-3446.

[8]罗晓玲,许晶,薛澄,等.慢性肾脏病高钾血症风险评估模型的验证[J].中华医学杂志,2021,101(42):3490-3494.

[9]梅长林,陈晓农,郝传明,等.慢性肾脏病高钾血症风险评估模型的建立[J].中华医学杂志,2020,100(44):3498-3503.

[10]曲巍,徐天华,田滨瑶,等.慢性肾脏病高钾血症的风险因素及管理[J].中华医学杂志,2021,101(34):2733-2736.

[11]梁璐璐,梁艳,刘东伟,等.基于临床诊断的急性肾损伤进展为急性肾脏病的危险因素分析[J].中华肾脏病杂志,2019,35(12):922-928.

[12]中华医学会肾脏病学分会专家组.中国慢性肾脏病患者血钾管理实践专家共识[J].中华肾脏病杂志,2020,36(10):781-792.

[13]陈晓农,高琛妮.慢性肾脏病患者高钾血症的诊治[J].肾脏病与透析肾移植杂志,2022,31(1):52-53.

[14]韩飞,项世龙.慢性肾脏病患者高钾血症的管理[J].肾脏病与透析肾移植杂志,2022,31(1):56-57.

[15]Shaikhouni S, Yessayan L. Management of acute kidney injury/renal replacement therapy in the intensive care unit[J]. Surg Clin North Am, 2022, 102(1): 181-198.

[16]Zhu Z, Hu J, Chen Z, et al. Transition of acute kidney injury to chronic kidney disease: role of metabolic reprogramming[J]. Metabolism, 2022, 131: 155194.

[17]Bakris G L, Woods S D, Alvarez P J, et al. Hyperkalemia management in older adults with diabetic kidney disease receiving renin-angiotensin-aldosterone system inhibitors: A post hoc analysis of the AMETHYST-DN clinical trial[J]. Kidney Med, 2021, 3(3): 360-367.

[18]Desai N R, Alvarez P J, Golestaneh L, et al. Healthcare utilization and expenditures associated with hyperkalemia management: a retrospective study of Medicare Advantage patients[J]. J Med Econ, 2021, 24(1): 1025-1036.

[19]Rafique Z, Peacock F, Armstead T, et al. Hyperkalemia management in the emergency department: An expert panel consensus[J]. J Am Coll Emerg Physicians Open, 2021, 2(5): e12572.

[20]Jury D, Shaw A D. Utility of bedside ultrasound derived hepatic and renal parenchymal flow patterns to guide management of acute kidney injury[J]. Curr Opin

Crit Care, 2021, 27(6): 587-592.

[21] Wen Y, Parikh C R. Current concepts and advances in biomarkers of acute kidney injury[J]. Crit Rev Clin Lab Sci, 2021, 58(5): 354-368.

[22] Tseng P Y, Chen Y T, Wang C H, et al. Prediction of the development of acute kidney injury following cardiac surgery by machine learning[J]. Crit Care, 2020, 24 (1): 478.

[23] Carvalho P, Veiga T, Lacerda H, et al. Safety and efficacy of new potassium binders on hyperkalemia management in patients with heart failure: a systematic review and meta-analysis of randomized controlled trials[J]. Clin Res Cardiol, 2023, 112(7): 991-1002.

[24] Moore P K, Hsu R K, Liu K D. Management of Acute Kidney Injury: Core Curriculum 2018[J]. Am J Kidney Dis, 2018, 72(1): 136-148.

[25] Yap D Y H, Ma R C W, Wong E C K, et al. Consensus statement on the management of hyperkalaemia—An Asia-Pacific perspective[J]. Nephrology, 2024, 29(6): 311-324.

第七章
内分泌系统急症

第一节　糖尿病酮症酸中毒

一、案例导入

患者,女性,43岁,因"乏力纳差伴恶心呕吐3d余"就诊。患者神志清,消瘦貌,全身皮肤干燥,眼球下陷,呼吸稍促,可闻及烂苹果味。自诉感头晕,无头痛,感全身乏力、口干、纳差,恶心、呕吐数次,为胃内容物。听诊双肺呼吸音粗,未闻及明显啰音。腹软,无腹泻腹胀,四肢肢端微凉。由家属送至急诊就诊,既往有糖尿病、高血压病史,自行停用胰岛素2周余,未监测血糖。

二、预检分诊思维

结合SOAP分诊流程进行预检分诊。

（一）S（subjective,主观感受）

头晕、乏力纳差、口干、恶心、呕吐。

（二）O（objective,客观现象）

1.紧急评估

预检分诊护士接诊该患者,启动分诊流程,立即进行紧急评估。

A（airway,气道）:气道通畅,无异物梗阻。

B（breath,呼吸）:呼吸频率稍促、深度无明显异常。

C（circulation,循环）:全身皮肤干燥,眼球下陷,四肢肢端微凉。

S（consciousness,意识状态）:神志清,精神软,乏力纳差、对答切题。

2.测量生命体征及完成快速监测

体温36.8℃;脉搏116次/min;呼吸频率25次/min;血压112/72mmHg;SpO_2 96%。患者无明显疼痛,NRS评分0分。

测指尖血糖（POCT）：Himmol/L。

3.身体评估

该患者主诉感头晕无头痛，全身乏力，恶心呕吐数次胃内容物，口干纳差，无腹泻腹胀，四肢肢端微凉。

（三）A（assessment，分析与估计）

根据患者消瘦貌，全身皮肤干燥、主诉乏力、纳差、口干，恶心呕吐，自行停用胰岛素2周余，结合测指尖血糖（POCT）：Himmol/L，考虑为糖尿病酮症酸中毒（DKA）和糖尿病高渗状态（HHS），需要进一步化验血气分析、血酮体（β-羟基丁酸）、尿酮体、血浆渗透压，行胸片和心电图、头颅CT检查，以明确诊断。

思维链接

糖尿病酮症酸中毒和糖尿病高渗状态的鉴别

DKA的诊断应基于以下3个标准。

（1）高血糖：血糖值大于13.9mmol/L（250mg/dL），或等于或高于11.1mmol/L（200mg/dL），或无论血糖值如何，之前都有糖尿病病史。

（2）酮体升高：血液中酮体水平升高。

（3）代谢性酸中毒：血液pH降低和/或血清碳酸氢盐水平下降。

要确诊DKA，上述三个组成部分必须全部存在。约10%的DKA患者的血糖在正常范围，即在有酮症和代谢性酸中毒标准的情况下，血浆葡萄糖水平低于11.1mmol/L（200mg/dL）。正常血糖的DKA可能由多种因素引起，包括外源性胰岛素注射、食物摄入减少、妊娠或因饮酒、肝功能衰竭等。

DKA的诊断关键是循环总酮体浓度的升高。酮症的评估可以通过尿液或血清中的亚硝酰氰化物反应半定量进行，或通过直接测量血液中的β-羟丁酸进行定量。

HHS的诊断应基于显著的高血糖和高渗透压，没有严重的酮症和代谢性酸中毒。所有4个组成部分必须全部存在以确诊HHS。

DKA和HHS均可能表现为多尿、多饮、体重减轻、呕吐、脱水和认知状态改变。DKA中的代谢性酸中毒表现为库斯莫呼吸（库斯莫呼吸是与严重的代谢性酸中毒有关的深而费力的呼吸模式），而HHS患者通常不会出现恶心、呕吐和腹痛。两者具体区别如表7-1-1所示。

表7-1-1　DKA和HSS的临床标表现

DKA	HHS
在数小时至数天内发生	在几天到一周内发生
通常清醒	常见认知状态改变
多尿、多饮、消瘦、脱水	
恶心、呕吐、腹痛	常与其他急性疾病同时出现
库斯莫呼吸	—
1/3的高血糖急症有混合DKA/HHS表现	

（四）P（plan，计划）

1.依据《急诊预检分级分诊标准》

指标维度:高风险/潜在危险情况。

分诊标准:有糖尿病酮症酸中毒表现,但不符合Ⅰ级标准。

分诊科室:急诊内科。

分诊级别:Ⅱ级。

分诊去向:抢救室。

响应时间:＜10min。

2.依据《急诊检伤急迫度分级量表（TTAS）》

分类名称:内分泌系统。

主诉判断依据:血糖＞18mmol/L伴随恶心呕吐等症状。

分诊科室:急诊内科。

分诊级别:Ⅱ级。

分诊去向:抢救室。

响应时间:＜10min。

三、急救护理思维

（一）病情评估与思维

1.初级评估

抢救室护士接诊该患者,启动糖尿病酮症酸中毒救治流程,立即进行 ABCDE 初级评估。

A（airway，气道）:患者神志清,能对答,气道通畅,恶心呕吐后无口腔呕吐物、食物梗阻,无高级气道建立指征。

B（breath，呼吸）:呼吸频率22～27次/min,SpO$_2$ 96%～98%,无胸闷气促。

C（circulation，循环）:连接心电监护仪,显示窦性心律,心率110～125次/min,

监测血压,收缩压波动范围90～120mmHg,舒张压波动范围62～80mmHg。全身皮肤干燥,眼球下陷,四肢肢端微凉。

D(disability,神经系统):神志清醒,双侧瞳孔等大、等圆,直径3mm,对光反应灵敏;无双眼凝视,口齿清晰,感头晕,无头痛及视物旋转;无肢体麻木,四肢肌力肌张力正常。

E(expose/environmental,暴露与环境):患者分诊后安置于抢救室床位,解开衣物进行体格检查,查找有无明显的创伤迹象、出血、烧伤、非正常印迹或医疗信息修饰,重点查看头颅有无外伤,查体时注意保暖和保护隐私。

2.再次评估

抢救室护士完善ABCDE初级评估后得出该患者心率快,呼吸快,脱水症状,考虑由高血糖引起,予紧急处理后,进行再次评估;主要是针对性病史的采集和寻找可逆性病因并治疗的过程。通过询问患者/家属或相关人员,获得患者的针对性病史等资料,从中寻找可能的原因并处理;采用SAMPLE病史采集方法,具体内容如下。

S(signs and symptoms,症状与体征):患者神志清,消瘦貌,全身皮肤干燥,眼球下陷,呼吸稍促,可闻及烂苹果味。头晕及全身乏力、口干、纳差、恶心、呕吐,听诊双肺呼吸音粗,未闻及明显啰音,腹软,无腹痛腹胀,四肢肢端微凉。

A(allergy,过敏史):无药物过敏史。

M(medications,用药情况):盐酸氨氯地平片(1片,qd)。停门冬胰岛素注射液早16U,晚12U,皮下注射,2周余。

P(past medical history,既往史):高血压、糖尿病2年,停用胰岛素2周余,未监测血糖。

L(last meal,末次进餐时间):晚餐17:30。

E(events,疾病相关事件):3d前发病。

3.相关检查结果

血气分析示:pH 7.072,$PaCO_2$ 11.7mmHg,PaO_2 126.3mmHg,HCO_3^- <3.3mmol/L,乳酸3.03mmol/L。渗透压294mOsm/kg,Na^+ 136mmol/L,K^+ 5.41mmol/L,Cl^- 103.7mmol/L。血酮体7.76mmol/L,血常规白细胞计数$17.8×10^9$/L,中性粒细胞绝对数$15.81×10^9$/L,C反应蛋白17.3.0;血小板计数$404×10^9$/L,血凝分析、生化等检查结果无明显异常;12导联心电图示:窦性心律,正常心电图。头颅CT示:未见明显异常。

4.病情诊断

根据采集的相关病史和检查结果,该患者诊断为重症糖尿病酮症酸中毒。

糖尿病酮症酸中毒（DKA）

糖尿病酮症酸中毒（DKA）是糖尿病急性并发症之一，是需要快速诊断和及时治疗的一种疾病，主要表现为高血糖、高血酮、代谢性酸中毒。由于患者体内胰岛素绝对不足或相对缺乏和升糖激素分泌增多引起代谢紊乱，患者起病数天可出现三多一少症状（多饮、多尿、多食和体重减少）加剧，再者可出现恶心呕吐、食欲减退、呼吸深快（可闻及烂苹果味）、严重缺水、昏迷等相关症状。DKA的严重程度根据代谢性酸中毒的程度和意识状态的改变，被分类为轻度、中度或重度，具体分级如表7-1-2所示。

表7-1-2 DKA临床表现

DKA分级程度	轻度	中度	重度
血糖（mmol/L）	＞13.9	＞13.9	＞13.9
动脉血pH	7.25～7.30	≥7.00且＜7.25	＜7.00
血清HCO3⁻（mmol/L）	15～18	≥10且＜15	＜10
尿酮	阳性	阳性	阳性
β-羟基丁酸（mmol/L）	3.0～6.0	3.0～6.0	＞6.0
血浆渗透压（mOsm/kg）	不定，常＜320	不定，常＜320	不定，常＜320
意识状态	清醒	清醒/嗜睡	昏迷

（二）急救实践

依据《急诊预检分级分诊标准》或《急诊检伤急迫度分级量表（TTAS）》中主诉判断依据进行准确分诊。该患者分诊科室：急诊内科，启动糖尿病酮症酸中毒流程；分诊级别：Ⅱ级；分诊去向：抢救室。针对该患者，具体急救实践如下。

1.立即对患者进行评估

对于有糖尿病病史的患者，在使用降糖药物期间，更改或自行停用后出现乏力纳差、恶心、呕吐、三多一少、心率加快、脱水等症状，需警惕是否出现血糖异常而引起的相关症状，应立即进行指尖血糖的测定。在接诊3min内迅速对患者病情进行评估，将患者分诊至急诊抢救室，应启动院内快速救治通道（如图7-1-1所示）使患者在最短时间内得到救治。

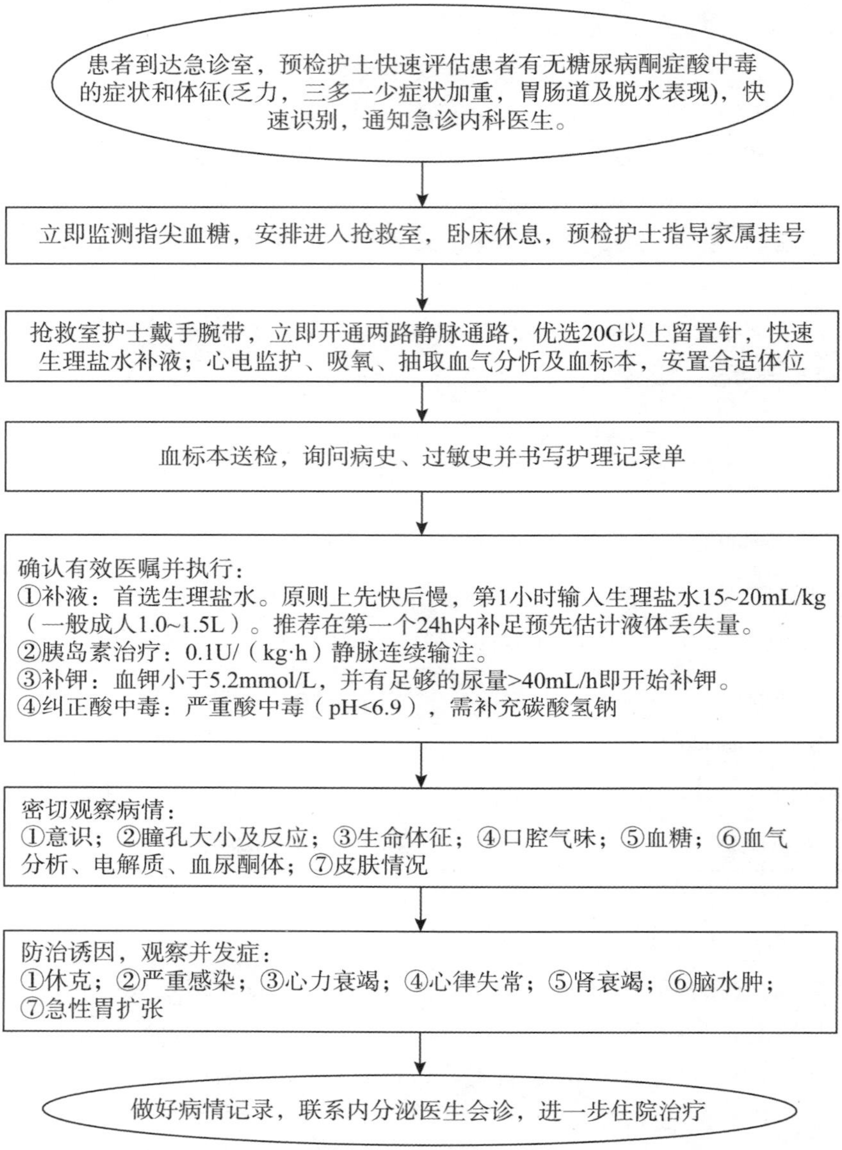

患者到达急诊室，预检护士快速评估患者有无糖尿病酮症酸中毒的症状和体征(乏力，三多一少症状加重，胃肠道及脱水表现)，快速识别，通知急诊内科医生。

立即监测指尖血糖，安排进入抢救室，卧床休息，预检护士指导家属挂号

抢救室护士戴手腕带，立即开通两路静脉通路，优选20G以上留置针，快速生理盐水补液；心电监护、吸氧、抽取血气分析及血标本，安置合适体位

血标本送检，询问病史、过敏史并书写护理记录单

确认有效医嘱并执行：
①补液：首选生理盐水。原则上先快后慢，第1小时输入生理盐水15~20mL/kg（一般成人1.0~1.5L）。推荐在第一个24h内补足预先估计液体丢失量。
②胰岛素治疗：0.1U/（kg·h）静脉连续输注。
③补钾：血钾小于5.2mmol/L，并有足够的尿量>40mL/h即开始补钾。
④纠正酸中毒：严重酸中毒（pH<6.9），需补充碳酸氢钠

密切观察病情：
①意识；②瞳孔大小及反应；③生命体征；④口腔气味；⑤血糖；⑥血气分析、电解质、血尿酮体；⑦皮肤情况

防治诱因，观察并发症：
①休克；②严重感染；③心力衰竭；④心律失常；⑤肾衰竭；⑥脑水肿；⑦急性胃扩张

做好病情记录，联系内分泌医生会诊，进一步住院治疗

图7-1-1　糖尿病酮症酸中毒护理急救流程

2.立即启动急诊团队救治

抢救室护士实施"IMO"护理措施,静脉通路（intravenous,I）:建立两条浅静脉置管通路,首选双上肢的粗直静脉,遵医嘱给生理盐水快速静滴,小剂量0.1U/（kg·h）胰岛素加入生理盐水持续微泵泵入;及时采集血标本,将血标本装入含有"急"字样的专用袋快速送检,以利于优先识别,加快救治速度,提高救治效率;执行化验医嘱。心电监护（monitoring,M）:予多功能心电监护;在明确诊断为酮症酸中毒后,对患者体温、呼吸、血压、心率、心律、末梢血糖等进行密切监测,以确保用药安全;与

患者及家属进行良好沟通,给予心理干预。氧气吸入(oxygen,O):患者SpO_2>94%,无须给氧,对于呼吸急促,为防止体内二氧化碳排出过多,神志清的患者应佩戴口罩,嘱患者深呼吸,减缓呼吸频率。

3.执行有效医嘱及病情观察

(1)补液:首选0.9%生理盐水,第1个小时以输入1000~1500mL[10~20mL/(kg·h)],补液速度先快后慢,先盐后糖。之后的补液速度按照脱水程度、电解质情况进行调整,一般24h内输注量4000~6000mL,对心、肾功能不全者减慢输液速度,及时评估病情,防止补液过多。

(2)胰岛素治疗:胰岛素应用过程中须每1~2h监测血糖变化,以血糖每小时下降2.8~4.2mmol/L为宜;血糖下降至13.9mmol/L时,说明DKA得到纠正。血糖下降至11.1mmol/L时,将生理盐水换予5%葡萄糖溶液+胰岛素,改胰岛素输入量0.02~0.05U/(kg·h),直至酮体、血糖得到控制。

(3)纠正电解质紊乱:尿量正常且尿量≥40mL/h,血钾<5.2mmol/L,给予静脉补钾;维持血钾4~5mmol/L;严重低钾患者,血钾<3.3mmol/L,需暂停使用胰岛素,使血钾维持至3.3mmol/L以上,再行胰岛素治疗。

(4)纠正酸中毒:当pH<6.9时,可考虑碳酸氢钠静脉输入应用,动态监测血气分析。

(5)病情监测:密切监测患者意识状态、瞳孔、血压、SpO_2、呼吸深浅及气味、消化道症状、视力有无模糊、皮肤黏膜状况、脱水表现及尿量等变化,保持生命体征平稳;注意血糖、血酮、血气分析、电解质等变化,并观察患者DKA症状有无改善。DKA纠正缓解指标:血糖<11.1mmol/L,血酮<0.3mmol/L,血清HCO_3^-≥15mmol/L,血pH>7.3,阴离子隙≤12mmol/L。

思维链接

DKA的胰岛素治疗

(1)胰岛素治疗的重要性:胰岛素治疗是DKA管理的基石,应在诊断后尽快开始。

(2)静脉胰岛素输注:首选方法是通过持续静脉输注给予短效胰岛素。根据病情严重程度和可用设施,可以使用固定速率的静脉胰岛素输注,起始剂量为0.1U/kg/h,或者根据护士驱动的胰岛素输注协议进行调整。

(3)胰岛素剂量调整:成人治疗方案建议,如果预计会延迟获得静脉通路,则应首先给予胰岛素冲击剂量(0.1U/kg),然后是固定速率的静脉胰岛素输注。一旦血糖降至13.9mmol/L(250mg/dL)以下,应将5%~10%的葡萄糖添加到0.9%的生理盐水中,并降低胰岛素输注速率至0.05U/kg/h,调整以维持血糖水平在大约11.1mmol/L(200mg/dL),并持续直到酮症酸中毒解决。

(4)入院前已使用胰岛素患者的治疗:对于入院前已使用基础或基础-波峰胰岛素治疗的患者,可以继续使用常规剂量并根据需要调整。对于新诊断的患者,在

DKA解决后应开始使用基础和餐前快速作用胰岛素类似物的多剂量胰岛素方案。

（5）基础胰岛素的并用：尽管许多临床医生提倡在固定速率的静脉胰岛素输注期间使用基础胰岛素，但也有些医生因低血糖或低钾血症的风险而避免使用。一些研究报告称，在胰岛素输注期间联合使用低剂量（0.15～0.3U/kg）的基础胰岛素可以缩短DKA解决时间、胰岛素输注持续时间和住院时间，并且可以防止反弹性高血糖，且不增加低血糖的风险。

（6）轻度或中度DKA的胰岛素治疗：无并发症的轻度或中度DKA患者可以采用皮下快速作用胰岛素类似物治疗。随机研究和元分析报告称，每1～2小时给予皮下快速作用胰岛素类似物是轻度或中度DKA患者短效胰岛素静脉输注的有效替代方案。

（7）HHS中的胰岛素治疗：在HHS（高血糖高渗状态）中，如果患者已经在接受基础胰岛素治疗，应继续使用常规剂量并根据需要调整。如果没有酮症、轻度或中度酮症酸中毒且没有酸中毒，应开始固定速率的静脉胰岛素输注，速率为0.05 U/kg/h。如果存在显著的酮症酸中毒，代表混合型DKA/HHS，则应开始固定速率的静脉胰岛素输注，速率为0.1U/kg/h。

4.分析糖尿病酮症酸中毒诱因

根据患者的病史，询问患者有无发热、感染、胰岛素药物的减量及中断、过量饮食、胃肠道疾病、创伤、手术、精神刺激、酗酒，以及某些药物应用（糖皮质激素）情况。

5.并发症的观察

（1）休克：经快速补充血容量后休克症状仍无法纠正的，应仔细检查并查明原因，给予相应处理。

（2）严重感染：本症常见诱因，亦可继发于DKA。

（3）心力衰竭、心律失常：年老体弱或合并心、肾功能不全者，切忌补液过多，导致心功能衰竭和急性肺水肿。应根据血压、心率、中心静脉压、尿量等调节补液量及速度。高、低钾血症可引起严重心律失常，应密切观察心率、心律、心电图的变化，如有异常及时处理。

（4）肾功能衰竭：DKA主要的死亡原因之一。在治疗过程中应重点关注尿量、颜色变化。

（5）脑水肿：主要与脑缺氧、补液不当、血糖下降过快等有关。当患者出现意识改变、烦躁不安、呕吐、血压上升、心率减慢、大小便失禁时，应警惕脑水肿发生。遵医嘱予地塞米松、呋塞米应用，慎用甘露醇。

（6）急性胃扩张：及时清除胃内残留物，预防吸入性肺炎。

（三）急救流程

在识别急诊患者出现疑似糖尿病酮症酸中毒的症状和体征时，立即监测指尖血糖,启动糖尿病酮症酸中毒急救流程,严格执行急救流程中的各项职责、评估、措施,每个环节紧密相扣,为糖尿病酮症酸中毒患者争取最佳治疗时机。具体急救流程如图7-1-2所示。

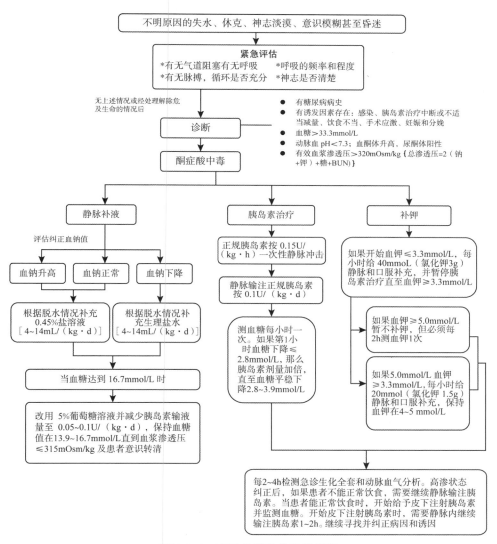

图 7-1-2　DKA护理急救思维流程

四、思维拓展

(一)前沿文献

糖尿病酮症酸中毒(DKA)和高血糖高渗状态(HHS)是1型糖尿病和2型糖尿病患者最严重、最急性且威胁生命的高血糖紧急情况。全球报告清楚地显示,2013—2023年,DKA和HHS的住院人数有所增加,最近的数据显示,DKA住院率特别是 45 岁以下成人的人数增加了 55%。DKA 的特征是高血糖、血液和/或尿液中酮体浓度增加和代谢性酸中毒的三联症,而 HHS 的特征是在没有显著酮症或酸中毒的情况下出现严重的高血糖、高渗透压和脱水。DKA 中的代谢紊乱源于绝对或相对胰岛素缺乏(水平不足以抑制糖异生和酮体产生),以及反调节激素(胰高血糖素、肾上腺素、去甲肾上腺素、皮质醇和生长激素)的升高。在 HHS 中,有残留的胰岛素分泌量,可以最小化酮症,但不能控制高血糖。DKA 和 HHS 可以发生在任何年龄的 1 型糖尿病、2 型糖尿病或任何其他类型糖尿病患者中。DKA 更常见于 1 型糖尿病的年轻患者,而 HHS 更频繁地报告在 2 型糖尿病的老年患者中。尽管任何急性疾病或生理压力都可能诱发 DKA 和 HHS,但最常见的原因是感染,特别是尿路感染和肺炎,以及遗漏胰岛素治疗。

通常,DKA 或高血糖危象后的全因再入院率在 10%～20%,其中 40%～65% 的再入院是因为复发性高血糖危象(其余的是因为其他原因,偶尔是因为严重的低血糖),大多数发生在前一次 DKA 事件出院后的 2 周内。最近估计报告显示,在医院住院期间,1 型糖尿病的 DKA 患者院内死亡率为 0.20%,2 型糖尿病为 1.04%。2 型糖尿病患者因 HHS 住院的院内死亡率从 2008 年的 1.44% 下降到 2018 年的 0.77%。在亚洲国家,DKA 住院的院内死亡率报告约为 3.3%～5.7%。

在全球范围内,感染是 DKA 最常见的诱发因素,占 14%～58% 的病例。其他可能诱发 DKA 的急性疾病包括中风、饮酒和药物使用、胰腺炎、肺栓塞、心肌梗死和外伤。胰岛素治疗的缺失是 DKA 的一个主要病因,尤其是生活在社会经济贫困地区的 1 型糖尿病成人患者,一项研究评估了来自不同种族和少数民族背景的城市患者中与 DKA 复发相关的临床、社会经济和心理因素,发现停止胰岛素治疗占所有 DKA 入院人数的 66% 以上。多项研究表明,低收入、地区贫困、住房不安全、缺乏医疗保险或医疗保险不足导致 DKA 和 HHS 的风险增加,约 40% 的高血糖危象发生在低收入和医疗服务不足的人群中。粮食不安全还与 2 型糖尿病青年和年轻人的 DKA 发病率增加三倍有关。

胰岛素泵治疗对 DKA 的风险结果不一。一些研究表明,胰岛素泵使用者的血糖目标可提高,DKA 和重度低血糖的风险降低。然而,其他研究表明,胰岛素泵在 1 型糖尿病患者中 DKA 的发生率更高。在出现 DKA 的泵使用者中,最常见的诱发因素是管理错误和潜在感染。

某些药物类别可影响碳水化合物代谢,并诱发 DKA 和 HHS。糖皮质激素可能通过抑制胰岛素作用而诱发急性和持续性高血糖。抗精神病药物也可能增加 DKA 的发生风险,但确切机制尚不确定。在接受检查点抑制剂治疗的患者中,约 1%～2% 发生新发自身免疫性糖尿病,其特征是高血糖快速发作,内源性胰岛素缺乏进展迅速,如果未及时发现并及时进行胰岛素治疗,则发生 DKA 或重度高血糖的风险很高。最近一项系统评价纳入了 278 例检查点抑制剂相关自身免疫性糖尿病患者,结果显示,69.7%的患者在诊断时存在DKA,其余患者为高血糖而无酸中毒。

近年来,钠-葡萄糖共转运蛋白2(SGLT2)抑制剂被发现增加了DKA的风险,其最常见于1型糖尿病的使用,但也见于2型糖尿病。在2019新型冠状病毒感染(COVID-19)大流行期间,DKA和HHS的发病率据报道有所增加。在成人1型糖尿病和胰岛素缺乏型糖尿病患者中,使用SGLT2抑制剂也会增加DKA的发生风险。SGLT2抑制剂相关性DKA发生在大约4%的1型糖尿病患者中;其风险可能比未接受SGLT2抑制剂治疗的1型糖尿病患者高5~17倍。相比之下,观察性研究和随机对照试验显示,DKA在接受SGLT2抑制剂治疗的2型糖尿病患者中并不常见,估计发生率为(0.6~4.9)/1000患者每年。

因此,早期诊断和管理DKA和HHS对于改善结果至关重要。通过合理的补液、胰岛素治疗、电解质补充和潜在诱发疾病的治疗可大大降低DKA的死亡率。

(二)最佳证据赏析

美国糖尿病学会制定了并发布了《2024共识报告:成人糖尿病患者高血糖危象》,这份共识报告的目标是提供关于成人DKA和HHS的流行病学、病理生理学、临床表现,以及诊断、治疗和预防方面的最新知识,具体内容如图7-1-3、图7-1-4和表7-1-3所示。

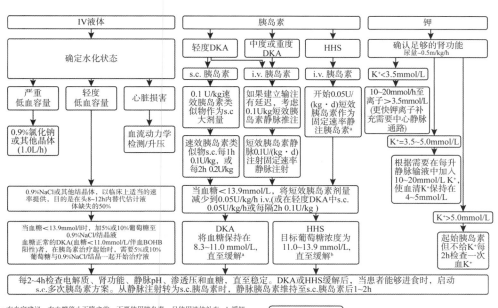

图 7-1-3　DKA 和 HHS 的治疗路径

表7-1-3　补液治疗推荐意见

补液治疗	推荐意见
静脉液体复苏	目的是恢复有效循环血容量,增加组织/器官灌注,改善肾脏功能,纠正电解质缺乏,降低血浆渗透压,并提高胰岛素敏感性
复苏液体选择	等渗盐水(0.9%氯化钠溶液)是首选,但平衡品体液(如林格乳酸或Plasmalyte-148)可能提供更好的治疗效果
初始液体给药速率	对于无肾脏或心脏并发症的成人,建议在最初的2～4h内以500～1000mL/h的速率给药
液体替代量	在最初的24～48h内纠正估计的缺失量,但需注意液体过载的风险,特别是在高风险患者中
血糖和电解质监测	DKA患者血浆葡萄糖浓度应在4～8h内降至＜13.9mmol/L,此时应调整液体成分以防止低血糖
HHS患者的特别注意事项	血糖下降速率应控制在5～6.7mmol/L/h以内,血清钠下降速率不应超过10mmol/L/24h。
液体替代后的调整	在DKA患者中,当血糖降至＜13.9mmol/L时,应改用含有5%～10%葡萄糖的液体,并继续胰岛素治疗
特殊人群的液体管理	老年人、孕妇、有心脏或肾脏疾病的患者应谨慎使用较小的液体量,并经常评估血流动力学状态

优化计算皮下注射胰岛素TDD	从静脉注射到皮下注射的胰岛素剂量转换可以通过以下任何方法进行指导:		
	基于权重的估计: • 0.5~0.6 U/(kg·d)(TDD) • 0.3U/(kg·d),适用于有低血糖风险因素的患者(如虚弱、慢性肾脏疾病)	入院前胰岛素需求: • 考虑入院前门诊使用胰岛素方案的TDD • 考虑门诊血糖管理、药物和营养习惯的潜在影响	每小时静脉注射胰岛素需求: • 稳定的每小时静脉胰岛素需求总和可能有助于估计TDD(例如,之前的6h) • 注意,由于糖毒性,TDD可能被高估
	a.每种方法都有局限性。其中一些方法的证据基础薄弱,但这些建议是基于临床经验		

一般原则	■ 停止静脉注射胰岛素前1~2h开始皮下注射胰岛素 ■ 确保胰岛素方案提供24h覆盖 　»优选基础和速效胰岛素类似物(每日一次或两次基础胰岛素+进餐时间速效胰岛素) 　»可以使用人NPH(中性鱼精蛋白锌胰岛素)和短效胰岛素制剂;确保方案提供24h覆盖 　»以40%~60%的TDD作为基础胰岛素+剩余比例分为三次进餐剂量的速效胰岛素开始 　»如果NPO,每4~6h给予基础胰岛素+校正剂量的速效胰岛素
非胰岛素制剂	■ 住院期间不要开始或继续SGLT2抑制剂治疗 ■ T1D不建议使用非胰岛素制剂 ■ 在住院或出院期间,可考虑将其他非胰岛素制剂与胰岛素一起用于T2D或易患酮症的T2D
出院计划	■ 建议采用基础-大剂量方案;应确保24h胰岛素覆盖 ■ 由于预期的饮食变化或低血糖风险,出院给药建议可能与过渡给药不同 ■ 出院计划应包括安排及时随访,以审查胰岛素需求和在适当情况下可能添加的非胰岛素制剂

图7-1-4　DKA维持性胰岛素治疗指导

第二节 低血糖

一、案例导入

患者,男性,68岁,因"突发意识改变伴心悸30min"就诊。患者神志模糊,烦躁不安,对答部分切题,面色、口唇苍白,全身大量出汗,自述心悸,无胸闷、气闭及胸痛,无饥饿感。听诊两肺呼吸音清,四肢活动正常,由家属送至急诊就诊。既往有糖尿病病史10年,一直注射胰岛素治疗,不定时监测血糖。

二、预检分诊思维

结合SOAP分诊流程进行预检分诊。

（一）S（Subjective,主观感受）

心悸。

（二）O（Objective,客观现象）

1.紧急评估

预检分诊护士接诊该患者,启动分诊流程,立即进行紧急评估。

A（airway,气道）:患者能对答,说明气道通畅,无异物梗阻。

B（breath,呼吸）:呼吸频率、节律、深度无明显异常。

C（circulation,循环）:周围循环无明显异常,四肢肢端温暖,口唇无发绀。

S（consciousness,意识状态）:神志模糊,烦躁不安,对答部分切题。

2.测量生命体征及完成快速监测

体温36.8℃;脉搏160次/min;呼吸频率16次/min;血压123/72mmHg。

患者无明显疼痛,NRS评分:0分。

测指尖血糖（POCT）:1.7mmol/L。

（三）A（assessment,分析与估计）

根据患者神志模糊,烦躁不安,对答部分切题,主诉心悸,结合指尖血糖（POCT）1.7mmol/L,考虑为低血糖。

思维链接

低血糖的定义

低血糖指血糖水平低于正常水平,是由葡萄糖供应、葡萄糖利用和当前胰岛素水平之间不平衡引起的。

低血糖诊断标准:非糖尿病患者血糖<2.8mmol/L,糖尿病患者血糖<3.9mmol/L。

（四）P（plan，计划）

1.依据《急诊预检分级分诊标准》

指标维度：高风险/潜在危险情况。

分诊标准：突发意识程度改变、脉搏141～179次/min。

分诊科室：急诊内科。

分诊级别：Ⅱ级。

分诊去向：抢救室。

响应时间：＜10min。

2.依据《急诊检伤急迫度分级量表（TTAS）》

分类名称：内分泌系统。

主诉判断依据：低血糖意识程度改变。

分诊科室：急诊内科。

分诊级别：Ⅱ级。

分诊去向：抢救室。

响应时间：＜10min。

三、急救护理思维

（一）病情评估与思维

1.初级评估

抢救室护士接诊该患者，立即开通静脉通道，遵医嘱予50%葡萄糖溶液40mL静推，同时进行ABCDE初级评估。

A（airway，气道）：患者能对答，气道通畅，无异物梗阻，无高级气道建立指征。

B（breath，呼吸）：呼吸频率14～18次/min，SpO_2 95%～99%。

C（circulation，循环）：连接心电监护仪，显示窦性心律，心率150～170次/min，监测血压，收缩压波动范围110～135mmHg，舒张压波动范围60～80mmHg。

D（disability，神经系统）：神志模糊，烦躁不安，对答部分切题，双侧瞳孔等大、等圆，直径3mm，对光反应灵敏，双眼无凝视，口齿清晰，无鼻唇沟变浅，伸舌居中，四肢肌力正常。

E（expose/environmental，暴露与环境）：患者分诊后安置于抢救室床位，解开衣物进行体格检查，查体时注意保暖和保护隐私。

2.再次评估

抢救室护士完善ABCDE初级评估后得出该患者心率快，考虑由低血糖引起，予紧急处理后，进行再次评估；主要是针对性病史的采集和寻找可逆性病因并治疗的过程。通过询问患者/家属或相关人员，获得患者的针对性病史等资料，从中寻找可能的原因并处理；采用SAMPLE病史采集方法，具体内容如下。

S(signs and symptoms,症状与体征):患者神志模糊,烦躁不安,对答部分切题,面色、口唇稍苍白,全身大量出汗,自述心悸,无饥饿感;听诊两肺呼吸音清,四肢肌力肌张力正常。

A(allergy,过敏史):无药物过敏史。

M(medications,用药情况):门冬胰岛素针早18U—晚10U皮下注射。

P(past medical history,既往史):糖尿病病史8年,长期胰岛素降糖治疗,不定时监测血糖。

L(last meal,末次进餐时间):昨天晚上17:30。

E(events,疾病相关事件):今晨注射胰岛素后,进食纯牛奶100mL。

3.相关检查结果

头颅CT示:未见明显异常;血糖1.6mmol/L;血常规、凝血功能、生化等检查结果无明显异常;12导联心电图示窦性心动过速。

4.病情诊断

根据采集的相关病史和检查结果,该患者诊断为3级低血糖。

思维链接

低血糖主要表现及分级

低血糖主要表现如下。

(1)症状

①自主神经症状:震颤、心悸、心慌、焦虑、出汗、饥饿感等。

②神经系统症状:乏力、头晕、注意力不集中、行为异常、幻觉、意识改变或昏迷。

(2)体征

①自主神经症状:面色、口唇苍白、出汗、心律失常(心动过速)等。

②神经系统症状:低体温、中枢性失眠、典型发作、意识障碍、昏迷等。

低血糖的分级:

1级:血糖<3.9mmol/L且≥3.0mmol/L,出现自主神经症状,患者可自行处理。

2级:血糖<3.0mmol/L,出现自主神经症状和神经性低血糖症状,患者可自行处理。

3级:需要他人帮助治疗的严重事件,伴有意识和(或)躯体改变,但没有特定的血糖界限。

(二)急救实践

依据《急诊预检分级分诊标准》或《急诊检伤急迫度分级量表(TTAS)》中主诉判断依据进行准确分诊。该患者分诊科室:急诊内科,分诊级别:Ⅱ级;分诊去向:

抢救室。针对该患者,具体急救实践如下。

1.立即开通绿色通道

对于突发意识改变、大汗、感心慌心悸、头晕、饥饿感的患者,应立即进行指尖血糖的测定。在接诊3min内迅速对患者病情进行评估,将患者分诊至急诊抢救室,启动低血糖急救流程(如图7-2-1所示)使患者在最短时间内得到救治。

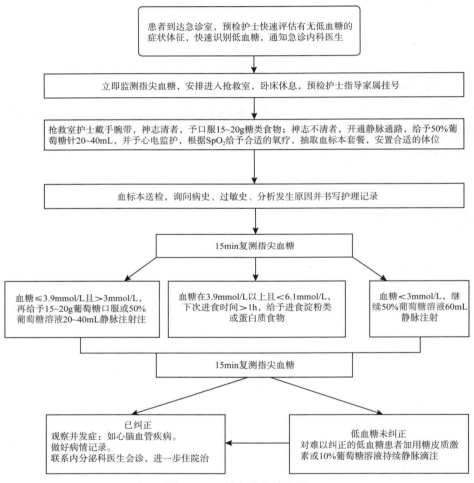

图7-2-1 低血糖急救流程

2.立即启动急救团队救治

抢救室护士实施"IMO"护理措施,静脉通路(intravenous,I):选择粗直静脉建立浅静脉置管通路,遵医嘱给予50%葡萄糖溶液40mL静脉注射,及时采集血标本,执行检验医嘱。心电监护(monitoring,M):予以多功能心电监护仪监护;与患者及家属进行良好沟通,给予心理干预。氧气吸入(oxygen,O):给予患者鼻导管吸氧,维持SpO_2>94%

3.密切监测血糖及病情观察

（1）密切监测血糖：15min后复查指尖血糖，血糖≤3mmol/L，予50%葡萄糖溶液60mL静推。血糖为3.0～3.9mmol/L，再给予15g葡萄糖口服或者50%20～40mL静推；血糖为3.9～6.1mmol/L，距离下一餐进餐时间1h以上者，予进食食物。

（2）病情监测：密切监测患者意识状态、瞳孔、心率、血压、SpO_2、呼吸等指标，保持生命体征平稳，用升血糖药物后15min复测血糖，并观察患者低血糖症状有无改善。

3.分析低血糖发生的原因及预防策略

（1）根据患者的病史，询问患者注射胰岛素的量、部位、注射方法是否正确；有无按时进食及食量是否减少；运动量有无增加；有无饮酒，特别是空腹饮酒等情况。

（2）对糖尿病患者的管理和教育可减少低血糖的发生。让患者正确认识低血糖，了解低血糖的症状如出现乏力、出汗、头晕、视物模糊、心悸、饥饿感等，发生以上症状应立即告诉旁人，有条件的情况下行血糖监测，立即进食15g糖，如3～5颗硬糖、2～4片方糖等。外出时随身携带糖果，必要时随身佩戴医疗救助卡。

思维链接

发生低血糖的常见原因和预防对策

1.饮食因素

（1）未按时进食或进食量少：患者常规予降血糖药物治疗，而未按时进食或进食量少，导致碳水化合物摄入量不足，引起低血糖。嘱患者定时、定量进餐；如进食量减少应相应减少降糖药物的剂量，并监测血糖。

（2）酒精摄入：酗酒或空腹饮酒。嘱患者戒酒或适量饮酒，避免酗酒及空腹饮酒。

2.降糖药物因素

胰岛素、磺胺类及非磺脲类胰岛素促泌剂均可引起低血糖。其他种类的降糖药单独使用时一般不会导致低血糖。多种降糖药物联合使用会增加低血糖的发生风险。故使用这些药物的患者要密切监测血糖。

3.疾病因素

（1）呕吐、腹泻：可使患者碳水化合物摄入减少，诱发低血糖。如患者有呕吐、腹泻等不适，应调整降糖药的剂量，并严密监测血糖。

（2）肝、肾功能不全：导致纳差及糖异生能力下降，从而引起低血糖。

（3）胰岛素瘤或自主神经功能障碍患者。

4.其他

（1）运动增加：患者运动量增加或空腹运动，使机体消耗热量增多，机体能量不足，从而发生低血糖。嘱患者适当运动，避免空腹运动；运动前增加碳水化合物的摄入。

（2）血糖目标控制过严：特别是老年患者或易发生低血糖患者，应适当放宽血糖目标的范围，避免低血糖的发生。

（三）急救流程

在识别急诊患者出现疑似低血糖的症状和体征时，立即监测指尖血糖，启动低血糖急救流程，严格执行急救流程中的各项职责、评估、措施，每个环节紧密相扣，为低血糖患者争取最佳治疗时机。具体急救流程如图7-2-2所示。

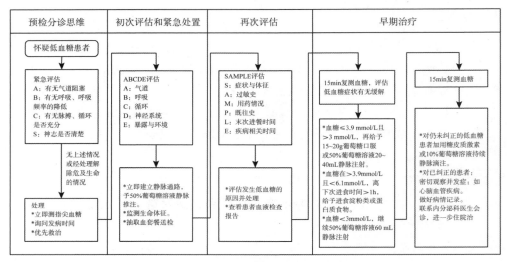

图7-2-2　低血糖急救思维流程

四、思维拓展

（一）前沿文献

不同程度的低血糖对人体产生包括中枢神经系统在内的不同程度损伤，长时间的低血糖（超过6h）可导致脑组织不可逆损伤（植物人）或致死亡。故早期发现低血糖，并及时进行纠正，有利于改善预后。大多数1型糖尿病患者不能避免低血糖发生，每周平均发作2次症状性低血糖，一生中可发作数千次。30%～40%的1型糖尿病患者每年发生严重低血糖事件(需要他人的救助)，严重低血糖事件的发生率为1～1.7次(患者/年)，可伴有癫痫或昏迷。2型糖尿病患者的低血糖发生率较1型糖尿病患者低。严重低血糖事件在2型糖尿病早期并不常见，但随着病情的进展，低血糖的发生和血糖控制的关系逐渐密切，在胰岛素治疗开始后的最初几年，低血糖风险相对较低，到病程后期，风险可大大增加，强化治疗增加低血糖发生率是不可避免的。

基于此，国内外学者对糖尿病患者低血糖的风险预测进行了较多的研究。国内学者张海燕等采用线性回归,确定未严格按医嘱用药(2分)、运动习惯不良(1分)、饮食习惯不良(1分)、BMI≥中位值(1分)为社区老年糖尿病患者发生低血糖的预测因子,评分≥4分的患者3个月发生低血糖的特异度和灵敏度均极高,对评分≥4分的患者进行针对性的宣教可以明显降低低血糖的发生率。国外亦有相应的研究,Shah等绘制了住院期间低血糖(HyDHo)评分表(如表7-2-1所示)以期预测糖尿病患者住院期间发生低血糖的风险。HyDHo评分表包括年龄、6个月前急诊就诊、胰岛素、使用不会引起低血糖的药物和严重的慢性肾病5项,评分<9分的患者发生低血糖的风险较低,对此类患者可以减少血糖监测的次数以改善他们的就医体验。

表7-2-1　HyDHo评分表

条目	得分
年龄(岁)	
≥85	20
75~84	16
65~74	12
55~64	9
45~54	5
≤44	0
6个月前急诊就诊	
是	4
否	0
入院前使用胰岛素	
是	2
否	0
使用不会诱发低血糖的药物	
是	−7
否	0
严重的慢性肾病	
是	12
否	0

(二)最佳证据赏析

美国内分泌学会制定了《2022TES临床实践指南:低血糖高风险糖尿病患者的管理》,专家组就10个与糖尿病患者低血糖风险和预防相关的问题达成一致,并就此提出10项建议,如下所示。

推荐建议1:对于接受每日多次注射的1型糖尿病患者,推荐采用连续血糖监测优于指血自我监测血糖。

推荐建议2:对于成人和儿童1型糖尿病,建议使用实时连续血糖监测和算法驱动胰岛素泵(ADIPs),优于每日多次注射(并每日三次或更多次进行血糖自我监测。

推荐建议3:建议对使用胰岛素和/或磺脲类药物且有低血糖风险的2型糖尿病门诊患者,采用实时连续血糖监测。

推荐建议4:建议在特定低血糖高危住院患者的住院环境中开始连续血糖监测。

推荐建议5:建议在伴或不伴ADIPs治疗的住院患者中继续进行个人连续血糖监测,而不是中断。

推荐建议6:推荐对有低血糖风险的住院患者使用利用电子健康记录数据的住院血糖监测和管理计划。

推荐建议7:建议对于接受基础胰岛素治疗且低血糖风险较高的成人和儿童门诊患者,应使用长效胰岛素类似物优于人NPH(中性精蛋白Hagedorn)胰岛素。

推荐建议8:建议对于接受基础-大剂量胰岛素治疗的低血糖高危成人和儿童患者,应使用速效胰岛素类似物优于常规(短效)人胰岛素。

推荐建议9:推荐对接受胰岛素治疗的1型糖尿病或2型糖尿病成人和儿童门诊患者采用结构化患者教育计划,优于非结构化建议。

推荐建议10:推荐门诊严重低血糖患者使用无须重新配制的胰高血糖素制剂,而不是必须重新配制的胰高血糖素制剂(即以散剂和稀释剂形式提供)。

参考文献

[1]江卫仙,姚丽伟,郑建娣,等.基于系统化理念的护理干预在老年2型糖尿病患者中的应用[J].中华现代护理杂志,2023,29(2):253-256.

[2]侯锦杰,徐蓉,谢晓冉,等.2型糖尿病肾病患者低血糖现状及影响因素的研究进展[J].中华现代护理杂志,2023,29(13):1794-1801.

[3]中华医学会糖尿病学分会.中国2型糖尿病防治指南(2020年版)[J].中华糖尿病杂志,2021,13(4):315-409.

[4]詹立睿,张紫薇,宋萍,等.2型糖尿病患者低血糖风险预测模型的系统评价[J].中华糖尿病杂志,2023,15(3):244-251.

[5]曹永红,刘燕,汪运生,等.无症状低血糖及血糖波动对糖尿病心脏自主神经病变的影响[J].中华糖尿病杂志,2022,14(7):684-689.

[6]任烨,吴文君.成人糖尿病酮症酸中毒临床特征及诊疗规范进展[J].中华全科

医师杂志,2020,19(6):549-553.

[7]中华医学会内分泌学分会.中国糖尿病血酮监测专家共识[J].中华内分泌代谢杂志,2014,30(3):177-183.

[8]张海燕,王宁,刘静.社区老年糖尿病患者低血糖风险评估模型的建立及应用价值分析[J].中国医师杂志,2019,21(2):247-250.

[9]潘锦婷,彭娟,赵少俐,等.血尿酸水平变化及高尿酸血症对2型糖尿病患者肾损害进展影响及性别差异的研究[J].中国糖尿病杂志,2023,31(3):171-176.

[10]姚旭东,戴武,曹永红.无症状低血糖2型糖尿病患者持续血糖监测指标与尿白蛋白/肌酐比值的相关性研究[J].中国糖尿病杂志,2022,30(8):566-570.

[11]王雪,聂恒卓,刘海平.OTO模式对社区老年2型糖尿病患者血糖控制水平及自我管理行为能力的影响[J].中国全科医学,2023,26(1):74-81.

[12]左丹,赵锡丽,刘莉,等.2型糖尿病患者低血糖风险预测模型的研究进展[J].中国护理管理,2021,21(4):622-627.

[13]徐鋆娴,孙宏玉,徐天梦,等.糖尿病病人低血糖恐惧发生率及危险因素的Meta分析[J].护理研究,2023,37(3):405-413.

[14]Milica M B, Katarina V, Ivica P, et al. Diabetes mellitus type 2 as an underlying, comorbid or consequent state of mental disorders[J]. World Journal of Diabetes, 2023, 14(05): 481-493.

[15]Portela R A, Silva J, Nunes F, et al. Diabetes mellitus type 2: factors related to adherence to self-care[J]. Rev Bras Enferm, 2022, 75(4): e20210260.

[16]von Oetinger G A, Trujillo G L, Soto I N. Impact of physical activity on glycemic variability in people with diabetes mellitus type 2[J]. Rehabilitacion (Madr), 2021, 55(4): 282-290.

[17]Umpierrez G E, Davis G M, ElSayed N A, et al. Hyperglycaemic crises in adults with diabetes: a consensus report[J]. Diabetologia, 2024(1): 1-25.

[18]McCall A L, Lieb D C, Gianchandani R, et al. Management of individuals with diabetes at high risk for hypoglycemia: an endocrine society clinical practice guideline [J]. J Clin Endocr Metab, 2023, 108(3): 529-562.

[19]Skurk T, Bosy Westphal A, Grünerbel A, et al. Dietary recommendations for persons with type 2 diabetes mellitus.[J]. Exp Clin Endocrinol Diabetes, 2022, 130(S01): S151-S184.

[20]Shah B R, Walji S, Kiss A, et al. Derivation and Validation of a Risk-Prediction Tool for Hypoglycemia in Hospitalized Adults with Diabetes: The Hypoglycemia during Hospitalization (HyDHo) Score[J]. Can J Diabetes, 2019, 43(4): 278.

第八章

创 伤

第一节 多发伤

一、案例导入

患者,女性,48岁,因"车祸外伤20min"就诊。患者20min前因骑行电瓶车与同方向电瓶车相撞后倒地致全身多处损伤。既往有高血压病史。入院时,神志不清,呼之不应,GCS评分5分。头面部有挫伤,右下肢肿胀畸形。

二、预检分诊思维

结合SOAP分诊流程进行预检分诊。

(一)S(subjective,主观感受)

患者神志不清,呼之不应,无法主诉。

(二)O(objective,客观现象)

1.紧急评估

预检分诊护士接诊该患者,启动分诊流程,立即进行紧急评估。

A(airway,气道):患者神志不清,口鼻腔有积血,不能排除气道梗阻。

B(breath,呼吸):患者呼吸表浅,频率增快。

C(circulation,循环):患者肢端皮肤苍白,手足发冷,桡动脉细速。

S(consciousness,意识状态):通过意识状态分级(AVPU)快速评估意识状态。神志不清,GCS评分5分。

2.测量生命体征及完成快速监测

体温35.6℃;脉搏120次/min;呼吸频率30次/min;血压:97/78mmHg;SpO_2 92%。

3.身体评估

该患者神志不清,呼之不应,GCS评分5分,全身多处损伤,头面部挫伤,右下肢肿胀畸形。

（三）A（assessment，分析与估计）

根据患者受伤机制、损伤部位及初步评估获得的信息资料需要，该患者应接受紧急处置。

思维链接

意识状态评估工具与创伤早期评估工具

意识状态分级（AVPU）是对患者意识水平的简单描述。AVPU 代表：警醒（alert）、对声音刺激有反应（verbal）、对疼痛有反应（pam）及无反应（unresponsive）（如表 8-1-1 所示）。

RTS 评分是在 1981 年提出的创伤评分法（trauma score，TS）基础上做出修正的新的评分方法，得分为患者呼吸频率、收缩压和格拉斯哥昏迷评分 3 项分值的总和，总分 0~12 分。分值越低伤情越重，总分低于 11 分或任一单个项目分值低于 4 分，属于重伤患者（如表 8-1-2 所示）。

表 8-1-1 意识状态评估工具——意识状态分级（AVPU）

A—警醒（清醒、位置感明确、服从指令）
V—对声音刺激有反应（意识模糊或意识不清，但对声音刺激有反应）
P—对疼痛有反应（意识不清，但对疼痛刺激或抚摸有反应）
U—无反应（无呕吐和咳嗽反射）

表 8-1-2 创伤早期评估工具——修正创伤计分表

呼吸频率/(次/min)	收缩压/mmHg	GCS/分	分值/分
>29	>89	13~15	4
10~29	76~89	9~12	3
6~9	50~75	6~8	2
1~5	1~49	4~5	1
0	0	3	0

思维链接

创伤机制

创伤机制是指能量从外界转移到人体上造成人体损伤的过程。损伤的程度取决于外界能量的类型（钝性、穿透性、热力等）、传递的速度和传递到人体的部位。能量是导致物理损伤最主要的因素，而能量的来源多种多样，包括机械能量、热力学能量、化学能量、电力学能量和放射学能量等(如表8-1-3所示)。其中机械能量是车辆、摩托车碰撞事故、坠落和穿刺伤中最常见的因素,其创伤机制是指任何移动的物体源将其动力学能量转移到受害者身上,受害者对此外界转移的能量做出反应;如果此能量超越了机体本身的承受能力,必将对机体造成不同类型的组织伤害。

表8-1-3　能量来源和损伤机制

能量来源	损伤机制
机械能量	车辆碰撞、摩托车碰撞、火器伤、高处坠落、暴力
热力学能量	热、蒸汽、火
化学能量	植物和动物毒素、化学物质
电力学能量	闪电、暴露于电线、插座、插头
放射性能量	光纤(太阳光)、声波(爆炸)、电磁波(X线暴露)、放射性排放(核泄漏)

(四)P(plan,计划)

1.依据《急诊预检分级分诊标准》

指标维度:高风险/潜在危险情况。

分诊标准:创伤患者,有高危性受伤机制,无意识(GCS 3~8分)。

分诊科室:急诊外科、启动创伤流程。

分诊级别:Ⅰ级。

分诊去向:复苏室。

响应时间:即刻。

2.依据《急诊检伤急迫度分级量表(TTAS)》

分类名称:重大外伤。

主诉判断依据:无意识(GCS 3~8分)。

分诊科室:急诊外科、启动创伤流程。

分诊级别:Ⅰ级。

分诊去向:复苏室。

响应时间:即刻。

思维链接

创伤分类

根据致伤因素、损伤类型、损伤部位、受伤组织和器官,可将创伤分为多种类型,如表8-1-4所示。

表 8-1-4　创伤分类

根据致伤因素分类	刺伤、坠落伤、火器伤、冷武器伤、挤压伤、挫伤、烧伤、冻伤、化学伤、放射损伤及多种因素所致的复合伤等
根据损伤类型分类	开放性创伤:皮肤或黏膜表面有伤口,伤口与外界相交通。常见如擦伤、撕裂伤、切割伤、砍伤、刺伤、贯通伤、非贯通伤(只有入口没有出口)、反跳伤(入口和出口在同一个点上)、切线伤(致伤物沿体表切线方向擦过所致的沟槽状损伤)、开放性骨折、火器伤等
	闭合性创伤:皮肤或黏膜表面完整,无伤口。常见如挫伤、扭伤、挤压伤、震荡伤、关节脱位或半脱位、闭合性骨折、闭合性内脏伤等
根据损伤部位分类	颅脑伤、颌面颈部伤、胸部伤、腹部伤、骨盆部伤、脊柱脊髓伤、上肢伤、下肢伤、多发伤
根据受伤组织和器官分类	单发伤和多发伤

三、急救护理思维

(一)病情评估与思维

1.初级评估

抢救室护士接诊该患者,启动创伤救治流程,第一时间进行颈椎保护,并用合适的搬运方法将患者安置于抢救床,立即进行 ABCDE 初级评估。

A(airway with cervical spine protection,气道开放和颈椎保护):患者意识不清,口鼻部有积血,有窒息的风险,有高级气道建立指征,准备气管插管用物。

B(breath,呼吸):患者呼吸浅促,气管居中,暴露患者胸壁,检查胸廓外形正常,无塌陷,无反常呼吸。

C(circulation,循环):连接心电监护仪,显示心率波动范围 118~126 次/min,监测血压,收缩压波动范围 80~90mmHg,舒张压波动范围 60~70mmHg。需快速建立大口径静脉通路,纱布敷料包扎头部及右下肢伤口,控制出血。

D(disability,神经系统):神志不清,双侧瞳孔不等大,左侧瞳孔直径 4mm,对光反应迟钝,右侧瞳孔直径 3mm,对光反应迟钝,GCS 评分 5 分。

E(expose/environmental,暴露与环境):患者分诊后安置于复苏室床位,解开衣物充分暴露后进行体格检查,依次检查头面部、胸腹部、脊柱、四肢、泌尿及生殖器等部位暴露过程中做好患者的隐私保护和保暖措施。

2.再次评估

采用 SAMPLE 病史采集方法,具体内容如下。

S(signs and symptoms,症状与体征):患者神志不清,GCS 评分 5 分,双侧瞳孔不等大,左侧 4mm,光反射迟钝,右侧 3mm,光反射迟钝。右顶颞有一 5cm×5cm 血肿,颜面部有挫伤,口鼻部有积血,右下肢肿胀畸形,有活动性出血针对以上情况进行气管插管、呼吸机辅助通气、包扎止血等紧急处理后患者生命体征平稳。

A(allergy,过敏史):无药物过敏史。

M(medications,用药情况):长期服用降压药物,硝苯地平控释片1片 qd。

P(past medical history,既往史):高血压病史10年,一直降压药物治疗,不定时监测血压。

L(last meal,末次进餐时间):午餐11:30。

E(events,疾病相关事件):20min前发生两辆电瓶车相撞的交通事故。

在了解损伤机制并完成初级评估及其维持生命的干预措施后,可开始进行再次评估,即从头到脚的评估(head-to-toe assessment),注意评估过程中需始终保持颈椎固定。

(1)头面部评估:患者右顶颞有一5cm×5cm血肿,口鼻部有出血,颜面部有挫伤,左侧瞳孔直径4mm,对光反应迟钝,右侧瞳孔直径3mm,对光反应迟钝。

(2)颈部评估:让团队成员一人固定颈部,另一人移去前部颈托,观察及触诊颈部,查看气管居中,颈部无肿胀、皮下无气肿、无压痛及出血,评估结束后放回前部颈托。

(3)胸部评估:呼吸对称,胸部无外伤、出血、压痛,胸部挤压阴性,未触及捻发音,无皮下气肿,听诊两侧呼吸音对称,听诊心音并叩诊胸部未发现明显异常体征。

(4)腹部评估:观察腹部形态正常,无外伤、出血、异物等,听诊肠鸣音,顺时针触诊腹部四象限查看,未发现腹部紧张,无压痛及反跳痛,无包块或液波震颤,叩诊未发现移动性浊音。

(5)骨盆及外生殖器评估:观察及触诊骨盆及外生殖器,无明显外伤、出血、失禁、异物、骨擦音。观察尿道口无出血,骨盆挤压和分离试验阴性(若明确骨盆骨折,勿行该试验)。

(6)四肢评估:患者右下肢畸形肿胀,有活动性出血,足背动脉未触及。双上肢及左下肢外形正常,有散在擦伤。

(7)检查后背部:3名医护人员使用轴线翻身的方法(翻身过程中避免将患者翻至已知可见损伤侧,以防加重患者的疼痛及对受伤侧肢体造成二次损伤)查看,可见后枕部有一5cm×5cm血肿,后背部、双侧季肋区及臀部、大腿后部有散在擦伤,触诊脊椎未发现明显异常。

3.相关检查结果

头颅CT示:右侧额顶颞部硬膜下血肿,提示脑疝(大脑镰下疝)形成;左侧散在蛛网膜下腔出血;鼻咽顶后壁积血,左侧颞部软组织少量积气;右下肢胫腓骨骨折。血红蛋白:8.7g/L;凝血功能、生化等检查结果无明显异常。

4.病情诊断

根据采集的相关病史和检查结果,该患者诊断为创伤性硬膜下出血,蛛网膜下腔出血,右下肢胫腓骨骨折。

思维链接

创伤评估

创伤患者的初步评估流程如图8-1-1所示。

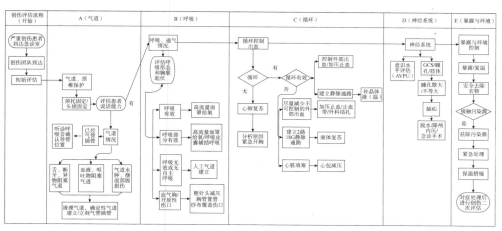

图8-1-1 创伤评估专项流程

创伤救治团队抢救站位及职责

创伤救治团队包括创伤团队指挥、创伤医生、创伤气道护士、创伤评估护士、创伤循环护士、创伤记录护士、创伤外勤人员;创伤团队各角色有明确职责,如表8-1-5所示,构建创伤救治定位协助模式,如图8-1-2所示。

表8-1-5 创伤团队职责

创伤团队职责			
角色	职责	岗位(白天)	岗位(夜间)
创伤团队指挥	协调与指挥创伤评估、救治工作、家属沟通工作	创伤医生A (急诊外科医生担任)	创伤医生A (急诊外科医生担任)
创伤气道护士	主要负责气道管理、颈椎保护	低年资护士	组内中年资护士
创伤评估医护	主要负责创伤评估、颈椎固定、CPR、除颤、留置胃管做好患者暴露、保暖、隐私保护;医嘱开具与执行	创伤医生B (急诊外科医生担任) 责任护士	创伤医生B (急诊外科医生担任) 责任护士
创伤循环护士	主要负责静脉通路建立、用药、生命体征监护	高年资护士	组内低年资护士
创伤记录护士	主要负责抢救记录、静脉通路、留置导尿、联系住院、手术、检查等	白班护理组长	夜班护理组长
创伤外勤人员	协助检查申请及转运	转运工人	转运工人

可视化管理-创伤复苏定位标识

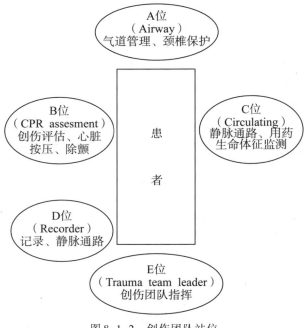

图 8-1-2　创伤团队站位

（二）急救实践

依据《急诊预检分级分诊标准》或《急诊检伤急迫度分级量表（TTAS）》中主诉判断依据进行准确分诊。该患者分诊科室：急诊外科，启动创伤流程；分诊级别：Ⅰ级；分诊去向：复苏室。针对该患者，具体急救实践如下。

1.立即启动创伤绿色通道

创伤团队做好标防护（穿保护衣、戴手套、眼镜、面罩等）后，迅速采取针对性的措施进行救治，配合医生明确诊断。

（1）创伤气道护士：给予患者面罩吸氧 10L/min，在明确否定颈椎损伤之前，应始终保护患者颈椎，在评估该患者是否存在窒息风险，与其他成员协助创伤医生进行气管插管（以双手推举下颌法打开患者气道），保护气道。

（2）创伤评估护士：实施心电监护仪；在患者生命体征不稳定时，协助医生进行病情反复评估，协助医生包扎固定患者右下肢。

（3）创伤循环护士：遵医嘱建立 2 条大孔径的浅静脉置管，持续输液（恒温复方氯化钠 500mL×2 袋）；抽取血行交叉配血试验加急送血库。

（4）创伤记录护士：做好护理记录，严密观察患者生命体征，呼叫床边 B 超及 X 线辅助检查。

（5）创伤医生 1：下达口头医嘱，与创伤护士评估处置患者伤情。

（6）创伤医生2：与家属做好谈话沟通；呼叫专科医生会诊；开具血化验单、输血申请单、药单、X线单、B超单、CT检查等。

创伤团队启动标准

①生理指标：GCS评分≤13分，收缩压<90mmHg；生理指标：呼吸频率<10次/min或>29次/min需要机械通气。

②解剖学指标：头部、颈部、躯干或肘部/膝盖近端肢体的穿透性伤害，胸壁不稳或畸形（如连枷胸）2个或多个近端长骨骨折挤压伤、脱套伤、肢体无动脉搏动、腕部或踝部近端的离断伤、骨盆骨折、开放性或凹陷性颅骨骨折、瘫痪或疑似脊髓损伤。

③损伤机制指标：高空坠落伤（>6m）、高风险的汽车撞击（部分或全部）从汽车弹出；同乘人员死亡、行人或非机动车辆被时速>32km/h的汽车撞翻、时速>32km/h的摩托车撞击、爆炸伤、高压电电击伤、Ⅱ度或Ⅲ度烧伤面积>10%和/或吸入性损伤。

2.立即启动创伤急救团队

（1）气道的建立：低氧血症和失血是创伤患者早期死亡最常见的原因。气道损伤或梗阻与创伤患者低氧血症的发生密切相关。在创伤救治中，应注意保持患者气道通畅，确保有效的氧供。若气道已出现局部或全面阻塞，则应在保护患者颈椎的同时开放气道，并清除口中异物或呕吐物，但要尽量避免刺激呕吐。

（2）循环支持、控制出血：大部分多发伤患者都存在不同程度的休克，尤其当患者已出现血压偏低时，应尽快进行液体复苏以恢复有效血容量。迅速用16~18G留置针建立2条及以上静脉通路，常选用肘前静脉（如正中静脉或贵要静脉颈外静脉），注意不要在受伤肢体的远端选择静脉通路，以避免补充的液体进入损伤区内。常用的复苏液体可分为晶体液、胶体液和晶胶混合液，晶体液又分为等渗液和高渗液。积极的液体复苏疗法是多发伤早期救治的关键环节，但对胸腹部活动性内出血尚未得到控制的患者，则不主张快速提升血压至正常水平，即所谓的"限制性液体复苏"策略。限制性液体复苏亦称低血压性液体复苏或延迟液体复苏，是指机体处于有活动性出血的创伤失血性休克时，通过限制液体输注速度和输液量，使血压维持在相对较低的水平（即允许性低血压）直至彻底止血的策略。此外，需要控制外部出血，加压包扎伤口。大血管损伤经压迫止血后应迅速做好手术止血的准备。尽快备血及输血，补充血量维持有效循环。遵医嘱留置导尿，观察患者每小时尿量。若患者出现创伤性心搏或呼吸骤停，应立刻进行心肺复苏术，并尽快找出原因，如多发肋骨骨折或胸骨骨折，张力性气胸或大出血，必要时协助进行开胸手术。若发现心脏压塞，则须协助进行心包穿刺。

思维链接

创伤失血性休克

创伤失血性休克是指创伤造成机体大量失血所致有效循环血量减少、组织灌注不足、细胞代谢紊乱和器官功能受损的病理生理过程。休克常合并低血压[定义为收缩压<90mmHg(1mmHg=0.133kPa),脉压<20mmHg,或原有高血压患者收缩压自基线下降≥40mmHg]。

休克指数(shock index,SI)指脉搏(次/min)与收缩压(mmHg)的比值,是反映血流动力学的临床指标之一,可用于失血量粗略评估及休克程度分级。SI的正常值为0.5~0.811,SI增大的程度与失血量呈正相关性(如表8-1-6所示)

综合心率、血压、呼吸频率、尿量、神经系统症状等对创伤失血性休克程度进行分级(如表8-1-7所示)

表8-1-6　SI与失血量、休克程度的关系

SI	失血量/%	休克程度
1.0	20~30	血容量减少
1.5	30~50	中度休克
2.0	50~70	重度休克

表8-1-7　失血程度的分级

分级	失血量/mL	失血量占血容量比例/%	心率/(次/min)	血压	呼吸/(次/min)	尿量/(mL/h)	神经系统症状
Ⅰ	<750	<15	<100	正常	14~20	>30	轻度焦虑
Ⅱ	750~1500	15~30	>100	下降	20~30	20~30	中度焦虑
Ⅲ	1500~2000	30~40	>120	下降	30~40	5~15	焦虑、恍惚
Ⅳ	>2000	>40	>140	下降	>40	无尿	恍惚、昏睡

(3)保温和复温:低体温、DIC、酸中毒是导致严重创伤患者死亡的三大主要原因(致死三联征),而其中低体温又在很大程度上导致或加重DIC和酸中毒的发生,是创伤患者一个重要的损伤机制,往往会提升其死亡率。对已经低体温或高风险患者除进行被动复温外,还应积极采取被动及主动复温相结合的综合复温方法,帮助患者恢复和保持正常体温。

思维链接

创伤患者低体温复温的临床护理方案

①当成人创伤患者体温≤36℃时,启动复温,体温达到37℃时,停止复温;

②使用热空气毯(设置40℃)给创伤低体温患者进行复温;

③分别记录低体温患者开始复温时、复温后0.5h、复温后1h、复温后2h及离开急诊室时的体温,观察并记录过程中患者发生寒战和寒冷不适感的情况。

（4）监测生命体征，关注辅助检查结果：获取患者的血压、脉搏、呼吸频率、SpO_2 和体温情况，同时配合医生进行诊断性操作或辅助检查，如描记心电图、监测 SpO_2、抽血、输血，必要时可留置胃肠减压以预防呕吐减轻对肺部压力，协助开展超声及放射影像检查等。

（5）注重人性化关怀：无论患者是否清醒，护士在评估过程中均应注重对患者的疼痛评估及内心感受的关注。疼痛是创伤征兆的一部分，如处理不当会引发患者心率加快、浅表血管收缩、面部肌肉收缩、恶心、呕吐等。应注意昏迷患者仍可能感觉到疼痛；受伤和检查过程可导致疼痛。护士应观察患者的体征、面部表情、是否流泪等情况，及时发现患者不适及不安情绪。鼓励家属陪同，共同参与创伤患者的救治及知情同意，评估及了解家属的需求和愿望。

（6）防治感染：遵循无菌操作原则，按医嘱使用抗菌药物。开放性创伤需加用破伤风抗毒素血清治疗。

（7）支持治疗：主要是维持水、电解质和酸碱平衡，保护重要脏器功能，并给予营养支持。

（8）配合医生对患者各脏器损伤的治疗。

（9）创伤团队人员沟通与联系：与指挥者及时沟通，参与并监测严重多发伤患者的转运过程。

3.严重创伤的识别与护理要点

详情如图 8-1-3 所示。

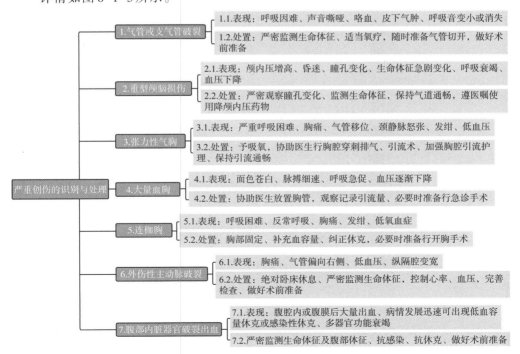

图 8-1-3 严重创伤的识别与护理要点

(三)急救流程

在识别多发伤患者后,应立即启动应急反应系统,严格执行创伤急救流程中的各项职责、评估、措施,每个环节紧密相扣,为多发伤患者争取最佳治疗时机。具体急救流程如图8-1-4所示。

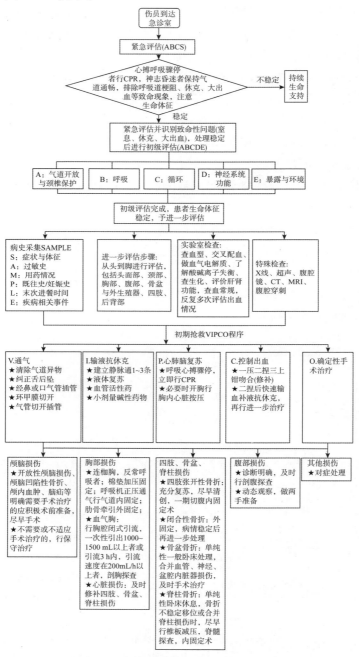

图8-1-4　急性创伤(多发伤)抢救流程

四、思维拓展

(一)前沿文献

多学科会诊(MDT)是一种由多个学科医务人员组成的具有固定工作组、固定工作时间、固定工作地点的诊疗模式,主要用于以患者为中心,提出个体化的诊疗方案。MDT在急诊科的应用较为广泛。严重多发伤具有病情复杂、创伤严重、突发性强的特点,需要给予多学科合作下的诊治,进行早期干预创伤控制性手术,以提高患者生存率,降低致残率与死亡率。

1.MDT在急诊严重多发伤患者救治中的作用

严重多发伤急诊抢救的关键在于缩短抢救时间,从现场抢救到院前运转、急诊复苏、急诊手术,皆需要较好地控制与缩短抢救时间,从而提高抢救效率。MDT在配合急诊科早期干预创伤控制性手术中,能够提供多种优势:①能够提供更加具有临床经验的医师直接参与到急诊抢救中,提高急诊抢救效率;②MDT团队24h有医师值班,对急诊科救治工作处于随时准备状态,能够为具有突发性特点的多发伤患者提供及时的抢救。MDT小组在紧急救治阶段,能够多学科协同评估伤情,提供急诊救治方案,给予患者紧急处理,快速展开急诊救治手术,提高患者生存率。在重症监护阶段,MDT小组可再次进行伤情评估,行计划、非计划分期确定性手术,如对失血性休克患者的救治中,以确定性手术控制出血前后麻醉科损害控制性复苏,输血科提供血液制品纠正凝血功能混乱,协同合作,提高抢救效率。

2.MDT在急诊严重多发伤患者救治中的效果

研究结果显示,由急诊科组成MDT小组对严重多发患者早期行干预创伤控制性手术的实验组,在患者急诊停留时间、急诊抢救至手术时间方面较未组成MDT小组干预的对照组明显缩短($P<0.05$),有利于提高急诊抢救效率。这是由于MDT小组以多个学科协同配合形成高效率的急诊抢救诊疗模式,能够为急诊抢救提供更准确、更全面的诊疗方案,从而提高急诊抢救效率。MDT以边抢救、边诊断、边治疗的模式展开急诊救治,可大大缩短急诊停留与急诊抢救时间。另外,研究结果还显示,实验组的早期漏诊误诊率、早期死亡率虽低于对照组,抢救成功率略高于对照组,但均无明显差异($P>0.05$)。此与MDT小组在急诊抢救中发挥多科学协同效应,准确评估患者伤情、有效提高抢救效率、提供早期创伤控制性手术方案,从而提高急诊抢救率直接有关。

(二)最佳证据赏析

多发伤是创伤中心核心病种,而多发伤的病历书写和诊断仍存在争议。为规范多发伤的病历和诊断,促进创伤救治质量控制体系的建立,我国国家创伤医学中心专家们制定了《多发伤病历与诊断:专家共识(2023版)》,具体推荐意见如表8-1-6所示。

表 8-1-6　多发伤病历与诊断专家共识

推荐意见	推荐级别
多发伤指人体在单一机械致伤因素作用下,同时或相继累及两个或两个以上解剖部位的损伤,解剖部位划分采用简明损伤定级(AIS)的9部位法	推荐
"多发伤"不作为独立诊断,"多发伤"类似但不等同于 ICD-10 中的"累及身体多个部位的损伤"和 CHS-DRG 中的"多发严重创伤"等	推荐
基于损伤严重度评分(ISS)分值区分多发伤为4型:轻型多发伤(ISS<9)、中型多发伤(9≤ISS<16)、严重多发伤(16≤ISS<25)、危重多发伤(ISS≥25)	强推荐
多发伤患者应常规基于 AIS 2005 版或更新版本行 AIS-ISS 评分,推荐在体格检查、影像学检查、手术记录中参考 AIS 或器官损伤定级(OIS)分级描述损伤情况	强推荐
主诉应反映多发伤患者主要就医原因,包括致伤机制、伤后主要表现和时间等,一般在20字以内	强推荐
病史应包括受伤时间、事件及环境,再现受伤过程和致伤机制、受伤部位、伤后表现和生命体征变化,说明发现和怀疑的损伤、给予的处理和效果等	强推荐
体格检查记录按 AIS 9 部位法描述,包括头部、面部、颈部、胸部、腹部(包括盆腔脏器)、脊柱(包括颈、胸、腰椎和脊髓)、上肢(包括上肢带骨)、下肢(包括骨盆)、体表共9个解剖区域分段记录体格检查专科创伤情况	推荐
应详细记录对伤情评估和救治决策有价值的实验室检查,包括动脉血气分析、血常规、血型、血生化、凝血功能等	强推荐
应详细记录对病情评估和救治决策有价值的影像学检查,包括创伤超声重点评估(FAST)、X线片、CT、MRI、数字减影血管造影(DSA)等结果	强推荐
多发伤入院记录诊断包括3个方面:①损伤诊断:损伤部位+损伤性质+AIS;②损伤并发症诊断:包括失血性休克、感染、间隙综合征、创伤性凝血病、水电解质酸碱平衡紊乱和器官功能障碍等;③并存重要基础疾病诊断:包括心脑血管呼吸消化系统疾病、代谢疾病、肢体残疾和药物依赖等	强推荐
病历首页出院诊断应以多发伤中对患者健康危害最大、消耗医疗资源最多、住院时间最长或主要治疗的损伤诊断为主要诊断	强推荐
病历首页出院诊断中其他诊断包括:①其他损伤诊断,优先填写对患者健康危害较大、消耗医疗资源较多、住院时间较长的损伤;②并发症及合并症诊断,急性创伤并发症排序先于基础疾病合并症	强推荐
手术和操作遵循 ICD-9-CM-3,存在多次手术或多个术式时,主要手术首先选择与主要诊断相对应的手术,第一行一般填写技术难度最大、过程最复杂、风险最高的手术	强推荐

第二节　重型颅脑损伤

一、案例导入

患者,女性,50岁,因"车祸致头部外伤20min"由120送入急诊。患者在穿越马路过程中,被快速行驶的小型汽车侧面撞击,头部着地,120查看现场时患者意识丧失,头部出血,在家属陪同下,由120紧急送至急诊就诊。既往有高血压病史10年,规律服用降压药。

二、预检分诊思维

结合SOAP分诊流程进行预检分诊。

（一）S(subjective,主观感受)

意识丧失,头部出血。

（二）O(objective,客观现象)

1.紧急评估

预检分诊护士接诊该患者,启动分诊流程,立即进行紧急评估。

A(airway,气道):患者神志不清,颈部颈托固定,不能排除气道梗阻。

B(breath,呼吸):患者呼吸浅慢。

C(circulation,循环):患者全身多处挫伤,右前额纱布包扎,少量渗血,肢端皮肤苍白,手足发冷,桡动脉细速。

S(consciousness,意识状态):神志不清,GCS评分3分。

2.测量生命体征及完成快速监测

体温36.0℃;脉搏108次/min;呼吸频率14次/min;血压98/62mmHg;SpO$_2$ 93%。GCS评分3分。

3.身体评估

患者突发车祸撞击致头部外伤,右前额部纱布包扎,颈部颈托固定,全身多处擦伤。

（三）A(assessment,分析与估计)

患者主观感受表现为神志不清、头部出血,加以MEWS评分联合GCS评分,高度怀疑为创伤后特重型颅脑损伤,为明确颅内具体出血部位和出血量,需进一步行头颅CT检查。

（四）P(plan,计划)

1.依据《急诊预检分级分诊标准》

指标维度:高风险/潜在危险情况。

分诊标准:脑疝征象。

分诊科室:急诊外科,启动创伤流程。

分诊级别:Ⅰ级。

分诊去向:复苏室。

响应时间:立刻。

2.依据《急诊检伤急迫度分级量表(TTAS)》

分类名称:头部外伤。

主诉判断依据:头部钝伤,无意识(GCS3~8)。

分诊科室:急诊外科,启动创伤流程。

分诊级别:Ⅰ级。

分诊去向:复苏室。

响应时间:立刻。

三、急救护理思维

(一)病情评估与思维

1.初级评估

复苏室护士即刻接诊患者,启动创伤流程,在做好自身防护的情况下,协助医生共同进行ABCDE初级评估。

A(airway with cervical spine protection,气道开放和颈椎保护):患者气道通畅,无异物梗阻;有高危受伤机制,立即实施颈椎固定保护。一名护士实施手法固定(头锁固定法),将患者头部、颈部固定在中立位置,另一名护士置颈托予颈椎固定保护。

B(breath,呼吸):暴露患者胸壁,检查胸壁完整,无外在活动性出血,无皮下气肿,无塌陷。呼吸频率15次/min,SpO$_2$ 90%~94%,予氧气面罩吸氧10L/min。

C(circulation,循环):头部可见明显出血点,纱布包扎;连接心电监护仪,显示窦性心律,心率波动范围110~119次/min;监测血压,收缩压波动范围85~96mmHg,舒张压波动范围50~58mmHg。

D(disability,神经系统):神志不清,呼之不应,GCS评分3分。左侧瞳孔直径5mm,对光反应消失;右侧瞳孔直径3mm,对光反应迟钝。四肢肌张力正常,未见自主活动。

E(expose/environmental,暴露与环境):分诊后立即安置患者于复苏室床位,解开衣物进行体格检查,查找有无明显的创伤迹象、非正常印迹或医疗信息修饰等情况,重点查看头颅外伤情况,查体时注意保暖和保护隐私。

2.再次评估

在完善ABCDE初级评估后,发现该患者生命体征不平稳,立即予补液抗休克、止血等治疗。待生命体征平稳后,进行进一步评估;主要是针对性病史的采集和寻找可逆性病因并治疗的过程。通过询问患者/家属或相关人员,获得患者的针对性病史等资料,从中寻找可能的原因并处理;采用SAMPLE病史采集方法,具体内容如下。

S(signs and symptoms,症状与体征):患者神志不清,呼之不应,四肢未见自主活动,肌力0级,肌张力正常。

A(allergy,过敏史):无药物过敏史。

M(medications,用药情况):长期服用高血压药物,具体用药不详。

P(past medical history,既往史):高血压病史5年,一直降压药物治疗。

L(last meal,末次进餐时间):午餐12:00。

E(events,疾病相关事件):车辆撞击。

在了解损伤机制并完成初级评估及其维持生命的干预措施后,可开始进行进一步评估,即从头到脚的评估(head-to-toe assessment),注意评估过程中需始终保持颈椎固定。

(1)头面部评估:患者右前额有一5cm×5cm伤口,纱布包扎,有少量渗血。口鼻部无出血,左侧瞳孔直径4mm,对光反应迟钝,右侧瞳孔直径3mm,对光反应迟钝。

(2)颈部评估:让团队成员一人固定颈部,另一人移去前部颈托,观察及触诊颈部,查看气管居中,颈部无肿胀、皮下无气肿、无压痛及出血,评估结束后放回前部颈托。

(3)胸部评估:呼吸对称,胸部无外伤、出血、压痛,胸部挤压阴性,未触及捻发音,无皮下气肿,听诊两侧呼吸音对称,听诊心音并叩诊胸部未发现明显异常体征。

(4)腹部评估:观察腹部形态正常,无外伤、出血、异物等,听诊肠鸣音,顺时针触诊腹部四象限查看,未发现腹部紧张、无压痛及反跳痛、无包块或液波震颤,叩诊未发现移动性浊音。

(5)骨盆及外生殖器评估:观察及触诊骨盆及外部生殖器,查看无明显外伤、出血、失禁、异物、骨擦音。观察尿道口无出血,骨盆(挤压和分离试验)阴性。

(6)四肢评估:患者四肢未见畸形、肿胀及出血,足背动脉可触及。四肢散在擦伤。

(7)检查后背部:3名医护人员使用轴线翻身的方法,查看后枕部无血肿,后背部、大腿后部有散在擦伤,触诊脊椎未发现明显异常。

3.相关检查结果

头颅CT示蛛网膜下腔出血,右侧基底节区、右小脑半球挫裂伤,鼻骨骨折。

辅助检查:pH 7.302,PaO_2 142mmHg,$PaCO_2$ 42mmHg,乳酸3.8mmol/L,WBC 20.38×10^9/L,Hb 92g/L,PLT 170×10^9/L。12导联心电图示:窦性心动过速。

4.病情诊断

根据采集的相关病史和检查结果,该患者被诊断为重型颅脑外伤。

颅脑损伤的神经系统评估及辅助检查

目前,《严重创伤性颅脑损伤的管理指南(第4版)》最为推荐的颅脑损伤评估方法是格拉斯哥昏迷评分(GCS)、头颅CT、经颅多普勒(TCD)。指南建议使用GCS评估创伤性颅脑损伤(traumatic brain injury,TBI)的严重程度,特别是运动反应以及瞳孔大小和对光反应。为了监测继发性神经功能恶化,在患者的初步管理期间必须重复进行体格检查。中毒TBI患者,即GCS在9～13分,具有继发性神经功能恶化的显著风险。在此种情况下,不同国家对神经系统检查的频率标准不同:澳大利亚为每30min一次;英国为前2h每隔30min检查一次,接下来的4h内每隔1h检查一次;而挪威、瑞典等国家为前2h每隔15min检查一次,接下来的12h内每小时检查一次。当发生继发性神经功能缺损或GCS减少至少2min应进行第2次CT扫描。

该指南建议使用头颅CT扫描来评估TBI的初始严重程度;对于重型TBI,指南建议及时行头颈部CT扫描;对伴有危险因素的患者使用CT血管造影进行早期主动脉弓以上和颅内动脉的检查。

(二)急救实践

依据《急诊预检分级分诊标准》或《急诊检伤急迫度分级量表(TTAS)》中主诉判断依据进行准确分诊,该患者分诊级别:Ⅰ级;分诊去向:复苏室;分诊科室:神经外科,启动创伤流程。具体急救实践如下。

1.立即开启绿色通道

接到院前急救医生的联系后,根据初步信息启动创伤急救流程,预检台与复苏室做好相应准备,通知神经外科医生,待患者达到后,根据生命体征、面色、瞳孔、120医生交接内容和GCS评分立即启动院内绿色通道。在接诊120的同时迅速对患者进行病情紧急评估,将患者分诊至复苏室,启动创伤患者救治流程,与CT室、检验科等各科急救单元取得联系,使患者在最短时间内得到救治。

2.立即启动创伤团队救治

创伤团队队员按照急救工作流程迅速进行角色定位、分工与协作,责任明确,主动配合创伤医生实施急救与护理措施,团队成员实施"IMO"护理措施。①气道护士与创伤医生查看颈托固定状态,并予以预防性加固,立即予氧气吸入(oxygen,O):给予患者面罩10L/min吸氧,维持SpO_2＞94%。②评估护士协助创伤医生进行初步C-ABCDE评估,识别患者存在的灾难性出血,并立即给予纱布继续加压包扎止血,完成GCS评分,获取临床信息,快速完成暴露且保暖。③循环护士立即予心电监护(monitoring,M):予以多功能心电监护仪,按照SpO_2-BP-HR的顺序快速监测。静脉通路(intravenous,I):建立2条18G的浅静脉置管通路,必要时使用骨内通路(IO),用于升压和补液纠正休克,及时通过静脉通路应用各种抢救药物,必要时协助医生进行深静脉置管穿刺,执行检验医嘱。④记录护士随时观察记录患者生命体征、抢救用药时间、维持现场环境等,及时将采集好的创伤全套血标本送检验科,检测包括血常规+血型、PT、血气分析、生化、TNI、传染病四项等,启动创伤优先标识体系,血标本装入含有"创伤"字样的专用袋快速送检,以利于优先识别,加快诊疗速度,提高救治效率;配血标本送输血科;同时完成重点人员呼叫、床边FAST、床边胸片等。⑤创伤团队动态评估处置的效果,采集SAMPLE,待条件符合后,立即进一步评估,并完善检查前准备。与放射科无缝衔接,先一步通知CT室做好检查准备工作,迅速将患者运至CT室进行头颅CT扫描检查,检查结束后综合评估,待会诊明确治疗方案后,完成术前准备,明确现阶段已使用药物并进行效果评价,转送至手术室进一步治疗。

3.病情监测

（1）血压管理（C）

保持收缩压>110mmHg,同时评估并纠正导致继发性脑损伤的因素。因而在治疗过程中,可以适当使用血管加压药如去甲肾上腺素、儿茶酚胺类药物经静脉给药,同时减少镇静剂的剂量或增加补液量,以预防低血压发生。尽量使用不降低血压的药物诱导镇静,采用连续镇静而不是静推镇静,及时纠正低血容量,调整机械通气以促进中心静脉回流。

思维链接

低血压对TBI患者的影响

在TBI早期阶段,即使是单次低血压（SBP<90mmHg）事件,也会导致神经功能恶化。入院时收缩压降至110mmHg以下时,患者的病死率明显上升。TBI早期阶段发生的低血压是与6个月预后不良相关的一个关键问题。低血压（SBP<90mmHg）超过5min与神经系统功能恶化及死亡显著增加有关。院前和院内低血压与病死率增加有关。欧洲最新版的创伤大出血管理指南建议严重TBI患者保持平均动脉压≥80mmHg。

（2）呼吸管理（A、B）

颈部颈托固定,实施颈椎保护,及时早期完成保护性快速诱导插管。通过气管插管通气,调整吸入氧浓度和分钟通气量,使SpO_2>93%、动脉血氧分压<69mmHg,使动脉血二氧化碳分压维持在30～35mmHg。抬高床头15°～30°,并抬高患者膝盖;给予丙泊酚、芬太尼等药物进行镇静和镇痛;针对性给予丙戊酸钠预防并控制癫痫发作;输注晶体液维持血容量,保持颅内压和脑组织氧分压在正常水平。对气管插管患者进行呼气末二氧化碳（$EtCO_2$）监测,判断气管导管的位置放置正确与否,同时可以检测可能的心排血量减少现象;及时进行血气分析,以获取血气分析结果。

（3）神经监测管理（D）

对重型颅脑损伤患者进行神经监测有助于及早发现继发性脑损伤，以便及时干预。意识、瞳孔变化灵敏，能较早地反映病情，对患者意识、瞳孔变化的观察与判断，是颅脑损伤患者的重要监测内容。颅内压监测一直是重型颅脑损伤患者神经监测的重中之重，护士可以根据颅内压、患者的意识和瞳孔的改变三者及时准确判断出病情的变化和发展，抓住抢救时机、避免不良后果。

（4）并发症预防与观察

应激性溃疡：应激性溃疡是颅脑损伤患者非常常见的并发症，早期可给予 H_2 受体阻滞剂、质子泵抑制剂等药物进行预防，后续治疗建议在伤后72h内开始，可行早期肠内喂养。

呼吸机相关性肺炎：外伤患者会出现持续的全身炎症反应综合征，增加院内脓毒症发生的风险，低剂量氢化可的松可能会发挥有益的免疫调节作用，早期留置鼻肠管进行经空肠喂养，可以降低呼吸机相关性肺炎的发生率。

应激性高血糖：维持血糖浓度在9～11mmol/L。

压疮：合理利用泡沫贴、气垫床等减压装置，同时要确保管道和设备未放置在皮肤表面和床之间，确保呼吸机管路不会牵拉气管造成张力，合理补充营养，预防压疮发生。

泌尿系统感染：严格掌握留置导尿的使用适应证，控制留置时间，严格进行无菌操作。

（三）急救流程

在接诊到颅脑外伤患者时，应立即启动应急反应系统，严格执行创伤患者急救流程中的各项职责、评估、措施，每个环节紧密相扣，为创伤患者争取最佳治疗时机，具体急救流程如图8-2-1所示。

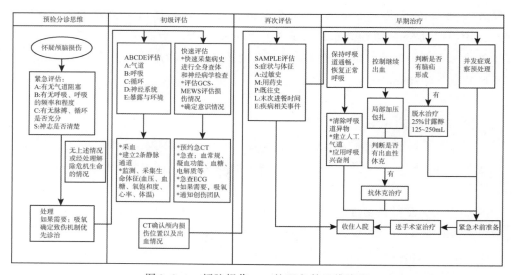

图8-2-1　颅脑损伤——护理急救思维流程

四、思维拓展

（一）前沿文献

继发性肺炎是重症颅脑损伤患者的严重并发症之一，也是影响患者预后的关键影响因素。已有研究认为，创伤后肺损伤与颅脑损伤后神经内分泌系统异常激活导致的血糖代谢紊乱密切相关。临床强化血糖控制治疗方案极大改善了重症颅脑损伤患者的预后。近年有研究指出，血糖波动幅度较应激性高血糖更容易引起氧化应激反应，从而活化炎性因子释放导致多器官功能损害。

严重TBI后高血糖并不少见。这种应激性高血糖是由反调节激素和/或胰岛素抵抗引起的。TBI后的高血糖与死亡率风险增加和神经系统功能不良预后有关。在调整年龄和严重程度评分后，血糖＞11mmol/L（2g/L）已被确定为患者死亡、感染及ICU住院时间延长的独立危险因素。高血糖被认为是导致受损脑组织发生继发性损伤的可能因素。在一般的ICU中，严格控制血糖的最初积极结果并没有进一步被证实。与强化胰岛素治疗相关的低血糖风险增加不容忽视。将血糖控制在＜6mmol/L（1.1g/L）水平的胰岛素治疗与间质脑葡萄糖浓度降低相关。伴随脑间质乳酸盐、谷氨酸盐浓度和乳酸/丙酮酸盐比例升高提示的脑能量危机可能加重原发损伤。所有研究都发现，严格控制血糖并不能改善神经功能损害或病死率，反而会增加低血糖的风险。在重症脑外伤患者中，严格控制血糖（4.4～6.1mmol/L或0.8～1.1g/L）的患者低血糖发生率较高。虽然在两个目标血糖浓度之间，即5.9mmol/L（1.1g/L）与6.5mmol/L（1.2g/L），第28天的病死率或6个月神经系统结局没有差异，但在严格控制组严重低血糖事件更频繁。陈万等选取首次诊断发病≤24h的重症颅脑损伤患者，采用动态血糖监测系统（CGMs）对患者进行72h的血糖监测，同时检测血清白细胞介素-6（IL-6）、C反应蛋白（CRP）及降钙素原（PCT）水平，并采用高分辨率胸部CT明确患者肺炎情况，采用斯皮尔曼（Spearman）法分析血糖波动指标与患者临床资料的相关性，采用logistic回归法分析患者出现肺炎的影响因素。通过一系列监测证实血糖波动是重症颅脑损伤后全身炎性因子释放的重要影响因素，与继发性肺炎密切相关。血糖波动幅度越大，其发生肺炎的概率越大。因此，重症颅脑损伤患者在控制多重危险因素的基础上，减轻血糖波动，对于防止肺炎的发生、发展具有重要意义。

（二）最佳证据赏析

第四版美国《重型颅脑损伤救治指南》总结了重型颅脑损伤治疗相关证据，包括去骨瓣减压、预防性亚低温、高渗性治疗、脑脊液引流、呼吸治疗、麻醉、镇痛、镇静、激素、感染预防、血压等方面的内容。具体内容如表8-2-1所示。

表 8-2-1　重症颅脑损伤治疗相关证据总结

证据维度	证据内容	证据级别
去骨瓣减压	双额去骨瓣减压并不推荐用于改善严重 TBI 患者预后(据 6 个月后 GOS-E 评分),这部分严重 TBI 患者包括了弥漫性损伤;1h 内有 15min ICP 是高于 20mmHg 的,且对一线治疗无效。但是这一技术被证明可以降低 ICP,并缩短 ICU 住院时间。对于严重 TBI 患者,大范围的额颞叶去骨瓣减压(不小于 12cm×15cm 或者直径 15cm)较小范围的额颞叶去骨瓣减压可以降低死亡率和改善神经功能	II A
预防性低体温	对于弥漫性损伤,并不推荐早期(2.5h 以内)、短期(伤后 48h)的预防性低体温	II B
高渗治疗	对于严重 TBI,虽然使用高渗治疗可能可以降低颅内压,但是目前还没有足够的证据做出特别推荐,而且也无法对某个特定的高渗制剂做出推荐	I
脑脊液引流	脑室外引流系统进行连续性引流较间断引流能更加有效地降低颅内压负荷。对于初始 GCS<6 的 TBI 患者,可以考虑伤后 12h 内开始引流脑脊液以降低颅内压	III
呼吸治疗	长期预防性过度通气(PaCO$_2$ 小于 25mmHg)	II B
麻醉、镇痛、镇静	使用巴比妥类药物诱发暴发抑制(EEG 表现)从而达到预防颅内压增高的发生是不受推荐的;对于标准药物和外科治疗无效的颅内压增高,推荐使用大剂量巴比妥类药物,但是血流动力学稳定是前提;尽管丙泊酚推荐用于控制颅内压,但是并不推荐用于改善死亡率以及 6 个月的结局。大剂量使用时需要小心,因为极易导致严重的并发症	II B
激素	激素不推荐用于改善预后和降低 ICP。对于严重 TBI,大剂量甲强龙与高死亡率有关,因而禁忌使用	I
感染预防	当总体的收益是大于气管切开本身的并发症时,推荐早期气管切开,缩短呼吸机使用时间。但是并没有证据证实早期气管切开可以降低死亡率或者医院内肺炎感染率。使用聚乙烯吡咯酮碘进行口腔护理也是不推荐的,因为会使发生 ARDS 的风险增加	II A
	脑室外引流时,可以考虑使用抗生素浸渍导管,以防导管相关性感染	III
血压	对于 50~69 岁的患者,维持收缩压在 100mmHg 以上,对于 15~49 岁或者超过 70 岁的患者,维持收缩压在 110mmHg 以上,可以降低死亡率,改善预后	III

第三节 脊髓脊柱损伤

一、案例导入

患者,男性,35岁,因"高处坠落1h"由120送入急诊。患者1h前从3m高处坠落,头先着地,致颈部疼痛、四肢活动感觉障碍,当时不能站立,双下肢无法活动,双上肢活动轻度受限,由120紧急送至急诊就诊。既往体健。

二、预检分诊思维

结合SOAP分诊流程进行预检分诊。

（一）S（subjective,主观感受）

高处坠落,颈部疼痛。

（二）O（objective,客观现象）

1.紧急评估

预检分诊护士立即接诊患者,启动预检分诊流程,进行紧急评估。

A（airway,气道）:气道通畅,无异物梗阻。

B（breath,呼吸）:呼吸频率、节律、深度无明显异常。

C（circulation,循环）:四肢肢端皮温正常,桡动脉搏动可触及,全身散在皮肤擦伤,口唇无发绀。

S（consciousness,意识状态）:患者神志清,对答切题。

2.测量生命体征及完成快速监测

体温36.0℃;脉搏105次/min;呼吸25次/min;血压90/52mmHg;SpO_2 93%;疼痛评分5分;GCS评分15分。

3.身体评估

患者神志清,主诉颈部疼痛活动受限,双下肢活动障碍,四肢活动感觉减退。

思维链接

创伤性脊柱脊髓损伤

创伤性脊柱脊髓损伤（traumatic spinal cord injury,TSCI）指各类创伤因素导致脊柱结构的完整性被损害或破坏,包括椎骨、椎间盘、稳定脊柱的韧带及椎旁肌肉的损伤导致椎管内神经结构（包括脊髓和神经根）及其功能的损害,出现损伤水平及以下脊髓功能（运动、感觉、反射等）障碍。致伤原因如交通伤、高处坠落伤、重物砸伤、运动损伤及其他等,致伤机制如屈曲过伸性损伤、垂直爆裂损伤等。

诊断

具备以下3个条件,即可诊断创伤性脊柱脊髓损伤:

a)存在脊柱创伤病史,伤后出现神经症状;

b)影像检查显示脊柱损伤和(或)脊髓异常改变(MRI检查);

c)脊柱损伤水平与脊髓损伤水平定位相符合。

2.脊髓损伤分类

分不完全性脊髓损伤和完全性脊髓损伤:

a)不完全性脊髓损伤指神经损伤平面以下,包括最低骶髓节段(S4~5)保留任何感觉和/或运动功能(即存在骶残留)。

b)完全性脊髓损伤指最低骶髓节段(S4~5)感觉和运动功能丧失(即没有骶残留)。完全性脊髓损伤应在脊髓休克结束后确定,脊髓损伤48h后仍表现为脊髓休克,检查确认鞍区无感觉和运动功能,按完全性脊髓损伤诊断。

(三)A(assessment,分析与估计)

根据患者颈部活动受限,双上肢活动受限,双下肢不能活动并感觉减退,结合患者致伤机制(高处坠落),高度怀疑为创伤性脊髓脊柱损伤。

(四)P(plan,计划)

1.依据《急诊预检分级分诊标准》

指标维度:征象/风险。

分诊标准:创伤患者,有高危险性受伤机制。

分诊科室:急诊外科,启动创伤流程。

分诊级别:Ⅱ级。

分诊去向:抢救室。

响应时间:立刻。

2.依据《急诊检伤急迫度分级量表(TTAS)》

分类名称:腰背部外伤。

主诉判断依据:新出现的神经功能缺损;高危险性受伤机转。

分诊科室:急诊外科,启动创伤流程。

分诊级别:Ⅱ级。

分诊去向:抢救室。

响应时间:立刻。

三、急救护理思维

（一）病情评估与思维

1.初级评估

复苏室护士立刻接诊患者，启动创伤流程，在做好自身防护的情况下，协助医生共同进行ABCS初级评估。

A（airway with cervical spine protection，气道开放和颈椎保护）：患者能自述姓名及简述受伤经过，气道通畅，无异物梗阻。患者颈椎活动受限立即实施颈椎固定保护。

B（breath，呼吸）：呼吸频率25次/min，SpO_2 93%，予面罩吸氧6L/min，暂无高级气道建立指征。

C（circulation，循环）：全身散在皮肤擦伤，未见明显出血；心电监护仪，显示窦性心律，心率105次/min；监测血压，收缩压波动范围86～98mmHg，舒张压波动范围52～58mmHg。

S（spine，脊柱脊髓损伤评估）：神志清，痛苦貌，GCS评分15分，NRS评分6分，双侧瞳孔等大等圆，直径3mm，对光反应灵敏，双眼无凝视，未见眼震；颈椎压痛（+）、脊柱压痛（+），双上肢肌力3级，双下肢肌力0级，双下肢肌张力下降，双侧腹股沟以下感觉减退。

E（expose/environmental，暴露与环境）：患者分诊后安置于复苏室床位，护士小心去除患者衣物进行充分暴露后全面检查伤情，查看患者有无明显出血部位、烧伤部位、异物刺入、非正常印迹或医疗信息修饰等情况。在整个暴露过程中做好患者的隐私保护和保暖措施，对于该类创伤患者谨防低体温发生。对于去除的衣物，应妥善保存，交给家属或作为证据交给相关司法部门。对于受伤时曾经暴露于有害污染环境中的患者，需要对其进行必要的洗消处理。整个暴露和检查过程中创伤团队成员应注意保护自身的安全。

2.再次评估

创伤护士完善ABCS初级评估后得出该患者生命体征不平稳，立即予补液抗休克等对症治疗。待生命体征稳定后，立即进行全面的体格检查及神经系统检查；主要是针对性病史的采集和寻找可逆性病因并治疗的过程。通过询问患者/家属或相关人员，获得患者的针对性病史等资料，从中寻找可能的原因并处理；采用SAMPLE病史采集方法，具体内容如下。

S（signs and symptoms，症状与体征）：神志清，痛苦貌，GCS评分15分，NRS评分6分，C7、T1锥体棘突压痛，双肱二、三头肌反射、双桡骨骨膜反射减弱，双上肢肌力3级，双下肢肌力0级，双下肢肌张力下降，双侧腹股沟下感觉减退，提睾反射、缩肛反射未引出。

A(allergy,过敏史):无药物过敏史。

M(medications,用药情况):无服药史。

P(past medical history,既往史):长期吸烟10年。

L(last meal,末次进餐时间):早餐7:00。

E(events,疾病相关事件):高处坠落。

在了解损伤机制并完成初级评估及其维持生命的干预措施后,可开始进行进一步评估,即从头到脚的评估(head-to-toe assessment),注意评估过程中需始终保持颈椎固定。

(1)头面部评估:患者头面部无明显外伤,双侧瞳孔直径3mm,等大等圆,对光反应灵敏。

(2)颈部评估:让团队成员一人固定颈部,另一人移去前部颈托,观察及触诊颈部,查看气管居中,颈部有压痛,NRS评分6分,无出血,活动受限,评估结束后放回前部颈托。

(3)胸部评估:呼吸对称,胸部无外伤、出血、压痛,胸部挤压阴性,未触及捻发音,无皮下气肿,听诊两侧呼吸音对称、听诊心音并叩诊胸部未发现明显异常体征。

(4)腹部评估:观察腹部形态正常,无外伤、出血、异物等,听诊肠鸣音,顺时针触诊腹部四象限查看,未发现腹部紧张、无压痛及反跳痛、无包块或液波震颤,叩诊未发现移动性浊音。

(5)骨盆及外生殖器评估:观察及触诊骨盆及外部生殖器,发现双侧腹股沟下感觉减退,提睾反射、缩肛发射未引出。观察尿道口无出血,骨盆(挤压和分离试验)阴性。

(6)四肢评估:患者四肢散在擦伤,双肱二、三头肌反射、双桡骨骨膜反射减弱,双上肢肌力3级,双下肢肌力0级,双下肢肌张力下降。

(7)检查后背部:3名医护人员使用轴线翻身的方法,后背部无擦伤,查看后枕部无血肿,触诊脊椎发现C7,T1锥体棘突压痛,可疑脊柱损伤。

思维链接

TSCI分级及后果

脊髓损伤常见的分级方法为美国脊髓损伤协会(ASIA)分级。ASIA将脊髓损伤分为A、B、C、D、E 5个级别(如表8-3-1所示),各节段损伤的后果如表8-3-2所示。

表8-3-1　TSCI分级标准

得分	描述
A级	完全性损伤,骶段(S4~5)无任何运动及感觉功能保留
B级	不完全性损伤,在神经损伤平面以下,包括骶段(S4~5)存在感觉功能,但无任何运动功能

续表

得分	描述
C级	不完全性损伤,在神经损伤平面以下有运动功能,保留一半以上的关键肌肌力<3级
D级	不完全性损伤,在神经损伤平面以下有运动功能,保留至少一半的关键肌肌力≥3级
E级	正常,感觉和运动功能正常

表 8-3-2　各节段脊髓损伤的后果

C4~C5	C6~C8	T1~T5	T6~T10	T11~T12	L1~S2
呼吸功能可能受影响	上臂大部分功能存在	上肢和背部肌肉功能存在	上肢和背部肌肉功能良好	腹肌和脊柱伸肌正常	下肢有一定功能
头部以外的自主运动仅限于膈肌和部分肱三头肌	腕部可有屈伸动作	上臂可以在没有辅助的情况下操纵轮椅	上腹部肌力存在	有髋关节屈曲/外展功能	某些患者可能行走
手无法抓提	手指可有抓握动作	腹肌有部分功能	有一定的躯干支撑能力	躯干稳定使上肢得以加强	上肢功能完全解放
需要加强轮椅且无法自己操作	可在辅助下操作轮椅	可能需加强轮椅支撑躯干	可使用普通轮椅	轮椅使用自如	轮椅使用自如
	必须用加强轮椅支撑躯干				

3.相关检查结果

颈椎 CT 提示 C8 锥体重度滑脱,双侧椎板骨折;C7 棘突骨折;T1 锥体上缘骨折。

4.病情诊断

根据采集的相关病史以及检查结果,该患者被诊断为创伤性脊髓脊柱损伤,C8 严重骨折脱位合并颈脊髓损伤。

思维链接

脊柱脊髓损伤患者的评估

脊柱脊髓损伤患者的评估包括生命体征、体格检查与辅助检查等,具体内容如下。

a)进入急诊室后重新进行 ABCS 评估;

b)受伤病因和机制评估(车祸、高处坠落、重物砸伤、体育运动、其他等);

c)在生命体征稳定的前提下,进行全面的体格检查及神经系统检查;

d)化验检查:血常规、尿常规、凝血功能、血气分析、肝功能、肾功能、电解质、输血前检查、血型、心肌酶等;

e)影像学检查(X 线、CT、MRI):常规拍摄全脊柱 X 线片及胸片,常规 CT 检查脊

柱骨折部位和胸、腹部脏器,对有昏迷、意识障碍、头部创伤的患者常规CT检查头部,常规进行脊髓MRI检查;

　　f)超声检查:腹部脏器、下肢静脉彩超。

　　怀疑脊柱脊髓损伤的患者仍需评估是否存在头部、胸部、肢体、腹部脏器等多发伤。

(二)急救实践

　　依据《急诊预检分级分诊标准》和《急诊检伤急迫度分级量表(TTAS)》中的主诉判断依据进行准确预检分诊。该患者分诊级别:Ⅱ级;分诊去向:抢救室;分诊科室:急诊外科,启动创伤救治流程;针对该患者具体急救实践如下。

1.立即开启绿色通道

　　在接诊120时迅速对患者进行评估,将患者分诊至急诊抢救室,启动创伤救治流程;与脊柱外科、CT室、检验科等各科急救单元取得联系,使该患者在最短时间内得到救治。

2.立即启动创伤团队救治

　　创伤团队按照急救工作流程迅速进行角色定位、分工与协作、责任明确,主动配合创伤医生实施急救与护理措施,团队成员实施"IMO"护理措施。

　　静脉通路(intravenous,I):建立外周浅静脉通道,静脉通路穿刺部位选择肢体的粗直静脉,避免下肢穿刺。心电监护(monitoring,M):监测患者生命体征,监测到患者出现低血压,建立静脉通路后早期使用血管收缩药物(去甲肾上腺素和多巴胺)提升血压,将平均动脉压维持在80mmHg以上协助创伤医生进行初步ABCS评估,快速完成暴露且保暖,初步确定脊髓损伤平面及程度,识别是否存在头部、胸部、肢体骨折、腹部脏器等多发伤;采集血标本,执行化验医嘱,启动创伤优先标识体系,加快诊疗速度,提高救治效率;同时完成重点人员呼叫、床边FAST、床边胸片等;待条件符合后,立即进一步评估,并通知CT室做好检查准备,迅速将患者运至CT室进行颈椎、头颅、四肢CT检查扫描,检查结束后综合评估,明确诊断为创伤性脊髓脊柱损伤后,对患者呼吸、血压、心率、心律、SpO_2等进行密切监测,以确保用药安全;与患者及家属进行良好的沟通,予以心理干预。氧气吸入(oxygen,O):给予患者鼻导管吸氧,维持$SpO_2>95\%$,维持呼吸道通畅,做好气道管理。

思维链接

TSCI患者搬运原则

　　对怀疑TSCI的患者,应掌握好以下搬运原则,防止脊髓二次损伤的发生。

　　(1)严禁强行牵拉、扭曲患者肢体,防止加重血管、软组织和脊柱脊髓的损伤。患者翻身及减重活动时,应保持脊柱稳定性。

（2）选择受伤后的体位，或选择保持脊柱成一条直线的中立位。选择脊柱固定板。患者存在颈椎骨折时，用毛巾、衣物等填塞于头颈两侧，木板与背部之间的空隙，使头颈固定、保持不动。对于婴、幼儿宜妥善固定头部，制动后再搬运。

（3）怀疑胸腰椎骨折，应让患者两下肢靠拢，两上肢贴于腰侧，3~4人协同用力，保持头、脊柱在同一轴线上，使患者平稳卧于硬担架或硬板床上，固定脊柱为正直位。腰部也可用衣物、枕头等垫紧，防止转移途中患者体位变动。

3.病情监测

（1）呼吸管理

脊髓损伤特别是颈髓损伤患者，常常存在呼吸功能障碍，应严密监测患者动脉氧合情况，给予合适的吸氧。处理过程中应注意评估患者的病史，包括：脊髓损伤水平，损伤程度，有无胸部并发伤，既往肺部疾病史及吸烟史；膈肌活动度；注意评估患者的呼吸类型（胸式呼吸、腹式呼吸）及其强度，有无反常呼吸活动；评估患者的咳嗽力量，可分为有效咳嗽（能自己用力将分泌物咳出）、作用减弱（需经他人辅助将分泌物咳出）和无效咳嗽（需医务人员用吸痰管等将气道中的分泌物吸引出）；检查血常规、电解质；胸部 X 线及 CT 检查；肺功能检查。

思维链接

TSCI患者的气道管理

在脊髓损伤的情况下，缺氧可对神经系统结局造成不良影响。高位颈髓损伤的患者可能会出现呼吸困难，需要气道吸引或气管插管，或需要呼吸机辅助通气；大约1/3颈部损伤的患者需要在最初24h内气管插管。当患者需要紧急建立气道时，首选在保持脊柱轴线稳定的情况下进行快速诱导插管。如果时间允许，在可屈性纤维喉镜辅助下插管可能是一个更安全有效的选择。机械通气适应证：高位颈髓损伤，膈肌麻痹，无自主呼吸；单侧膈肌麻痹，呼吸加快，出现膈肌疲劳的患者；颈髓损伤水平进行性上升，呼吸情况恶化者；老年颈髓损伤患者，伴有呼吸系统病史，出现呼吸困难症状者；虽有自主呼吸，但有肺部感染、肺不张等并发症，出现呼吸衰竭患者。

（2）循环管理

用晶体液或胶体液恢复循环血量；需要抬高患者双腿、使头部低于心脏平面；补充血液和/或血管加压药：应用多巴胺、去甲肾上腺素等，慎用会导致低血压的药物，以维持患者平均动脉压在80mmHg以上。

（3）膀胱管理

通过触诊或超声检查判断患者是否存在膀胱充盈，尽快进行留置导尿以避免膀胱充盈造成的伤害,并间断开放引流膀胱。尿液浑浊、沉淀物较多时,酌情给予膀胱冲洗以预防泌尿系统并发症,保护肾功能。

4.并发症预防与观察

(1)呼吸系统并发症

常见的并发症有支气管炎、肺炎、肺不张等,预防措施包括:体位引流,规律地翻身及变换体位;帮助患者进行深呼吸锻炼,被动手法牵引和关节运动法。

(2)预防压疮

注意避免皮肤持续的压迫,定时翻身(间隔时间不超过2h);翻身时注意防止皮肤与床面的摩擦;翻身后安置合适的体位,枕垫位置适当。

(三)急救流程

在接诊脊柱脊髓损伤患者时,应立即启动应急反应系统,严格执行创伤急救流程中的各项职责、评估、措施,每个环节紧密相扣,为创伤患者争取最佳治疗时机,如图8-3-1所示。

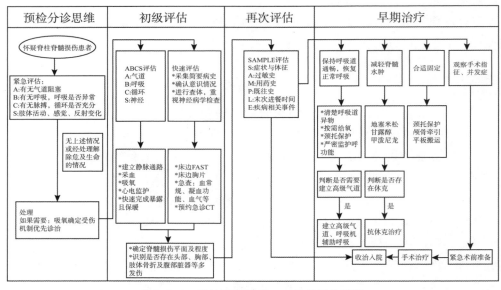

图 8-3-1　脊柱脊髓损伤——急救思维流程

四、思维拓展

(一)前沿文献

急性脊髓损伤(acute spinal cord injury,ASCI)是临床常见的一类运动系统创伤,常导致患者不同程度的感觉功能和运动功能丧失,严重者甚至造成肢体截瘫,丧失劳动能力,给患者的身体和心理带来沉重的负担。继发性脊髓损伤是由椎体骨折移位、血肿压迫造成的脊髓组织进行性损伤,多来源于炎症及氧化应激损伤引起的神经元受损病变,可通过相关治疗缓解。大量研究报道,继发性脊髓损伤是造成患者严重生活障碍的主要因素。甲强龙作为临床治疗急性脊髓损伤的首选药物,用其进行冲击治疗是临床常用于治疗 ASCI 的方案,可抑制炎症介质的释放和免疫反应等。但受限于糖皮质激素的不良反应,冲击疗法仅能短期使用,对神经保护和恢复作用有限。长时间的给予大剂量的甲强龙,易引起患者消化性溃疡、出血、骨质疏松、泌尿系统感染、股骨头坏死等不良反应。

基于此,有学者研究在甲强龙治疗背景下,使用鼠神经生长因子联合亚低温治疗急性脊髓损伤。鼠神经生长因子为外源性神经生长因子,能促进神经元突起生长、神经细胞分化及成熟,对脊髓损伤后功能恢复有很大的促进作用。亚低温治疗能有效保护神经细胞功能,减轻脊髓的继发性损伤,甲强龙具有较强的免疫抑制作用,早期大剂量应用有利于脊髓冲动的发生,增加脊髓的血流,减轻脱髓鞘的程度,减缓组织的退行性改变,改善神经的传导功能。同时,亚低温疗法可以抑制兴奋氨基酸的释放,降低组织对血氧的需求,减轻脊髓的进一步损伤,协同增强甲强龙的治疗效果。在亚低温联合甲强龙基础上注射鼠神经生长因子作为神经营养剂,则可形成延缓损伤加重(亚低温)、治疗脊髓损伤(甲强龙)、促进神经分化及恢复神经功能(mNGF)的闭合循环。

（二）最佳证据赏析

中国残疾人康复协会脊髓损伤康复专业委员会牵头组织国内康复医学专家,根据循证医学证据量评价及推荐强度评级 GRADE 系统对研究文献进行证据分级和推荐,纳入其中具有较高循证医学证据级别的文献,结合国内外已发表的相关指南、专家共识和临床实践形成《创伤性脊柱脊髓损伤后的系统管理及常见并发症处理专家共识（2022版）》,用于指导临床工作,如表8-3-3所示。

表8-3-3 创伤性脊柱脊髓损伤的系统管理

证据维度	证据内容	证据级别
神经源性膀胱管理	推荐基于膀胱功能障碍及临床症状,合理选择膀胱管理方法	Level A
	严重膀胱功能障碍可在脊髓损伤早期出现,急性脊髓损伤患者应尽快进行膀胱功能评估	Level B
	脊髓损伤早期推荐无菌技术留置导尿	Level B
深静脉血栓	脊髓损伤急性期、康复治疗期患者不建议应用多普勒超声进行深静脉血栓常规筛查	Level B
	急性脊髓损伤者应尽早进行物理预防,如间歇/序贯气压治疗、医用弹力袜、梯度压力弹力袜等	Level A
深静脉血栓	主动及被动关节活动度训练可减轻脊髓损伤患者下肢静脉瘀血,但对深静脉血栓预防的作用目前尚无定论	Level B
	综合干预可降低急性脊髓损伤患者深静脉血栓发生率	Level B

续表

证据维度	证据内容	证据级别
压力性损伤	脊髓损伤患者应定期进行压力性损伤风险评估;建议急性期每天至少1次进行视觉和触觉皮肤检查	Level A
	压力再分配应作为急性及慢性脊髓损伤患者压力性损伤预防的重要策略建议。在医疗条件允许、患者脊柱稳定时应立即开始压力再分配(更换体位、器械设备等)	Level B
皮肤保护	评估皮肤情况时,应对患者进行全面、整体评估,包括骨隆突处、器械受压处和黏膜处可能引起的皮肤损害	Level A
皮肤保护	避免医疗器械相关压力性损伤,加强对矫形鞋、颈托等压力较大处皮肤的保护	Level B
支撑面选择与体位管理	根据脊髓受损平面、躯体活动能力以及使用的支撑面定时翻身,高风险患者至少每2h翻身1次	Level A
	除非病情需要,尽量避免将床头抬高超过30°	Level A
	改变体位之后使用枕头、楔形枕、靠垫等支撑减压,避免使用"甜甜圈"等减压工具,用手检查受压区域压力情况	Level B
	侧卧位翻身时尽量保持角度为30°～45°	Level A
	维持患者功能位,避免神经肌肉痉挛	Level A

第四节　胸部损伤

一、案例导入

患者,男性,58岁,因"车祸致头胸部及右侧肩部疼痛40min"入院。患者驾驶电动车被小轿车撞飞,头部及右侧肢体着地,当即昏迷,约5min后意识转清,具体表现为头痛、右侧肩部及胸部疼痛、胸闷、呼吸困难、SpO_2偏低,由120送至急诊。既往体健。

二、预检分诊思维

结合SOAP分诊流程进行预检分诊。

（一）S（subjective,主观感受）

头痛、胸部疼痛、右侧肩部疼痛,胸闷伴呼吸困难。

（二）O（objective,客观现象）

1.紧急评估

预检分诊护士接诊该创伤患者,启动分诊流程,立即进行紧急评估。

A（airway,气道）:患者能自述姓名及简述受伤经过;评估气道通畅,无异物梗阻。

B（breath,呼吸）:观察患者胸部外观及呼吸形态,评估呼吸频率、节律、深度;

表现为右侧胸壁饱满,右侧胸部压痛,呼吸困难,口唇发绀,反常呼吸不明显。

C(circulation,循环):患者面色苍白,口唇发绀,烦躁不安,桡动脉可触及,搏动细弱,频率增快;后枕部可见一处长约4cm皮肤裂伤,有少量渗血;右侧肩部青紫肿胀,活动受限,外观无活动性出血。

S(consciousness,意识状态):通过意识状态分级(AVPU)法快速评估意识状态,该患者神志清醒,烦躁不安,对答切题。

2.测量生命体征及完成快速监测

体温36.3℃;脉搏123次/min;呼吸32次/min;血压92/60mmHg;SpO_2 89%;GCS评分15分;后枕部可见一处长约4cm皮肤裂伤,有少量渗血,无明显头痛,NRS评分3分;右侧肩部青紫肿胀,活动受限,无活动性出血,NRS评分4分;右侧胸壁饱满,右侧胸部压痛,NRS评分5分,可触及皮下气肿,伴随胸闷,呼吸困难症状;测指尖血糖(POCT):5.0mmol/L。

3.身体评估

运用修正创伤计分(revised trauma score,RTS)对患者进行评估,RTS:8分,总分低于11分,属于重伤患者;结合患者右侧胸壁饱满,右侧胸部压痛,NRS评分5分,可触及皮下气肿,伴随胸闷、呼吸困难症状,且SpO_2低,高度怀疑该患者胸部损伤。

思维链接

胸部损伤的概述及常见类型

胸部损伤在多发伤中较为常见,有20%~25%的创伤死亡患者死亡原因与胸部创伤有关。胸部损伤是由外部力量作用于胸壁所致,常见损伤机制包括交通事故、坠落、爆炸、火器、挤压等钝性和穿透性损伤。

胸部损伤可分为开放性损伤和闭合性损伤。常见的开放性损伤包含开放性气胸、开放性血胸、心脏压塞、食管伤、纵隔气肿与血肿、膈肌破裂、胸壁开放伤等。常见的闭合性损伤包含胸壁挫伤、肋骨骨折、创伤性窒息、血胸、胸爆震伤等。

立即威胁生命的胸部损伤有张力性气胸、心脏压塞、开放性气胸、大量血胸、连枷胸等;潜在威胁生命的胸部损伤有主动脉损伤、肺挫伤、膈肌破裂、心脏挫伤、气管/食管断裂等;无生命威胁的胸部损伤有单纯性气胸、肋骨骨折、胸骨骨折、锁骨骨折、肩胛骨骨折等。

(三)A(assessment,分析与估计)

患者属于高风险受伤机制,结合患者右侧胸壁饱满,右侧胸部压痛,NRS评分5分,可触及皮下气肿,伴随胸闷、呼吸困难症状,且SpO_2低,高度怀疑该患者胸部损伤,明确诊断及损伤类型需要紧急行胸部X检查。

胸部损伤检查诊断

急诊初步筛查胸部创伤的方法通常为胸部X线平片,它能迅速识别危及生命的胸腔内损伤,如张力性气胸、大量血胸、心脏压塞等,但其对诊断肋骨、胸骨骨折的敏感度均较低。评估胸部创伤的主要影像手段为CT检查,是胸部创伤患者初步评估的关键检测手段,它不仅能更准确地发现肋骨、胸骨骨折,而且能发现潜在的肺挫裂伤、纵隔血肿、心脏大血管损伤等胸腔内器官损伤。同时对于需要行肋骨骨折手术的患者术前推荐常规实施胸部CT平扫和三维重建。

(四)P(plan,计划)

1.依据《急诊预检分级分诊标准》

指标维度:高风险/潜在危险情况。

分诊标准:胸痛/胸闷(疑似张力性气胸)。

分诊科室:急诊外科,启动创伤急救流程。

分诊级别:Ⅰ级。

分诊去向:复苏室。

响应时间:即刻。

2.依据《急诊检伤急迫度分级量表(TTAS)》

分类名称:胸部外伤。

主诉判断依据:胸部钝伤,重度呼吸窘迫。

分诊科室:急诊外科,启动创伤流程。

分诊级别:Ⅰ级。

分诊去向:复苏室。

响应时间:即刻。

三、急救护理思维

(一)病情评估与思维

1.初级评估

抢救室护士接诊该患者,在做好自身防护的情况下,协助医生共同进行标准创伤评估,即ABCDE初级评估。

A(airway with cervical spine protection,气道开放和颈椎保护):患者能自述姓名及简述受伤经过,气道通畅,无异物梗阻;颈部压痛(一),但有高危受伤机制,立即实施颈椎固定保护。一名护士实施手法固定(头锁固定法),将患者头部、颈部固定在中立位置,另一名护士置颈托予颈椎固定保护。如患者头颈部歪向一侧且主诉颈部疼痛尝试伸直颈部时,一定要保持患者原有姿势;在未确定患者颈椎安全前或安装头部固定器前,手法固定不能解除。

B(breath,呼吸):暴露患者胸壁,检查胸壁是否完整;右侧胸壁饱满,可触及皮下气肿,呼吸形态及节律异常,呼吸困难,反常呼吸不明显,呼吸频率波动范围32~36次/min、SpO$_2$ 88%~90%、气管位置偏向左侧、颈静脉怒张;右侧肩部青紫肿胀,活动受限,无外在活动性出血;右侧胸部叩诊呈鼓音;听诊双侧呼吸音,右侧呼吸音消失。

C(circulation,循环):后枕部可见一处长约4cm的皮肤裂伤,有少量渗血,无明显头痛,NRS评分3分;患者面色苍白,口唇发绀,烦躁不安,通过触摸大动脉搏动,判定患者桡动脉搏动细弱,频率增快;快速检查患者毛细血管再充盈情况,甲床颜色由白转红时间为2s,微循环正常;连接心电监护仪,12导联显示窦性心动过速,频率大于120次/min;监测血压,收缩压波动范围90~100mmHg,舒张压波动范围60~65mmHg;暂无明显的外在活动性大出血。

D(disability,神经系统):神志清,烦躁不安,对答切题,GCS评分15分,双侧瞳孔等大等圆,直径3mm,对光反应灵敏,双眼无凝视,未见眼震;检查手指和脚趾感觉正常,右侧上肢疼痛,NRS评分4分,活动受限;双下肢活动正常。

E(expose/environmental,暴露与环境):患者分诊后安置于复苏室床位,护士小心去除患者衣物进行充分暴露后全面检查伤情,查看患者有无明显出血部位、烧伤部位、异物刺入、非正常印迹或医疗信息修饰等情况。在整个暴露过程中做好患者的隐私保护和保暖措施,对于该类创伤患者谨防低体温发生。对于去除的衣物,应妥善保存,交给家属或作为证据交给相关司法部门。对于受伤时曾经暴露于有毒有害污染环境中的患者,需要对其进行必要的洗消处理。整个暴露和检查过程中创伤团队成员应注意保护自身的安全。

创伤初级评估的目的是通过评估判断患者的一般状况,识别与处理存在的紧急致命性损伤。在评估过程中始终确保患者气道、呼吸、循环的优先等级及安全原则,同时控制出血。

2.紧急处置

该患者右侧胸壁饱满,表现为胸闷、呼吸困难,且触及皮下气肿;右侧胸部叩诊呈鼓音;听诊右侧呼吸音消失,SpO$_2$低,需要立即排除紧急致命性通气安全问题,如是否存在张力性气胸、心脏压塞、大量血胸、连枷胸等。协助医生行床边FAST超声检查,提示右侧胸腔大量积气,未见积液;心包未见积液,肝胆胰脾未见异常,腹腔未见明显积液。行床旁心电图,提示窦性心动过速;床边X线检查,显示胸膜腔大量积气,胸腔膨隆,横膈下降,肋间隙增宽,气管偏移至左侧。根据上述检查结果,患者诊断为右侧张力性气胸;立即协助医生行紧急胸腔穿刺减压,排除紧急致命性通气安全问题。

张力性气胸紧急处理方法

张力性气胸是胸壁、肺、支气管或食管上的创伤裂口呈单向活瓣,与胸膜腔相通,吸气时活瓣开放,空气进入胸膜腔,呼气时活瓣关闭,空气不能从胸膜腔排出,随着呼吸的持续进行,伤侧胸膜腔内气体不断增多,压力逐渐增高,又称压力性气胸或活瓣性气胸。

张力性气胸患者的临床表现及症状体征为极度呼吸困难,端坐呼吸;缺氧严重者,表现为口唇发绀、烦躁不安、昏迷,甚至窒息;体格检查可见患侧胸部饱满,肋间隙增宽,气管偏向健侧,伴或不伴有皮下气肿;叩诊呈鼓音,听诊呼吸音减轻或消失,颈静脉怒张。

张力性气胸的急救处理是胸腔穿刺减压立即排气,以降低胸膜腔内压力;在危急状况下选用型号14～16G,导管长度在6～9cm的粗针头从患侧前胸壁锁骨中线第2肋或第3肋插入胸膜腔穿刺,使高压气体喷出,即能达到排气减压的效果;穿刺点应略偏锁骨中线(乳头)的外侧,以免损伤心脏和大血管;患者紧急排气后,如病情趋于平稳,应尽早实施胸腔闭式引流。

3.再次评估

抢救室护士在了解患者受伤机制、完善ABCDE初级评估、识别和处理紧急致命性损伤、实施维持生命体征的干预措施后,该患者生命体征平稳,可进行进一步评估;评估内容主要包括如下内容。

(1)针对性病史的采集和寻找可逆性病因并治疗的过程

通过询问患者/家属或相关人员采集病史,获得患者的针对性病史等资料,从中寻找可能的原因并处理。采用病史采集SAMPLE准则,具体内容如下。

S(signs and symptoms,症状与体征):患者神志清,烦躁不安,对答切题,双侧瞳孔等大等圆,直径3mm,对光反应灵敏,双眼无凝视,未见眼震;头部疼痛,NRS评分3分;检查手指和脚趾感觉正常;右肩部疼痛,NRS评分4分,活动受限;双下肢活动正常;经紧急胸腔穿刺减压后呼吸困难较前好转,SpO_2波动范围93%～95%。

A(allergy,过敏史):青霉素过敏史。

M(medications,用药情况):未长期服用药物。

P(past medical history,既往史):既往体健。

L(last meal,末次进餐时间):中餐11:30。

E(events,疾病相关事件):被机动车撞飞,短暂昏迷史,受伤环境无毒、无害。

(2)从头到脚的评估,注意在评估的过程中需要始终保持颈椎固定

①头面部评估:观察和触摸头面部、鼻腔、口腔、耳部有无擦伤、撕裂伤、挫伤、穿刺伤,查看有无出血、血肿、瘀青、疼痛等情况。该患者后枕部可见一处长约4cm

的皮肤裂伤,有少量渗血;检查耳部、鼻腔无脑脊液漏,如耳鼻有分泌物,不要堵塞或覆盖,也不建议放置鼻饲管;查看口腔内有无牙齿缺失、异物、出血;评估瞳孔大小、形状、对光反应及眼肌运动正常,判断视力和听力无受损。

②颈部评估:在检查颈部情况时,一名护士站在患者头端采用头锁固定实施颈椎固定,另一名护士移去前部颈托,通过观察颈部和触诊,查看患者气管是否居中、颈部有无肿胀、出血、皮下气肿;查看颈静脉充盈度,有无怒张;颈部有无压痛、肌紧张、痉挛或其他异常体征。评估结束后放回前部颈托持续固定颈椎。

③胸部评估:暴露患者胸壁,妥善固定减压穿刺导管于胸壁,通过视触叩听的方法再次进行检查。视诊:观察患者胸壁完整,右侧胸壁饱满度较前好转,可见散在皮肤擦伤伴青紫肿胀,无外在活动性出血伤口及异物刺入。右侧肩部青紫肿胀,无活动性出血,NRS评分3分。呼吸频率波动范围25~28次/min,SpO$_2$维持在93%~95%。触诊:触诊胸廓,胸部挤压试验(+),皮下气肿范围较置管前减少。叩诊:在嘈杂的复苏室环境下胸部叩诊结果不可靠,因此未开展。听诊:双侧呼吸音粗,右侧呼吸音偏低,听诊心音(主动脉区、肺动脉区、二尖瓣区、三尖瓣区)正常。

④腹部评估:暴露患者腹部,通过视听触叩的方法进行检查。视诊:观察患者腹部无膨隆,无外伤、出血、异物等。触诊:顺时针触诊腹部四象限,无腹部紧张、压痛及反跳痛、包块等,触诊时应避免在疼痛部位开始,以免影响触诊结果。叩诊:无移动性浊音。听诊:肠鸣音正常,3次/min。

⑤骨盆及外生殖器评估:观察和触诊患者骨盆及外生殖器,查看有无外伤、出血、淤青、异物及骨擦音;查看尿道口患者有无出血,男性尿道无断裂或阴茎持续勃起状态;触诊骨盆,行骨盆挤压和分离试验(−);若患者高度疑似骨盆骨折或明确诊断为骨盆骨折,禁行骨盆挤压和分离试验。

⑥四肢评估:观察和触诊患者四肢及各个关节,检查有无肢体肿胀、出血、畸形、压痛、骨擦感、异物等;双侧同时检查肢体活动度、肌力、感觉有无异常;双侧同时触诊桡动脉、肱动脉、股动脉、腘窝动脉、足背动脉;查看肢体皮肤颜色、温度、毛细血管再充盈情况。该患者右上肢肩关节肿胀,远端部分活动感觉正常,活动受限,肢体皮肤颜色正常、肢端温暖、毛细血管再充盈正常;左上肢及双下肢肢端感觉、活动度及肌力正常,左侧桡动脉及双足背动脉搏动正常。

⑦后背部评估:在进行后背部评估前,由3名医护人员采用轴线翻身的方式将患者进行翻身。一名医护人员站在患者头位进行颈椎固定保护,其余2名医护人员站在患者的健侧,采用轴线方式将其翻至健侧,避免翻至损伤侧造成二次损伤;翻身后查看患者后枕部、后背部、臀部、大腿后部有无撕裂伤、挫伤、擦伤、穿刺伤、血肿、异物等;触诊脊柱、后背部有无压痛、畸形。该患者紧急胸腔排气减压后穿刺导管暂固定于胸壁,为避免导管移位和滑脱,该患者在行胸腔闭式引流后实施轴线翻身行后背部评估,评估结果无异常。

3.相关检查结果

患者 FAST 超声检查提示右侧胸腔大量积气,未见积液;心包未见积液,肝胆胰脾未见异常,腹腔未见明显积液。床旁心电图提示窦性心动过速。床边 X 线检查显示右侧胸膜腔大量积气,胸腔膨隆,横膈下降,肋间隙增宽,气管偏移至左侧;右肩关节软组织损伤。CT 示后枕部头皮挫裂伤,右侧胸腔积气,对比 X 线胸腔积气减少;颈椎未见明显骨折征象。血常规:血红蛋白 120g/L;pH 7.35;乳酸 2.8mmol/L;凝血酶原时间 13.5s;监测血压,收缩压波动范围 90~100mmHg,舒张压波动范围 60~65mmHg。紧急处置前呼吸频率波动范围 32~36次/min、SpO_2 88%~90%;紧急处置后呼吸频率波动范围 25~28次/min,SpO_2 维持在 93%~95%。

4.病情诊断

根据采集的相关病史和检查结果,诊断该患者为张力性气胸,头皮挫裂伤,右肩部软组织挫伤。

(二)急救实践

依据《急诊预检分级分诊标准》或《急诊检伤急迫度分级量表(TTAS)》中主诉判断依据进行准确分诊。该患者分诊科室:急诊外科,启动创伤流程;分诊级别:I 级;分诊去向:复苏室。响应时间:即刻。针对该患者,具体急救实践如下。

1.立即开启绿色通道

迅速对患者进行评估,将患者分诊至急诊抢救室,启动创伤救治流程;与胸外科、CT 室、检验科等各科急救单元取得联系,使该患者在最短时间内得到救治。

2.立即启动创伤团队救治

创伤护士实施"IMO"护理措施:静脉通路(intravenous,I);心电监护(monitoring,M);氧气吸入(oxygen,O)。

(1)创伤气道护士

该患者在预检分诊紧急评估中查到右侧胸壁饱满,可触及皮下气肿,伴有胸闷呼吸困难症状,且 120 救护车上 SpO_2 低,需要立即排除紧急致命性通气安全问题,因此在进入复苏室后应第一时间给予该患者面罩吸氧(10L/min),并立即协助医生做好穿刺排气减压、胸腔闭式引流术、气管插管等可能涉及的操作准备;同时密切关注患者呼吸频率、节律、深度,动态评估患者胸壁情况、气管位置、颈静脉充盈度等,如有变化,立即告知医生行紧急处理;对于颈椎保护,在未明确否定颈椎损伤之前,给患者佩戴颈托后可将沙袋或头部固定器固定于患者颈部两侧维持颈椎稳定,以替代持续手法固定。

(2)创伤评估护士

实施创伤初步评估专项流程。该患者疑似胸部损伤,需重点评估气道和呼吸专项,协助医生行床边 FAST 超声、床边 X 线、床边心电图等操作,尽快识别和处理紧急致命性通气安全问题;实施心电监护仪,密切监测患者的生命体征,特别是呼吸相关指标和SpO₂值,及时汇报医生,病情反复变化时应协助医生进行反复评估;在获取检查结果和明确诊断后协助医生行胸腔穿刺排气减压;及时评估排气减压后患者的临床症状与体征、呼吸相关指标是否改善。

（3）创伤循环护士

遵医嘱迅速建立2条大孔径的外周静脉通道;选择恒温箱37℃复方氯化钠500mL×2袋持续静脉输注,做好复温措施,预防低体温加剧;及时采集血标本,执行化验医嘱;抽取血交叉加急送血库备用。启动创伤优先标识体系,血标本装入含有"创伤"字样的专用袋快速送检,以利于优先识别,加快诊疗速度,提高救治效率;开展多学科协作模式,建立创伤预警联动信息系统;患者院前—预检分诊—院内电子信息系统—各协作科室,每个环节都有创伤警示提醒,在识别创伤标识后快速响应创伤流程。

（4）创伤记录护士

做好护理记录,严密观察患者生命体征,呼叫床边B超及X线辅助检查,协助呼叫专科医生会诊。

（5）创伤评估医生

对患者进行创伤评估,识别与处理紧急致命性问题;下达口头医嘱:浅静脉置管,血标本及血交叉采集、静脉输液、留置导尿;行床旁FAST超声检查;开具血化验单、输血申请单、药单、X线单、B超单等。

在对患者实施了一系列对症治疗和处理,如胸腔行紧急穿刺减压和留置胸腔闭式引流后,患者呼吸困难较前好转,张力性气胸症状有所缓解,生命体征相对稳定,SpO₂波动范围为93%~95%。遵医嘱实施转运行相关检查,与放射科无缝衔接,创伤评估护士通知CT室做好检查准备,迅速将患者运至CT室行颅脑、颈部、胸部CT检查,协助医生做好影像学评估;结合患者症状及影像学结果,CT示后枕部头皮挫裂伤,右侧胸腔积气,对比X线胸腔积气减少。颈椎未见明显骨折征象。

该患者明确诊断为张力性气胸,后枕部头皮挫裂伤、右肩关节软组织挫伤。对患者呼吸、血压、心率、SpO₂等进行密切监测,动态观察胸腔闭式引流情况;与患者及家属沟通良好,实施心理干预后患者及家属情绪稳定。

2.护理关键点

（1）患者在胸腔闭式引流进行紧急胸腔排气减压处理后,病情趋于平稳,护理人员协助医生进行胸腔闭式引流术,做好相关评估与处理。

①该患者呼吸急促较前好转,生命体征稳定,在颈椎、胸椎损伤的情况下取半卧位休息,鼓励深呼吸及有效咳嗽,使胸腔内气体排出,利于肺复张,促使肺复张,使肺复张后破裂位置与胸壁形成粘连,达到治愈的目的。

②保持胸腔引流瓶水平面低于胸腔引流出口平面不少于60cm,保持引流通畅,避免引流管受压、扭曲;观察患者呼吸情况及局部有无渗液、出血、皮下气肿等,如有异常,及时处理。

③妥善固定导管、引流管各衔接处防止滑脱。如有胸管滑脱,应立即用手捏闭伤口处皮肤或将管口两边的皮肤向中间挤压,防止空气进入胸膜腔;如引流管连接处脱落,应立即反折上段胸管后及时更换水封瓶。

④胸腔闭式引流时若有重度漏气、患者呼吸改善不明显、肺不张或皮下气肿不断增加,则应及时告知医生,需要排除是否存在严重的肺裂伤和支气管断裂。

（2）病情监测

①在患者入院后,应详细询问受伤史:包括受伤部位、性质、伤口大小、伤口方向及损伤的发展过程。

②对于怀疑胸部损伤的创伤患者,应结合生命体征,重点评估胸部情况;关注患者有无躁动不安、呼吸困难、口唇发绀、脉率快而细弱、血压下降、患侧胸部膨隆肋间隙饱满、气管偏向健侧、呼吸音减弱或消失、颈静脉怒张等症状与体征;快速识别紧急致命性通气安全问题,如开放性气胸、张力性气胸、心脏压塞、大量血胸、连枷胸、心脏压塞等,应立即准确处置,及时行相关检查明确诊断,以免延误抢救时间。

③在创伤评估与处理过程中均应密切关注患者的呼吸频率、节律、深度,动态评估胸壁情况、气管位置、颈静脉充盈度、皮下气肿等。

思维链接

常见紧急致命性胸部损伤的识别与处理

①开放性气胸是指外伤穿透胸膜,使胸壁有部分缺损或遗留伤口,胸腹腔与外界持续相通,空气随呼吸自由出入胸膜腔,引起纵隔扑动,影响呼吸和循环功能。紧急处理:应尽早关闭伤口,可使用消毒的敷料封闭伤口的3个边形成一个活瓣。在吸气时,胸贴敷料封闭伤口,防止空气进入;呼气时,允许滞留在胸腔的空气从预留的缝隙流出。

②气体持续进入胸膜腔无法排出,使患侧胸膜腔内气体不断增多,压力逐渐增高,形成张力性气胸。张力性气胸的临床表现及症状体征为患者极度呼吸困难,端坐呼吸。缺氧严重者,表现为口唇发绀、烦躁不安、昏迷,甚至窒息。体格检查可见患侧胸部饱满,肋间隙增宽,气管偏向健侧,伴或不伴有皮下气肿;叩诊呈鼓音,听诊呼吸音减轻或消失,颈静脉怒张。紧急处理:立即在患侧锁骨中线第2肋间穿刺放气,随后尽早行胸腔闭式引流。

③大量血胸是指胸膜腔内积血超过1500mL,由于血液聚于胸膜腔,患侧肺被压缩,影响呼吸和循环功能,出现呼吸功能损伤和低血容量休克。紧急处理:恢复血容量,行胸腔闭式引流,如在引流过程中出现一次性引流量达到1200~1500mL或100~200mL/h,需紧急行剖胸探查术。

④连枷胸是指发生于多根相邻肋骨的多处骨折,常伴血气胸、肺挫伤;临床表现为自主呼吸时胸壁不稳定和反常呼吸运动;反常呼吸为患者吸气时胸壁内陷,呼

气时胸壁外突,严重影响通气。紧急处理:给予肋骨带固定胸壁使其稳定,应用镇痛药物避免呼吸抑制;严重的连枷胸需气管插管和给予呼气末正压通气。

⑤心脏压塞是指心脏损伤导致心包和心脏间血液迅速聚集,造成心脏充盈受阻和心排出量下降,表现为颈静脉怒张、心音低而遥远、脉压降低。紧急处理:予心包穿刺减压。

（3）转心胸外科单元监护

对该患者行紧急胸腔穿刺减压,排除致命性通气安全问题,随后进行胸腔闭式引流术。对症处理后患者呼吸困难较前好转,张力性气胸症状有所缓解,生命体征相对稳定,SpO$_2$波动范围为93%～95%。根据以上症状,将患者转至心胸外科进一步对症处理。做好生命体征监测,并发症观察,规范化药物治疗落实,胸部CT复查等综合治疗与护理。

（三）急救流程

对高风险致伤机制的创伤患者,应迅速对其进行伤情评估,对符合致伤机制其中一项或两项及以上的创伤患者,应立即启动创伤团队和救治流程。急救流程中创伤团队的各项职责、评估、措施,每个环节紧密相扣,为创伤患者争取最佳治疗时机。具体急救流程如图8-4-1所示。

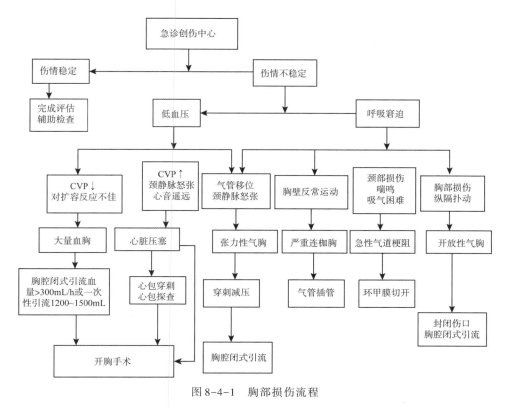

图8-4-1　胸部损伤流程

四、思维拓展

(一)前沿文献

针对胸部穿透性损伤,我国梁贵友、石应康等提出一种新的评分方法——胸部穿透伤进程评分(penetrating thoracic trauma course score,PTTCS)。该评分系统纳入的指标有伤后时间(T)、收缩压(SBP)、脉压(PP)、格拉斯哥昏迷评分(GCS),去除了修正的创伤评分(RTS)中随时间推移对生死结局无显著统计学意义的呼吸频率(RR)和心率(HR)参数。他们将搜集到的大量创伤样本数据参照RTS编码方法计算各参数的编码值,通过logistic回归分析建立起新评分方法的数学模型:PTTCS=1.2l0G-0.835S+1.034P+0.583T-1.982,公式中G、S、P、T分别为格拉斯哥昏迷评分、收缩压、脉压、伤后时间的编码值,-1.982为常数(如表8-4-1所示)。失血性休克及其他相关并发症是胸部穿透伤患者死亡的主要原因,伤后时间和相关生理指标能有效评估出血量和机体对失血的耐受情况。PTTCS系统不仅能准确评价损伤的严重程度,而且能根据评分评估抢救的黄金时间,显著降低患者住院死亡率。研究表明,在预测胸部创伤患者的生死结局时,PTTCS的准确性、特异性、敏感度均优于RTS;PTTCS更符合胸部穿透伤进展的规律,其分值可作为患者预后的独立预测因素。

表8-4-1 胸部穿透伤进程评分中相关项目的记分取值

编码值	格拉斯哥评分	收缩压/mmHg	伤后时间/h	脉压/mmHg
4	13~15分	>89	≥4	≥30
3	9~12分	76~89	3.0~3.9	21~29
2	6~8分	50~75	2.0~2.9	10~20
1	4~5分	1~49	1.0~1.9	<10
0	<3分	0	<1	0

(二)最佳证据赏析

创伤性肋骨骨折是胸部创伤中最常见的损伤,既往以非手术治疗为主。但高达50%的患者,尤其是合并连枷胸者会出现慢性疼痛或胸壁畸形,超过30%的人会遗留长期残疾,而且往往无法重返全职工作。虽然肋骨骨折手术治疗取得良好救治结局,但普遍存在治疗不规范疗效差异大等问题。国内外专家共识着重于整体治疗决策和方案的指导。国外相关临床实践指南缺少近几年肋骨骨折手术治疗进展。为此,由中华医学会创伤学分会、中国医师协会创伤外科医师分会组织全国多学科专家共同参与,遵循循证医学原则,本着科学性与实用性。制订了《创伤性肋骨骨折手术治疗中国专家共识》(2021版),对创伤性肋骨骨折的术前影像学评估、手术指征、手术时机、手术方式、手术固定部位选择、内固定方式及材料选择和肋骨骨折常见合并损伤的处理几个方面提出建议,为创伤性肋骨骨折的手术治疗提供指导和参考(如表8-4-2所示)。

表8-4-2 创伤性肋骨骨折手术治疗中国专家共识推荐意见

证据维度		证据内容	证据级别	推荐级别
术前影像学评估		肋骨骨折术前常规行胸部CT检查,必要时行CT三维重建。	Ⅱ	A
手术治疗	手术指征	1.连枷胸患者均应考虑肋骨骨折内固定术(SSRF)治疗	Ⅱ	A
		2.1非连枷胸肋骨骨折≥3根,断端移位可考虑SSRF	Ⅱ	B
		2.2连枷胸肋骨骨折,合并其他需要剖胸探查手术者可考虑SSRF	Ⅲ	
		2.3非连枷胸肋骨骨折伴重度疼痛且早期非手术治疗无效者可考虑SSRF	Ⅱ	B
		3.严重肺挫伤不应被认为是SSRF的绝对禁忌证,应根据患者个体情况评估是否行SSRF	Ⅲ	
		4.重型颅脑损伤不应该被认为是SSRF的绝对禁忌证,应根据患者个体情况评估是否行SSRF	Ⅲ	
	手术时机	1.伤后3d内行SSRF	Ⅰ	B
		2.肋骨骨折合并胸部以外其他致命损伤时,采取损害控制外科原则优先处理致命伤和初期复苏,条件允许再考虑行SSRF,即3~7d内手术为宜	Ⅱ	B
	手术方式	1.1开放手术切口入路应根据肋骨骨折部位和胸壁解剖结构确定	Ⅱ	B
		1.2尽可能采取胸壁肌肉保留技术	Ⅱ	B
		2.1建议开放SSRF术中辅助使用胸腔镜	Ⅲ	
		2.2建议全胸腔镜下SSRF	Ⅲ	
	肋骨骨折手术固定部位选择	1.1肋骨骨折(非连枷胸),固定所有移位肋骨	Ⅱ	B
		1.2肋骨骨折(连枷胸),建议固定多根多处肋骨骨折	Ⅲ	
		1.3第1,2,11和12肋骨骨折不建议手术,在特殊情况下,如明显移位、血管损伤、局部脏器损伤风险或局部难治性疼痛,可考虑行肋骨骨折固定术	Ⅲ	
		1.4距横突2.5cm以内无明显移位的肋骨骨折不建议手术内固定	Ⅲ	
		1.5肋软骨骨折可以通过固定到软骨或胸骨来修复	Ⅲ	A
	内固定方式及材料选择	1.1肋骨骨折可使用解剖钢板、爪形钢板进行固定	Ⅱ	
		1.2没有足够的证据建议SSRF中到底是双皮质固定还是单皮质固定	Ⅱ	B

续表

证据维度		证据内容	证据级别	推荐级别
手术治疗	内固定方式及材料选择	1.3 比起可吸收板,永久性钢板可以提供更优的强度和可靠性	I	
		1.4 髓内肋骨夹板、肋骨钉可用于固定单纯性、非粉碎性骨折	III	
肋骨骨折常见合并损伤的处理	肺损伤、血气胸	1.1 肋骨骨折并发血胸和(或)气胸(>300mL)且有指征行肋骨骨折内固定术的患者,建议SSRF中常规行胸腔探查	II	A
		1.2 明确胸腔脏器损伤需要行胸膜腔探查者,行胸腔探查,再行SSRF	III	
		1.3 SSRF时如果发现胸膜腔受损,则需安置胸腔闭式引流管	III	
	骨缺损	肋骨骨折间隙>10mm时,采用钢板桥接,并考虑植骨	III	
	胸壁肌肉损伤、缺损	有明显胸壁肌肉损伤、缺损,存在肺疝出或肺疝出风险较大时,应考虑通过肋周固定来修补肌肉缺损。如果缺损不能修复,可用带蒂肌皮瓣和(或)补片、网片等修复胸壁缺损	II	A

第五节　骨盆骨折

一、案例导入

患者,女性,43岁,因"高处坠落致全身多处疼痛30min"就诊。患者从3m高处坠落,致全身多处疼痛,左侧上肢及背部疼痛,左侧髋部疼痛明显,活动受限,生命体征不平稳,由120送至急诊;既往体健。

二、预检分诊思维

结合SOAP分诊流程进行预检分诊。

（一）S（subjective,主观感受）

左侧上肢及左侧背部疼痛;左侧髋部疼痛。

（二）O（objective,客观现象）

1.紧急评估

预检分诊护士接诊该患者,启动分诊流程,立即进行紧急评估。

A（airway,气道）:患者能自述姓名及简述受伤经过;评估气道通畅,无异物梗阻。

B(breath,呼吸):观察患者胸部及呼吸,判断暂无紧急情况;评估呼吸频率、节律、深度无明显异常。

C(circulation,循环):患者面色苍白,皮肤湿冷;桡动脉可触及,脉搏细弱,频率快,肢端发凉,暂无明显外在活动性大出血。

S(consciousness,意识状态):通过意识状态分级(AVPU)方法快速评估意识状态。患者神志淡漠,呼唤睁眼,对声音刺激有反应。

2.测量生命体征及完成快速监测

体温35.5℃;脉搏125次/min;呼吸20次/min;血压80/50mmHg;SpO_2 96%;GCS评分14分;患者左侧上肢皮肤擦伤,未见明显活动性出血,NRS评分2分;左侧髋部疼痛,NRS评分6分。测指尖血糖(POCT)5.4mmol/L。

3.身体评估

运用修正创伤计分(RTS)对患者进行评估。RTS评分10分,总分低于11分,属于重伤患者;患者左侧髋部有挫伤伴畸形,肿胀明显,活动受限,NRS 6分,且伴随低血压症状,高度怀疑骨盆骨折,因此该患者骨盆挤压—分离试验未进行。

思维链接

骨盆挤压—分离试验

检查者用双手挤压患者的两侧髂嵴,伤处出现疼痛为骨盆挤压试验阳性。检查者双手撑开两侧髂嵴,骨折的骨盆前环产生分离,如出现疼痛即为骨盆分离试验阳性。在做上述两项检查时偶尔会感到骨擦音。如高度怀疑或确诊骨盆骨折的患者,勿行骨盆挤压—分离试验。

骨盆骨折病因分型

骨盆骨折临床上较为常见,约占全身骨折的3%,主要由高能量损伤所致,包括高处坠落、运动、道路交通事故。由于骨盆处血运丰富,骨盆骨折容易伴随大出血,因此常引起血流动力学的不稳定。10%~15%的骨盆骨折患者被送到急诊室时表现为休克,这部分患者死亡率高达32%,死亡原因主要是不能控制的出血和生理耗竭。早期诊断的主要依据是初步评估时轻压髂嵴、髋关节、耻骨时出现疼痛或站立不稳。

世界急诊外科学会(World Society of Emergency Surgery,WSES)根据解剖分类与血流动力学状况,将骨盆环损伤分为三类。

轻度(WSES Ⅰ级):血流动力学和骨盆环均稳定的损伤。WSES Ⅰ级对应于杨—伯吉斯(Young-Burgees)分类中的APC Ⅰ、LC Ⅰ且血流动力学稳定的骨盆环损伤。

中度(WSES Ⅱ、Ⅲ级):血流动力学稳定但骨盆环不稳定的损伤。WSES Ⅱ级对应于Young-Burgees分类中的APCⅡ-Ⅲ,LCⅡ-Ⅲ且血流动力学稳定的骨盆环损伤。WSESⅢ级对应于Young-Burgees分类中的VS(垂直剪切)和CM(混合机制)且血流动力学稳定的骨盆环损伤。

重度(WSESⅣ级):血流动力学不稳定的损伤,不管骨盆环是否稳定。骨盆损伤,患者血流动力学不稳定,骨盆骨折稳定或不稳定。

(三)A(assessment,分析与估计)

患者属于高风险受伤机制结合,患者左侧髋部有挫伤伴畸形,肿胀明显,活动受限,NRS 6分,且伴随低血压症状,高度怀疑骨盆骨折,明确诊断需要紧急行骨盆X线检查。

思维链接

骨盆骨折检查诊断

高级创伤生命支持(advanced trauma life support,ATLS)建议,对于血流动力学不稳定的患者,特别是钝性伤患者,强烈推荐行床边胸部和骨盆X线、FAST超声评估,以快速确定出血部位,为进一步止血与复苏治疗提供依据。如需判断盆腔脏器损伤、盆腔出血灶及血肿大小、骨折类型等内容,应在患者生命体征稳定的前提下行CT及增强CT检查。有研究者采用CT不同层面积液厚度对腹腔积液进行量化的方法判断腹腔内出血是否为引起血流动力学不稳定骨盆骨折的主要原因;同时CT增强如显示造影剂冲出或外渗,则为实施血管栓塞手术的指征,其判断准确率高达98%。

(四)P(plan,计划)

1.依据《急诊预检分级分诊标准》

指标维度:高风险/潜在危险情况,综合指标。

分诊标准:休克征象;创伤患者,有高危险性受伤机制。

分诊科室:急诊外科,启动创伤流程。

分诊级别:Ⅰ级。

分诊去向:复苏室。

响应时间:即刻。

2.依据《急诊检伤急迫度分级量表(TTAS)》

分类名称:腹部(含骨盆)外伤。

主诉判断依据:腹部(含骨盆)钝伤,休克。

分诊科室:急诊外科,启动创伤流程。

分诊级别:Ⅰ级。

分诊去向:复苏室。

响应时间:即刻。

三、急救护理思维

(一)病情评估与思维

1.初级评估

抢救室护士接诊该患者,在做好自身防护的情况下,协助医生共同进行标准创伤评估,即 ABCDE 初级评估。

A(airway with cervical spine protection,气道开放和颈椎保护):患者气道通畅,呼吸平稳,无异物梗阻;患者颈部压痛(一),且有高危受伤机制,应立即实施颈椎固定保护。一名护士实施头锁固定法将患者头部、颈部固定在中立位置,另一名护士放置颈托予颈椎固定保护,是否存在颈部损伤待进一步检查排除。

B(breath,呼吸):暴露患者胸壁,检查胸壁完整无塌陷,呼吸平稳,呼吸形态及节律正常、呼吸频率波动范围 12~16 次/min、SpO$_2$ 96%、气管位置居中、无颈静脉怒张;触诊胸廓,胸部挤压试验(一),明确胸部损伤需要辅助检查排除;听诊两侧肺呼吸音清。

C(circulation,循环):左侧颌面部软组织挫伤,轻度肿胀伴少量出血;通过触摸大动脉搏动判定患者脉搏细弱,频率快;观察患者皮肤颜色苍白,肢端发凉,皮肤湿冷,快速检查毛细血管再充盈情况,甲床局部皮肤颜色由白转红时间>3s,呈斑点状发红。连接心电监护仪,12 导联显示窦性心动过速,频率大于 120 次/min;监测血压,收缩压波动范围 75~85mmHg,舒张压波动范围 50~60mmHg。

D(disability,神经系统):患者神志淡漠,呼唤睁眼,对答切题,GCS 评分 14 分,双侧瞳孔等大等圆,直径 3mm,对光反应灵敏,双眼无凝视,未见眼震;检查手指和脚趾感觉正常,双上肢活动正常,左侧上肢疼痛,NRS 评分 3 分;轻压髂嵴、髋关节、耻骨,患者耻骨及左侧髂骨压痛(+),NRS 评分 6 分,左下肢活动受限,立即使用骨盆带固定骨盆,尽快维持骨盆的稳定性。

E(expose/environmental,暴露与环境):患者分诊后安置于复苏室床位,小心去除患者衣物进行充分暴露后全面检查伤情,查看患者有无明显出血、烧伤、异物刺入、非正常印迹或医疗信息修饰等情况;因患者存在低体温,在暴露过程中应做好保暖措施和保护隐私,预防低体温的加重;患者去除的衣物可能作为相关司法证据,需妥善保存;对于受伤时曾经暴露于有毒有害污染环境中的患者,需要对其进行必要的洗消处理;整个暴露和检查过程中应注意保护创伤团队成员自身的安全。

初级评估的目的是要判断患者的一般状况,识别与处理可能存在的紧急致命性损伤;在评估过程中应始终确保患者气道、呼吸、循环的优先等级及安全原则,同时控制出血。

骨盆带应用与低体温

当患者因高能钝性创伤致骨盆骨折时,推荐使用骨盆固定带(骨盆带)。骨盆带固定在临床上较为常用,是一种非侵入性的骨盆固定方法,能够迅速稳定骨盆,促进血凝块形成,减少骨折端移位和缩小盆腔容量,有利于减少出血。操作时先在髂窝处加棉垫保护,再以股骨大转子为中心加压包扎,包扎时应避免加压过大对盆腔内脏器造成损伤,或压迫盆腔内神经肌肉组织;需要注意在骨盆带应用时,患者的双膝关节和双足均需进行包扎固定。在病情紧急或急救物资缺乏的情况下,可用床单代替骨盆带对患者进行骨盆固定。骨盆的早期固定有利于降低患者后续搬运/翻身带来的二次损伤风险。如果患者只是受到低能量创伤或侧方外力,同时考虑存在骨盆骨折,则应避免使用骨盆固定带,以免人为固定引起进一步损伤。

患者体温低于36℃定义为低体温。严重创伤患者由于失血、失液、身体暴露、大量输注未经加热的液体等,会引起体温下降。

2.再次评估

抢救室护士在了解患者受伤机制、完善ABCDE初级评估及实施维持生命体征的干预措施后得出该患者生命体征平稳,可进行进一步评估;评估内容主要包括如下内容。

(1)针对性病史的采集和寻找可逆性病因并治疗的过程

通过询问患者/家属或相关人员采集病史,获得患者的针对性病史等资料,从中寻找可能的原因并处理。采用病史采集SAMPLE准则,具体内容如下。

S(signs and symptoms,症状与体征):患者神情淡漠,呼唤睁眼,对答切题,双侧瞳孔等大、等圆,直径3mm,对光反应灵敏,双眼无凝视,未见眼震;检查手指和脚趾感觉正常,双上肢肢体肌力5级,双上肢肢腱反射与肌张力正常;左侧髋部疼痛明显,左下肢活动受限。

A(allergy,过敏史):无药物过敏史。

M(medications,用药情况):未长期服用药物。

P(past medical history,既往史):既往体健

L(last meal,末次进餐时间):早餐8:30。

E(events,疾病相关事件):从3m高处坠落,无昏迷史,受伤环境无毒无害。

(2)从头到脚的评估

注意评估的过程中需要始终保持颈椎固定。

①头面部评估:观察和触摸头面部、鼻腔、口腔、耳部无擦伤、撕裂伤、挫伤、穿刺伤,该患者左侧颌面部软组织挫伤,轻度肿胀伴少量出血;查看后无出血、血肿、瘀青、疼痛等情况;检查耳部、鼻腔无脑脊液漏,如耳鼻有分泌物,不要堵塞或覆盖,

也不建议放置鼻饲管;查看口腔内有无牙齿缺失、异物、出血;评估瞳孔大小、形状、对光反应及眼肌运动正常,判断视力和听力无受损。

②颈部评估:在检查颈部情况时,一名护士站在患者头端采用头锁固定实施颈椎固定,另一名护士移去前部颈托,观察颈部并触诊。查看气管是否居中,颈部有无肿胀、出血、皮下气肿;查看颈静脉充盈度是否正常;颈部有无压痛、肌紧张、痉挛或其他异常体征。评估结束后放回前部颈托持续固定颈椎。

③胸部评估:暴露患者胸壁,通过视触叩听的方法进行检查。视诊:观察胸壁完整无塌陷,无外伤、出血、异物等;呼吸形态、呼吸频率、节律正常,SpO_2维持在96%~100%。触诊:触诊胸廓,胸部挤压试验(-),无捻发音和皮下气肿。叩诊:在嘈杂的复苏室环境下胸部叩诊结果不可靠,因此未开展。听诊:两侧肺呼吸音清,呼吸运动对称,听诊心音(主动脉区、肺动脉区、二尖瓣区、三尖瓣区)正常。

④腹部评估:暴露患者腹部,通过视听触叩的方法进行检查。视诊:观察腹部无膨隆,无外伤、出血、异物等。听诊:肠鸣音正常。触诊:顺时针触诊腹部四象限,无腹部紧张、压痛及反跳痛、包块等,须注意在触诊时应避免从疼痛部位开始,以免影响触诊结果。叩诊:无移动性浊音。

⑤骨盆及外生殖器评估:观察和触诊骨盆及外生殖器。查看有无外伤、出血、淤青、异物及骨擦音;查看尿道口有无出血。触诊骨盆,行骨盆挤压-分离试验(对于明确或高度怀疑骨盆骨折的患者,禁止行此试验;同时查体髋关节时若感受到骨盆环塌陷和变形,则意味着骨盆不稳定,对于该类患者应避免反复骨盆查体,并尽早使用骨盆带固定)。初步评估中已轻压该患者髂峰、髋关节、耻骨,患者耻骨及左侧髂骨压痛(+),NRS评分6分,左下肢活动受限,左侧髋部有挫伤伴畸形,肿胀明显,会阴部大面积瘀青,尿道口出血,高度怀疑骨盆骨折,因此对于该患者未行骨盆挤压-分离试验,已使用骨盆带进行固定,骨盆骨折明确诊断待进一步检查确诊。

⑥四肢评估:观察和触诊四肢及各个关节,检查有无肿胀、出血、畸形、压痛、挫伤、擦伤、穿透伤、异物等,探寻不稳定性骨折和骨擦感。双侧同时检查肢体活动度、肌力、感觉有无异常;双侧同时触诊桡动脉、肱动脉、股动脉、腘窝动脉、足背动脉;查看肢体皮肤颜色、温度、毛细血管再充盈情况。该患者双下肢等长,左侧下肢活动受限,左侧股动脉及左侧足背动脉搏动较右侧减弱,左侧下肢皮肤颜色苍白、肢端发凉,毛细血管再充盈情况表现为循环功能障碍。

⑦后背部评估:在进行后背部评估前,应用3名医护人员采用轴线翻身的方式将患者进行翻身。一名医护人员站在患者头位进行颈椎固定保护,其余2名医护人员站在患者的健侧,采用轴线方式将其翻至健侧,避免翻至损伤侧造成二次损伤。翻身后查看患者后枕部、后背部、臀部、大腿后部有无撕裂伤、挫伤、擦伤、穿刺伤、血肿、异物等;触诊脊柱、后背部有无压痛、畸形。该患者高度怀疑骨盆骨折,且诊断与分型不明确,因此该患者未进行翻身行后背部评估,以避免加重伤情。

⑧肛门指检:行肛门指检查看直肠、结肠有无损伤。如发生骨盆骨折,可合并全身其他部位的损伤,要注意充分和全面的评估,尤其需关注合并直肠、结肠、泌尿生殖系统的损伤,必要时进行导尿查看泌尿生殖系统的损伤。

3.相关检查结果

腹部创伤超声重点评估(focused assessment with sonography for trauma,FAST)超声显示:胸腔未见明显积液,盆腔少量积液。床旁X线:耻骨联合分离伴左骶髂关节骨折、床旁心电图,提示窦性心动过速、血常规:血红蛋白85g/L,30min复查血红蛋白为70g/L;pH 7.112;乳酸6.8mmol/L;凝血酶原时间41s。收缩压波动范围75～88mmHg,舒张压波动范围50～60mmHg。休克指数波动范围在1.36→1.42→1.34。

4.病情诊断

根据采集的相关病史和检查结果,该患者诊断为血流动力学不稳定骨盆骨折,左侧颌面部软组织挫伤。

思维链接

血流动力学不稳定骨盆骨折

血流动力学不稳定骨盆骨折通常指钝性外力导致的骨盆骨折合并收缩压≤90mmHg,或需要大量输血(伤后6h内需要输注800～1200mL或更多的浓缩红细胞)且存在明显的(6mmol/L及以上)碱缺失,抑或两者兼有。在高级创伤生命支持(ATLS)的定义中,血流动力学不稳定指患者血压＜90mmHg、心率＞120次/min,伴有皮肤毛细血管收缩的表现(皮肤湿冷,毛细血管充盈时间延长),以及不同程度的意识改变和(或)呼吸急促。

(二)急救实践

依据《急诊预检分级分诊标准》或《急诊检伤急迫度分级量表(TTAS)》中主诉判断依据进行准确分诊,该患者分诊科室:急诊外科,启动创伤流程;分诊级别:Ⅰ级;分诊去向:复苏室;响应时间:即刻。针对该患者,具体急救实践如下。

1.立即开启绿色通道

对于由高风险致伤机制所致的创伤患者,应迅速对其进行伤情评估,符合致伤机制的其中一项或两项及以上的创伤患者,应立即启动创伤团队(如表8-1-1所示,详见本章第一节)和救治流程(如图8-5-1所示),建立以急诊医学科(急诊外科)为主导、多学科紧密协作的创伤中心和创伤小组机制,涵盖急诊医学科、骨科、放射科/介入科、普通外科、重症医学科、超声科、输血科等多学科,使患者在最短时间内得到救治。

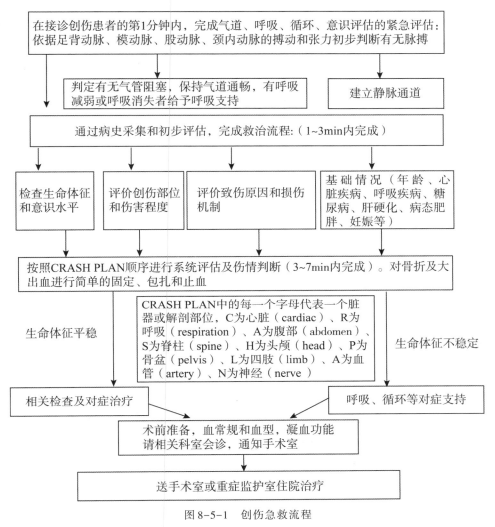

图 8-5-1　创伤急救流程

注：A.创伤气道护士；B.创伤循环护士；C.创伤评估护士；D.创伤治疗护士

2.立即启动创伤团队救治

创伤团队按照急救工作流程迅速进行角色定位、分工与协作、责任明确，主动配合创伤医生实施急救与护理措施。团队成员实施"IMO"护理措施，静脉通路（intravenous，I）：建立外周浅静脉通道，静脉通路穿刺部位选择肢体的粗直静脉，避免下肢穿刺，遵医嘱快速补液；心电监护（monitoring，M）：监测患者生命体征；氧气吸入（oxygen，O）：给予患者鼻导管 3L/min 吸氧，维持 $SpO_2 > 95\%$，维持呼吸道通畅，做好气道管理。

创伤气道护士：面罩吸氧 10L/min，在明确否定颈椎损伤之前，始终保护患者颈椎；有沙袋的情况下可将沙袋固定于患者颈部两侧维持颈椎稳定，以替代手法固定。

创伤评估护士:实施心电监护仪,密切监测生命体征;如患者生命体征不稳定,协助医生进行病情反复评估;协助医生行床边FAST超声、床边X线、床边心电图等操作;协助医生进行骨盆带固定,稳定骨盆环,利于搬运。

创伤循环护士:遵医嘱建立2条大孔径的外周静脉置管,选择恒温箱37℃复方氯化钠500mL×2袋持续静脉输注,做好复温措施,预防低体温加剧;及时采集血标本,执行化验医嘱;抽取血交叉加急送血库。启动创伤优先标识体系,血标本装入含有"创伤"字样的专用袋快速送检,以利于优先识别,加快诊疗速度,提高救治效率;开展多学科协作模式,建立创伤预警联动信息系统;患者院前-预检分诊-院内电子信息统-各协作科室,每个环节都应有创伤警示提醒,在识别创伤标识后应快速响应创伤流程,从而加快诊疗速度,提高救治效率。

创伤记录护士:做好护理记录,严密观察患者生命体征,呼叫床边B超及X线辅助检查,协助专科医生会诊呼叫。

创伤评估医生:对患者进行创伤评估,下达的口头医嘱:应包括浅静脉置管,血标本及血交叉采集、静脉输液、留置导尿、骨盆带的应用;行床旁紧急B超检查;开具血检验单、输血申请单、药物、X线、B超等。

在实施一系列对症治疗和液体复苏后,患者生命体征相对稳定,遵医嘱实施转运行相关检查。该类患者需要使用脊柱板或者铲式担架进行转运,以最大程度地减少疼痛和骨盆骨折的移动。与放射科无缝隙衔接,创伤评估护士通知CT室做好检查准备,迅速将患者运至CT室行颅脑、颈部、胸部、CT检查,协助医生做好影像学评估。结合症状及影像学结果(颅脑、颈椎、胸部CT未见明显异常),该患者明确诊断为血流动力学不稳定骨盆骨折,对患者呼吸、血压、心率、SpO_2等进行密切监测,检查骨盆带应用后远端肢体的神经血管功能。与患者及家属沟通良好,实施心理干预后家属情绪稳定。

思维链接

骨盆骨折患者转运

转运前评估患者是否可以安全转运,如监测生命体征及意识状态,观察患者有无腹痛、腹胀、血尿或排尿困难等情况,且详细告知患者及家属病情的复杂变化,与医生密切配合,共同签字确认后方可转运。

在搬运患者前,应先把床单或毯子平放在脊板的下半部分。如若可能,用铲式担架将患者移至担架上或脊板上,使患者骨盆放在床单或毯子上。若无铲式担架,应用滚圆木的方法将患者以整体的形式快速转移至床单或毯子上;在其臀部一侧用床单或毯子对角打结,在臀部另一侧将另一对对角打结,且每次打结时力度应轻稳,缓慢施加压力,直至有足够的强度支撑骨盆。另外,如有更稳定的铲式担架,便可替代脊板,同上述方法一样方式打结,绷紧设备,缓慢增加张力,给予骨盆足够的力量固定。

思维链接 ━━━━━━━━━━━━━━━━━━━━

创伤救治团队

角色包括创伤团队指挥、创伤医生、创伤气道护士、创伤评估护士、创伤循环护士、创伤记录护士、创伤外勤人员。创伤救治团队各角色有明确职责,构建创伤救治定位协助模式(如图8-5-2所示)。

3.损害控制性复苏

血流动力学不稳定骨盆骨折的关键处理是迅速明确出血部位,并采取恰当的治疗措施,尽快控制出血。对于急性出血的患者,应尽快开始液体复苏治疗。

(1)复苏液体输注途径选择

第一时间在患者右上肢建立外周大静脉通路2条,协助医生完成颈内深静脉置管;若外周静脉穿刺失败,在紧急情况下可考虑骨髓腔输液。对于疑似或明确诊断为骨盆骨折的患者,在通路选择上应避免穿刺股静脉;同时对此类患者尽量避免选择下肢静脉,因为快速输液、输血会加重盆腔静脉丛出血和后腹膜血肿,无法恢复有效循环,不利于抗休克。

(2)复苏液体选择

骨盆骨折并发血流动力学不稳的患者初期一般使用等渗晶体溶液进行液体复苏,一般使用平衡电解质而非生理盐水,因此该患者早期选择林格液2000mL进行液体复苏治疗。建议限用胶体液,因胶体液对凝血功能和肾功能存在影响。该患者头颅CT未见明显异常,如存在严重颅脑损伤(GCS≤8分)的患者应避免使用低渗晶体液如乳酸林格液,以免加剧脑组织水肿。

(3)复苏液体量

对于创伤患者,应采用限制性液体复苏方案。建议未控制出血前将收缩压控制在80~90mmHg,直至确定彻底止血后再进行充分复苏;合并严重颅脑损伤患者,维持平均动脉压80mmHg,以维持脑血流灌注。在创伤活动性出血时,血压升高会加快出血速度,破坏已形成的血凝块;血压的回升会解除血管痉挛使血管扩张;大量液体输注会稀释体内凝血因子,反而加重出血;对于严重大出血的患者,输注红细胞∶血浆∶血小板的比例1∶1∶1,血浆∶红细胞至少达到1∶2,及时输注红细胞悬液,维持血红蛋白为70~90g/L。该患者早期复苏时除使用林格液2000mL外,在入院38min后输注血浆200mL、红细胞输注2U,复苏过程中收缩压维持在90mmHg左右;动态监测血红蛋白变化:入院时血红蛋白85g/L→入院20min 70g/L→入院50min 90g/L。

(4)复苏药物选择

对于大出血患者,《血流动力学不稳定骨盆骨折急诊处理专家共识》指出应在伤后3h内尽早使用氨甲环酸针,首剂1g经静脉微泵给药,持续＞10min,后续1g持续静脉输注超过 8h。同时也推荐早期应用血浆、凝血酶原复合物、纤维蛋白原。该患者存在创伤性休克，在入院 10min 时使用氨甲环酸针，首剂 1g 静脉注入 ≥10min，后续 1g 微泵维持 8h 完成，防止创伤性凝血病。但如果患者受伤超过 3h，应避免静脉使用氨甲环酸针，除非患者存在纤溶亢进。该患者入院时凝血酶原时间为 41s，血浆纤维蛋白原水平为 1.0g/L，遵医嘱 30min 内快速输入纤维蛋白原 1.0g、凝血酶原复合物 600L，积极防治创伤性凝血病，药物使用后常规动态监测凝血功能，凝血酶原时间缩短为 23s，血浆纤维蛋白原水平为 1.8g/L。

（5）病情监测

①液体复苏期间，密切监测患者意识状态、生命体征、皮肤及尿量等有效指标，保持生命体征平稳，防止发生组织低灌注。②常规或动态监测创伤出血和休克程度的敏感指标，如血常规、凝血功能、血乳酸或碱缺失水平、肾功能。③与医生共同关注患者的骨盆稳定情况，如出现骨盆带松紧度改变与不适、肢端皮肤颜色改变、肢端冰凉、疼痛加剧等变化，应立即再次查体，协助医生检查骨盆带固定及肢端血运情况。④观察患者有无腹痛、腹胀、腹膜刺激征症状，观察肠鸣音是否正常，警惕腹膜后血肿的发生。⑤判断患者膀胱、尿道损伤情况，查看是否有血尿、排尿困难的现象；对于骨盆骨折的患者需协助肛门指检，判断有无直肠损伤。

4.低体温管理

该患者入院时体温为 35.5℃，初步评估时为 35.4℃，存在轻度低体温状况。在患者体温 ≤36℃ 时应立即启动复温，体温达到 37℃ 停止复温。可通过调整环境温度（≥28℃）、使用毛毯与棉絮覆盖、减少暴露等被动复温措施进行复温。实时监测复温效果，分别记录开始复温时、复温后 0.5h、复温后 1h、复温后 2h、离开急诊室时的体温情况。该患者通过主动复温和被动复温措施干预后持续复温，体温由入院时 35.5℃、复温开始 35.6℃、复温后 0.5h 35.8℃、复温后 1h 36.5℃、离开急诊室时 37.1℃，复温效果良好。

思维链接

低体温对创伤患者的影响

创伤可使正常人体体温调节功能发生改变，严重创伤患者会同时合并失血性休克，机体产热减少，导致体温过低。低体温是指体温低于 36℃，其中轻度低温为 34~36℃，中度低温为 32℃~34℃，重度低温为 <32℃。创伤性休克患者体温过低发生率为 10%~65%，被认为是预后不良的独立危险因素，具有高死亡率、高致残率的特点。

5.疼痛管理

对创伤疼痛患者建议早期进行镇痛处理。因急诊创伤患者病种复杂、疼痛程度不同,故在对患者进行病情评估和处理时,应尽早应用相应药品或器材进行早期止痛处理,措施包括使用镇痛药、包扎伤口、固定患肢等。镇痛药物的选择应遵循起效速度快、镇痛效果确切、不良反应小、使用方便的药物和技术,以尽早有效控制疼痛。对于意识清醒、病情较轻的患者,以口服或局部非甾体抗炎药应用为主;对于病情较重或中、重度疼痛患者,可通过肌注、静脉注射阿片类镇痛药物和氯胺酮止痛。该患者入院时 NRS 评分 6 分,遵医嘱使用曲马多 100mg 肌肉注射,使用药物后疼痛较前好转,NRS 评分 3 分。若此时镇痛效果不理想,护士应及时报告医生,调整药物的使用;同时还应观察使用镇痛药后是否出现并发症,如对使用非甾体抗炎药的患者,应注意其胃肠道是否有出血的征象,并检测肝肾功能。

6.治疗手段与方法

①对于不稳定型骨盆骨折,尽快维持骨盆环的稳定性至关重要。稳定骨盆环的措施包括骨盆带固定和支架外固定。该类患者在拍 X 线明确诊断前应尽早使用骨盆带固定。如床旁 FAST 结果阴性但患者血流动力学不稳定,X 线片提示骨盆后环增宽或耻骨联合分离,应先行无创骨盆带固定,后续再考虑使用支架外固定。外固定支架适用于紧急情况下不稳定骨盆骨折的临时性固定。需注意患者如是侧方挤压型损伤或耻骨支骨折,骨盆带固定有可能加重损伤。

②腹膜外填塞或剖腹探查:使填塞物压迫髂内动脉分支与骶前静脉丛。如果腹膜外填塞止血有效,建议在 48～72h 内去除纱布;如果纱布移除后又有持续出血,则予以重新填塞,并考虑行增强 CT 检查。如明确或高度怀疑存在腹内脏器大出血或空腔脏器损伤,需尽快送手术室进行剖腹探查。对未能发现明确大出血的血管而有持续出血的患者,可行双侧髂内动脉结扎(一种简单有效控制出血的手段)。

③骨盆血管造影和栓塞:骨盆骨折患者在稳定骨盆和积极复苏后仍有血流动力学不稳定或进行性出血的征象,应考虑行骨盆血管造影和栓塞。

④主动脉球囊或钳夹阻断:患者在经过常规治疗积极复苏后血流动力学仍极不稳定,且已经发生过或濒临心搏骤停时,可考虑采用经皮穿刺腹主动脉球囊阻断,做好患者转入手术或导管室的准备。

7.转 ICU 或骨科单元监护

该患者经补液扩容、止血、输血、稳定骨盆等对症治疗与处理后,仍有血流动力学不稳定现象,血红蛋白进行性下降,为明确出血部位并尽快控制出血,行骨盆血管造影栓塞术,予转至数字减影血管造影(DSA)进一步处理后转入骨科病房。术后进行生命体征监测、术后并发症观察、规范化药物治疗落实及术后早期康复实施等综合治疗与护理。

(三)急救流程

对于由高风险致伤机制所致创伤的患者,应迅速对其进行伤情评估,符合致伤机制的其中一项或两项及以上的创伤患者,立即启动创伤团队和救治流程,急救流程中的各项职责、评估、措施,每个环节紧密相扣,为创伤患者争取最佳治疗时机。具体急救流程如图8-5-2所示。

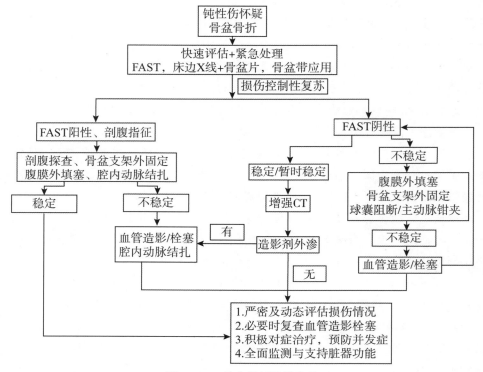

图8-5-2　骨盆骨折抢救流程

四、思维拓展

(一)前沿文献

　　骨盆骨折是累及骨盆环(骶骨、髂骨、耻骨与坐骨)的骨折,其严重程度常与暴力程度呈正相关。骨盆骨折占所有创伤性骨折的3%～5%,其中60%以上合并有其他部位的骨折和损伤,仅约30%为孤立性骨盆骨折。据国内外文献统计,骨盆骨折致伤因素比例由高到低依次为交通道路伤、高处坠落伤、运动伤、摔伤。骨盆骨折通常合并头、胸、腹损伤和血管损伤,以致血流动力学不稳定休克,创伤严重程度评分(injury severity score,ISS)常大于25分,总体死亡率高达8%～37%。

　　2017年,世界急诊外科学会(World Society of Emergency Surgery,WSES)对骨盆创伤提出了新的分类和管理指南,具体内容包括:①轻微(WSES Ⅰ级)为血流动力学和骨盆环稳定性骨折,该类患者急诊无须特殊处理,补液联合简单固定即可。②中度(WSES Ⅱ级、Ⅲ级)为血流动力学稳定,但骨盆环不稳定,该类患者在受伤现场即需要骨盆带/床单固定,在急诊如CT提示血管破裂,则需要造影栓塞。如进手术室,则同时行前环固定;如有垂直不稳定,则需要辅助固定后环。③严重(WSES Ⅳ级)为血流动力学不稳定,同时骨盆环亦不稳定(所有骨折类型,但多数为双侧旋转/垂直不稳定),通常需要抢救复苏,联合使用骨盆带/床单固定,介入科干预(AE或REBOA),骨盆填塞。

由于骨盆骨折常伴随大量失血以及其他脏器损伤,血流动力学不稳定患者的死亡率可达40%,甚至更高。因此,以创伤外科医生、骨科医生、介入科医生、影像科医生、麻醉师、ICU医生、普通外科、神经外科和泌尿科医生,急诊多学科会诊、联合救治,对于管理复苏、控制出血和稳定骨盆环至关重要。国内外有很多成熟的骨盆骨折处置急诊流程,虽然因地区和医疗资源配置不同而各异,但基本要素大同小异:①评估伤情(生命体征是否稳定,是否合并其他合并伤,创伤重点超声评估法与腹部穿刺);②初步稳定骨盆环(床单、骨盆兜或外架);③如血流动力学不稳定,则进行复苏治疗(快速补液、输血、血管活性药物);④合并损伤的处理;⑤影像学检查;⑥视情况决定行血管造影栓塞、复苏性主动脉球囊阻断、骨盆填塞与外固定架固定;⑦高级生命支持等。

骨盆骨折类型多种多样,手术治疗难度大、风险高,一直是创伤骨科领域的难点。骨盆骨折微创手术以其创伤小、出血少、皮肤条件要求低、利于急诊状态下施行等优点越来越受学者们的推崇。为了国内骨盆骨折微创手术治疗的规范开展,中华医学会骨科学分会创伤骨科学组、中华医学会骨科学分会外固定与肢体重建学组、中华医学会创伤学分会、国家骨科与运动康复临床研究中心组织专家共同商议制定了《中国骨盆骨折微创手术治疗指南》。该指南指出骨盆骨折微创手术基本原则是在血流动力学基本稳定的前提下尽早手术;力争借助各种复位工具实现闭合复位;在良好的技术支持及设备辅助下尽可能经皮内固定,或有限切开内固定;术后早期功能康复。骨盆骨折微创手术具有很多优点,因其可以在对血流动力学干扰小的情况下,有效稳定骨盆、控制出血,甚至可以作为患者复苏急救的一部分。早期手术对于骨盆骨折的闭合复位至关重要,如等到血肿机化,闭合复位将非常困难,有时难以实现。经皮螺钉固定在闭合复位的基础上可实现对复杂骨盆骨折的有效固定,尽管需要较高的手术技术和设备,但可以避免对新鲜骨盆血肿的减压,最大限度地减少出血量、缩短手术时间、降低伤口并发症的发生率,从而使患者术后快速康复。

(二)最佳证据赏析

随着平均寿命的延长和生育率的降低,世界人口正以前所未有的速度老龄化,老年脆性骨盆骨折(fragility fractures of the pelvis,FFP)的发病率也逐年升高。Loggers等回顾性分析了117例老年FFP,其中49%的患者失去了独立活动的能力、34%的患者完全丧失生活自理的能力、40%的患者没有完全恢复到伤前的状态,1

年死亡率为23%。因此,FFP具有高致残率和高死亡率。目前,我国已进入人口老龄化社会,老年FFP成为临床关注的热点问题,特别是其定义、诊断、鉴别诊断、分型和微创手术治疗策略等也亟须规范及统一。中华医学会骨科学分会创伤骨科学组、中华医学会骨科学分会外固定与肢体重建学组、国家骨科与运动康复临床研究中心等多个学会组织专家共同制定了《老年脆性骨盆骨折临床诊疗指南》,最终形成了23条推荐意见,如下所示。

推荐意见1　老年FFP高发年龄段为80～90岁,呈现发病率高、致残率高和致死率高的特点(推荐分级:1A)。

推荐意见2　老年FFP多由低能量侧方摔倒引起,导致旋转不稳定性骨盆骨折(推荐分级:1A)。

推荐意见3　需要动态评估骨折的部位和移位程度(推荐分级:1B)。

推荐意见4　老年FFP多为前环、后环同时骨折(推荐分级:1A)。

推荐意见5　需要鉴别由腰骶部退变、外伤、炎症或肿瘤等疾病引起的下腰痛(推荐分级:2C)。

推荐意见6　推荐拍摄正位、出口位、入口位骨盆X线片和CT冠状面、矢状位面重建(推荐分级:2B)。

推荐意见7　没有明确外伤史、长时间持续性疼痛,X线及CT检查无法确诊时推荐采用MRI或骨扫描(推荐分级:2B)。

推荐意见8　不推荐Tile分型和Young-Burgess分型指导老年FFP的治疗(推荐分级:1A)。

推荐意见9　推荐采用FFP分型评估指导老年FFP的治疗(推荐分级:1A)。

推荐意见10　长期使用抗血小板或者抗凝药物的老年FFP患者推荐伤后24h内监测血流动力学和生命体征(推荐分级:2B)。

推荐意见11　推荐早期制动、控制疼痛和预防卧床相关并发症(推荐分级:1B)。

推荐意见12　保守治疗适用于Ⅰ、Ⅱ型FFP,但应动态评估(推荐分级:2B)

推荐意见13　Ⅲ、Ⅳ型FFP和保守治疗失败的Ⅱ型FFP推荐手术治疗(推荐分级:2B)。

推荐意见14　对老年FFP推荐使用手法复位或者骨盆微创复位架复位(推荐分级:2B)。

推荐意见15　规范的术前准备可以提高微创复位固定的安全性和有效性(推荐分级:2B)。

推荐意见16　标准的透视技术是老年FFP微创手术的基础(推荐分级:2B)。

推荐意见17　应用经皮通道螺钉、微创钢板螺钉、INFIX和骨水泥强化技术早期固定不稳定型老年FFP(推荐分级:2B)。

推荐意见18　骨水泥增强技术有助于提高内固定的初始稳定性(推荐分级:2B)。

推荐意见19 常用INFIX固定老年前环FFP,具有微创、力臂长、力学稳定等优点(推荐分级:2C)。

推荐意见20 后环微创固定方式包括骶髂螺钉、钢板螺钉系统、髂骨间固定系统,取决于后环骨折部位、移位程度和骨盆的不稳定程度(推荐分级:2B)。

推荐意见21 老年骨盆机能不全性骨折发病隐匿,诊断困难,推荐微创手术和骨水泥增强技术早期固定(推荐分级:2C)。

推荐意见22 骶骨成形术手术适应证为无移位或者可以闭合复位的骶骨机能不全性骨折和骶骨新鲜骨折,其主要并发症为骨水泥渗漏(推荐分级:2B)。

推荐意见23 推荐规范化抗骨质疏松药物治疗,双膦酸盐类药物是抗骨质疏松药物治疗的首选药物(推荐分级:2B)。

参考文献

[1]罗家柳,唐良晟,陈登,等.多发伤后不同时期休克发生类型及特征的回顾性研究[J].中华急诊医学杂志,2023,32(1):70-75.

[2]浙江省医学会创伤医学分会胸部创伤学组,编审委员会肋骨胸骨创伤诊治浙江省胸外科专家共识版.肋骨胸骨创伤诊治:浙江省胸外科专家共识(2021版)[J].中华危重症医学杂志(电子版),2021,14(2):89-99.

[3]中国医师协会骨科医师分会,编辑委员会中国医师协会骨科医师分会成人急性胸腰段脊柱脊髓损伤循证临床诊疗指南.中国医师协会骨科医师分会骨科循证临床诊疗指南:成人急性胸腰段脊柱脊髓损伤循证临床诊疗指南[J].中华外科杂志,2019,57(3):161-165.

[4]中国医师协会急诊分会,中国人民解放军急救医学专业委员会,中国人民解放军重症医学专业委员会,等.创伤失血性休克诊治中国急诊专家共识[J].中华急诊医学杂志,2017,26(12):1358-1365.

[5]于庆艳,娄靖,张进军.骨盆骨折院前急救策略[J].中华急诊医学杂志,2019,28(2):260-263.

[6]陈水红,王飒,王萍,等.创伤性低体温患者复温的循证实践[J].中华护理杂志,2018,53(5):577-580.

[7]王飒,陈水红,金静芬,等.创伤性低体温患者不同复温措施效果的网状Meta分析[J].中华护理杂志,2017,52(7):840-844.

[8]孔令文,黄光斌,易云峰,等.创伤性肋骨骨折手术治疗中国专家共识(2021版)[J].中华创伤杂志,2021,37(10):865-875.

[9]陈大庆,陶洁茹,孟伟阳,等.血流动力学不稳定骨盆骨折诊治中若干问题探讨[J].中华创伤杂志,2016,32(7):582-586.

[10]中华医学会急诊医学分会,中华医学会创伤学分会,中国医师协会急诊医师分

会,等.血流动力学不稳定骨盆骨折急诊处理专家共识[J].中华创伤杂志,2015,31(12):1057-1062.

[11]秦燕明,王鹏,徐旋旋,等.多发伤患者继发急性肾损伤的危险因素探讨[J].中国中西医结合急救杂志,2022,29(2):187-192.

[12]康文博,李晓红,陈翀,等.亚低温对脊髓损伤后反应性星形胶质细胞增生的影响[J].中国应用生理学杂志,2016,32(4):289-292.

[13]王笑宇,王旭东.张力性气胸的急诊处理[J].中国临床医生杂志,2016,44(2):17-18.

[14]李露寒.成人重型颅脑损伤的护理管理[J].中国临床神经外科杂志,2021,26(10):807-809.

[15]刘磊,徐国政.颅脑损伤病人红细胞输注治疗的研究进展[J].中国临床神经外科杂志,2020,25(12):883-885.

[16]曾子桓,张灏,陈伟强,等.颅脑损伤后继发性脑损伤发病机制的研究进展[J].中国临床神经外科杂志,2019,24(12):777-779.

[17]李显.颅脑损伤评分量表及预后评估模型的研究进展[J].中国临床神经外科杂志,2023,28(1):53-56.

[18]范国锋,王小菊,王增亮,等.颅脑损伤预后评估量表研究进展[J].中国临床神经外科杂志,2019,24(3):185-187.

[19]邹国虎,高玉军.氨甲环酸在颅脑损伤中的应用进展[J].中国临床神经外科杂志,2021,26(6):471-473.

[20]赵鹏程,张永明.肺保护性通气技术治疗颅脑损伤合并ARDS的研究进展[J].中国临床神经外科杂志,2021,26(4):309-311.

[21]康海琼,周红俊,刘根林,等.脊髓损伤神经学分类国际标准检查表2019版最新修订及解读[J].中国康复理论与实践,2019,25(8):983-985.

[22]李建军,杨明亮,杨德刚,等.创伤性脊柱脊髓损伤评估、治疗与康复[J].中国康复理论与实践,2017,23(3):274-287.

[23]任杰,朱飞奇.重型颅脑损伤合并多发伤患者早期死亡的决策树模型研究[J].中国急救医学,2022,42(4):343-346.

[24]武娟,孙雪莲,高伟,等.严重多发伤患者ARDS发生情况及其影响因素的Logistic回归预测模型构建[J].中国急救复苏与灾害医学杂志,2022,17(9):1190-1193.

[25]张雨,黄伟军.亚低温对脊柱骨折伴脊髓损伤患者的影响[J].浙江创伤外科,2021,26(6):1116-1118.

[26]胡蓉,陈佳丽,宁宁,等.脊髓损伤病人压力性损伤预防的最佳证据总结[J].护理研究,2022,36(2):211-216.

［27］张阳春,季学丽,张丽,等.创伤团队启动标准在急诊预检分诊中的信效度研究［J］.护理学杂志,2021,36(19):39-43.

［28］刘湘萍,程晶,李哲英,等.中国创伤救治培训护理版课程培训实践［J］.护理学杂志,2023,38(7):67-70,74.

［29］崔曼曼,袁金灿,顾春红,等.疼痛护理及注意力分散干预法对多发伤患者生活质量、心理状态及康复效果的影响［J］.国际护理学杂志,2023,42(9):1610-1614.

［30］李楠,刘思秀,赵敏,等.多发伤后急性肾损伤导致慢性肾功能不全的临床分析［J］.创伤外科杂志,2022,24(3):214-217.

［31］林昊,高翔,蔡鸿儒,等.重型颅脑损伤为主的多发伤救治策略［J］.创伤外科杂志,2017,19(10):734-736.

［32］方加虎.血流动力学不稳定骨盆骨折的致病因素和早期处理措施［J］.创伤外科杂志,2021,23(5):321-325.

［33］李阳,李辉,陈驾君,等.多发伤病历与诊断:专家共识(2023版)[J].创伤外科杂志,2023,25(8):561-568.

［34］老年脆性骨盆骨折临床诊疗指南.中华骨科杂志,2022,42(18):1175-1190.

［35］陈华,白雪东,易成腊,等.中国骨盆骨折微创手术治疗指南(2021).中华创伤骨科杂志,2021,23(1):4-4.

［36］Nihat D B, Ibrahim K, Samet A E, et al. Blunt trauma related chest wall and pulmonary injuries: An overview[J]. Chin J Traumatol, 2020, 23(3): 125-138.

［37］Wang S H, Fu C Y, Bajani F, et al. Accuracy of the WSES classification system for pelvic ring disruptions: an international validation study[J]. World J Emerg Surg, 2021, 16(1): 54.

［38］Olivecrona Z, Koskinen L D. APOE epsilon4 positive patients suffering severe traumatic head injury are more prone to undergo decompressive hemicraniectomy[J]. J Clin Neurosci, 2017, 42(1): 139-142.

［39］Li P H, Hsu T A, Kuo Y C, et al. The application of the WSES classification system for open pelvic fractures-validation and supplement from a nationwide data bank[J]. World J Emerg Surg, 2022, 17(1): 29.

［40］Wu Y T, Cheng C T, Tee Y S, et al. Pelvic injury prognosis is more closely related to vascular injury severity than anatomical fracture complexity: the WSES classification for pelvic trauma makes sense[J]. World J Emerg Surg, 2020, 15(1): 48.

［41］Hinck D C, Wipper S, Debus E S. Hemostyptics for treatment of junctional vascular injuries : Management of traumatic vascular injuries at the transition from trunk to extremities[J]. Unfallchirurg, 2018, 121(7): 530-536.

［42］Dultz L A, Ma R, Dumas R P, et al. Safety of Erector Spinae Plane Blocks in Patients With Chest Wall Trauma on Venous Thromboembolism Prophylaxis[J]. J Surg Res, 2021, 263: 124-129.

［43］Koch K, Troester AM, Chevuru PT, et al. Admission lymphopenia is associated with discharge disposition in blunt chest wall trauma patients[J]. J Surg Res, 2022, 270(1): 293-299.

［44］Tran T L, Brasel K J, Karmy-Jones R, et al. Western Trauma Association Critical Decisions in Trauma: Management of pelvic fracture with hemodynamic instability-2016 updates[J]. J Trauma Acute Care Surg, 2016, 81(6): 1171-1174.

［45］Yorkgitis B K, Tatum D M, Taghavi S, et al. Eastern Association for the Surgery of Trauma Multicenter Trial: Comparison of pre-injury antithrombotic use and reversal strategies among severe traumatic brain injury patients[J]. J Trauma Acute Care Surg, 2022, 92(1): 88-92.

［46］Gala S G, Crandall M L. Global collaboration to modernize advanced trauma life support training[J]. J Surg Educ, 2019, 76(2): 487-496.

［47］Klingbeil K D, Vangara S S, Fertig R M, et al. Acute trauma precipitating the onset of chest wall myxofibrosarcoma[J]. India J Sur Oncol, 2018, 9(3): 411-413.

［48］Grande P O. Critical evaluation of the lund concept for treatment of severe traumatic head injury, 25 years after its introduction[J]. Front Neurol, 2017, 8(1): 315.

［49］Coccolini F, Stahel P F, Montori G, et al. Pelvic trauma: WSES classification and guidelines[J]. World J Emerg Surg, 2017, 12(1): 1-18.

第九章

中毒与重症中暑

第一节　有机磷农药中毒

一、案例导入

患者,男性,70岁,因"自服有机磷农药导致意识不清1h"就诊。患者于1h前自服有机磷农药,被发现时不省人事,问答不应,无呕吐,无大小便失禁,由家属送入急诊。

二、预检分诊思维

结合SOAP分诊流程进行预检分诊。

（一）S（Subjective,主观感受）

意识不清、问答不应。

（二）O（Objective,客观现象）

1.紧急评估

预检分诊护士接诊该患者,启动分诊流程,立即进行紧急评估。

A（airway,气道）:气道通畅,无异物梗阻,口角流涎。

B（breath,呼吸）:呼吸微弱,有大蒜臭味。

C（circulation,循环）:面色苍白,全身湿冷,多汗。

S（consciousness,意识状态）:意识昏迷,双侧瞳孔针尖样（0.1cm）,对光反应迟钝。

2.测量生命体征及完成快速监测

体温35.3℃;脉搏63次/min;呼吸频率13次/min;血压82/47mmHg;SpO_2 49%;测指尖血糖（POCT）7.2mmol/L。

3.身体评估

意识不清,口角流涎、呼吸有大蒜臭味。

思维链接

有机磷农药

目前,有机磷农药仍是我国尤其是农村地区使用最广泛、用量最大的杀虫剂,其中敌敌畏、甲胺磷等多数品种具有较大的毒性。常见的有机磷农药中毒原因是误食、误吸或错误接触。重度中毒常导致患者直接死亡或重度昏迷,因而有机磷农药中毒是急诊科常见的中毒性急危重症。

(三)A(assessment,分析与估计)

有服有机磷农药史,呼吸有大蒜臭味,口角流涎,全身湿冷,多汗,双侧瞳孔针尖样,初步怀疑为有机磷农药(OPs)中毒,为进一步明确诊断需要进行全血胆碱酯酶(ChE)活力检测。

思维链接

及时识别有机磷农药中毒临床表现

毒蕈碱样症状(M症状):主要是副交感神经末梢兴奋所致的平滑肌痉挛和腺体分泌增加。临床表现为恶心呕吐、腹痛、多汗、流泪、流涕、流涎、腹泻、尿频、大小便失禁、心跳减慢、瞳孔缩小、支气管痉挛和分泌物增加、咳嗽、气急等,严重患者出现肺水肿。

烟碱样症状(N症状):乙酰胆碱在横纹肌神经肌肉接头处过度蓄积和刺激,使面、眼睑、舌、四肢和全身横纹肌发生肌纤维颤动,甚至全身肌肉强直性痉挛。患者临床表现常有全身紧张和压迫感,而后发生肌力减退和瘫痪。严重者可有呼吸肌麻痹,造成周围性呼吸衰竭。此外由于交感神经节受乙酰胆碱刺激,其节后交感神经纤维末梢释放儿茶酚胺使血管收缩,引起血压增高、心率加快和心律失常。

中枢神经系统症状:早期可表现为头晕、头痛、疲乏、无力等症状,继后出现烦躁不安、谵妄、运动失调、言语不清、惊厥、抽搐,严重者可出现昏迷、中枢性呼吸循环功能衰竭。

(四)P(plan,计划)

1.依据《急诊预检分级分诊标准》

指标维度:征象/风险。

分诊标准:急性中毒危及生命。

分诊科室:急诊内科。

分诊级别:Ⅰ级。

分诊去向:复苏室。

响应时间：即刻。

2.依据《急诊检伤急迫度分级量表(TTAS)》

分类名称：单项客观指标

主诉判断依据：SpO_2过低＜85%

分诊科室：急诊内科。

分诊级别：Ⅰ级。

分诊去向：复苏室。

响应时间：即刻。

三、急救护理思维

（一）病情评估与思维

1.病情评估

抢救室护士接诊该患者，立即进行ABCDE初级评估。

A（airway，气道）：气道通畅，无异物梗阻，口角流涎，头偏向一侧，避免误吸，予吸痰护理。

B（breath，呼吸）：呼吸微弱，10～13次/min，SpO_2 49%～55%，开放气道，呼吸球囊辅助呼吸，准确气管插管。

C（circulation，循环）：连接心电监护仪，显示窦性心律，监测血压，收缩压波动范围75～86mmHg，舒张压波动范围40～55mmHg，遵医嘱开通两路静脉通路，微泵注射去甲肾上腺素提升血压。

D（disability，神经系统）：昏迷，双侧瞳孔针尖样（0.1cm），光反应迟钝。

E（expose/environmental，暴露与环境）：患者分诊后安置于复苏床，去除污染的衣物，避免毒物继续经皮肤黏膜吸收，注意保暖和保护隐私。

2.再次评估

ABCDE初级评估后提示该患者生命体征平稳，予再次评估，主要是针对性病史的采集和寻找可逆性病因并治疗的过程。通过询问患者/家属或相关人员，获得患者的针对性病史等资料，从中寻找可能的原因并处理；采用SAMPLE病史采集方法，具体内容如下。

S（signs and symptoms，症状与体征）：患者意识不清，问答不应。

A（allergy，过敏史）：无药物过敏史。

M（medications，用药情况）：无

P（past medical history，既往史）：既往体健

L（last meal，末次进餐时间）：早餐06：30。

E（events，疾病相关事件）：口服有机磷农药。

3.相关检查结果

血清胆碱酯酶:59U/L;12导联心电图示:窦性心律,正常心电图。

4.病情诊断

根据采集的相关病史和检查结果,该患者诊断为急性有机磷农药中毒。

思维链接

有机磷中毒程度分级

通过患者临床症状结合胆碱酯酶活力可以将有机磷中毒程度分为轻度中毒、中度中毒和重度中毒。详细分级如表9-1-1所示。

表9-1-1　有机磷中毒程度分级

分级	症状	胆碱酯酶活力
轻度中毒	以M样症状为主	70%～50%
中度中毒	M样症状加重,出现N样症状	50%～30%
重度中毒	除M、N样症状外,合并肺水肿、抽搐、昏迷,呼吸肌麻痹和脑水肿	30%以下

※临床上以血清胆碱酯酶测定值作为中毒程度判断标准,因测定方法学不同,故参考界限不同,临床医生多根据经验判断。

(二)急救实践

针对该患者,具体急救实践如下。

1.立即开启绿色通道

对于中毒患者应启动院内快速救治通道。抢救室护士实施"IMO"护理措施。静脉通路(intravenous,I):建立浅静脉置管通路,遵医嘱使用抗胆碱药物。心电监护(monitoring,M):予以多功能心电监护,持续监测生命体征。氧气吸入(oxygen,O):给予患者呼吸球囊辅助通气,准备气管插管用物,配合医生完成气管插管。迅速对患者病情进行评估,将患者分诊至复苏室,启动中毒急救流程(如图9-1-1所示),使患者在最短时间内得到救治。

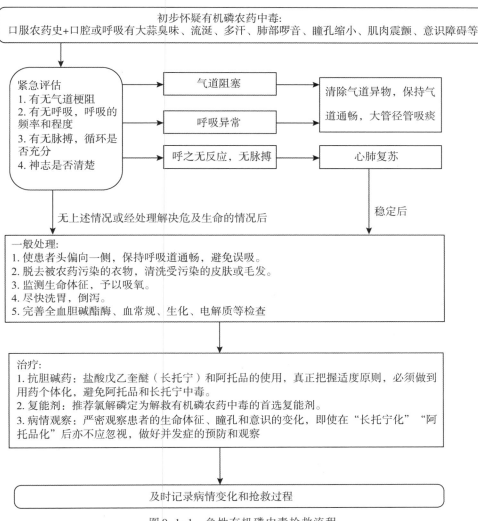

图 9-1-1　急性有机磷中毒抢救流程

2.紧急复苏

急性有机磷农药中毒患者常因窒息、肺水肿、呼吸衰竭而死亡。重症患者在生命体征不稳定时应先进行气管插管,呼吸机辅助呼吸支持。加强气道的管理,注意及时清除气道分泌物、引流物、呕吐物,避免误吸造成吸入性肺炎。如发生心搏骤停,应立即进行心肺复苏。

3.迅速清除毒物

彻底洗胃是切断毒物继续吸收最有效的方法。口服中毒者用生理盐水、清水、2%碳酸氢钠溶液(敌百虫忌用)反复洗胃,直至洗清为止。国内外相关研究显示,经口中毒患者尽早洗胃可获得积极效果,口服中毒者在 6h 内均应洗胃,口服量大、重度中毒患者,即使已超过 6h 仍要积极洗胃。

彻底清除未被机体吸收的毒物,如迅速脱去污染的衣物,用肥皂水彻底清洗污染的皮肤及全发(头发污染者)等。

4.用药护理

遵医嘱早期、足量、联合、重复使用解毒剂,严密观察药物疗效和不良反应。

(1)抗胆碱药:代表药物为长效药物盐酸戊乙奎醚(长托宁)和阿托品,推荐剂量如表9-1-2所示。

表9-1-2　常用抗胆碱药治疗有机磷农药中毒首次剂量推荐　　　(单位:mg)

药物名称	轻度中毒	中度中毒	重度中毒
盐酸戊乙奎醚	1~2	2~4	4~6
阿托品	2~4	4~10	10~20

盐酸戊乙奎醚为新型抗胆碱药,对心率影响小;用药剂量小,中毒发生率低;作用时间长,无须频繁给药;临床广泛应用,基本取代了阿托品。用药达标指征为"长托宁化":口干、皮肤干燥、肺部啰音消失或减少,心率和瞳孔不作为其判断标准。

思维链接

阿托品

阿托品作为一种抗胆碱药物,是有机磷农药中毒主要的急救药物之一。阿托品化是有机磷农药中毒用药达标的指征。临床应用中阿托品化与阿托品中毒剂量接近,因此在用药过程中需要严密观察患者的病情变化。阿托品化与阿托品中毒的主要区别如表9-1-3所示。

表9-1-3　阿托品化与阿托品中毒的主要区别

症状	阿托品化	阿托品中毒
神经系统	意识清醒或模糊	谵妄、躁动、幻觉、双手抓空、抽搐、昏迷
皮肤	颜面潮红、干燥	紫红、干燥
体温	正常或轻度升高	高热,>40℃
心率	≤120次/min,脉搏快而有力	心动过速,甚至有室颤发生
瞳孔	由小扩大后不再缩小	极度散大

(2)复能剂:常用药物为氯解磷定、碘解磷定等。推荐氯解磷定作为解救有机磷农药中毒的首选复能剂。常用复能剂首次推荐剂量如表9-1-4所示。

表9-1-4　常用复能剂首次推荐剂量　　　(单位:g)

药物名称	轻度中毒	中度中毒	重度中毒
氯解磷定	0.5~1.0	1.0~2.0	1.5~3.0
碘解磷定	0.4	0.8~1.2	1.0~1.6

5.病情观察

严密观察患者的生命体征、瞳孔和意识的变化,即使在"长托宁化""阿托品化"后亦不应忽视。

中间综合征:由急性有机磷农药中毒所引起的以肌无力为突出表现的综合征。常发生在中毒后1～4d,病变累及呼吸肌时迅速发展为呼吸衰竭,甚至死亡。应严密观察患者呼吸状况,特别是乐果、甲胺磷、敌敌畏中毒患者。

迟发性多发性神经病:重度有机磷农药中毒症状消失后2～3周可出现,主要表现为肢体末梢烧灼、疼痛、麻木等,尚无特效治疗方法。

反跳:临床症状好转数日到一周后,患者可出现病情突然恶化,再次出现急性中毒症状。临床应严密观察反跳的先兆症状,如胸闷、流涎、出汗、言语不清、吞咽困难等,如有上述症状立即汇报医生,调整解毒剂的剂量及对症支持治疗。

四、思维拓展

(一)前沿文献

急性中毒是指人体在短时间内接触毒物或超过中毒量的药物后,机体产生的一系列病理生理变化及其临床表现。急性中毒病情复杂、变化急骤;严重者出现多器官功能的障碍或衰竭,甚至危及患者生命。我国卫生部2008年发布的第三次全国死因调查结果显示,城市和农村损伤和中毒是继恶性肿瘤、脑血管疾病、心脏病、呼吸系统疾病后的第五大死亡原因,占总病死率的10.7%。我国目前缺乏大样本多中心的急性中毒流行病学的数据;有研究对1994—2007年我国发表的急性中毒流行病学的文献进行检索,在检索到的714篇文献中符合预定要求的有24篇,研究表明,急性中毒男女比例为1∶1.31,女性中毒例数明显高于男性。急性中毒患者,年龄集中在20～29岁和30～39岁,尤其是20～29岁,占40.28%;从急性中毒原因来看,有意接触毒物者高于意外接触者,自杀是急性中毒的重要原因。急性中毒途径以消化道为主,地点以家庭为主;静脉注射途径多在娱乐场所出现。急性中毒的毒种主要有药物、乙醇、一氧化碳、食物、农药、鼠药六大类;急性中毒病死率为1.09%～7.34%,其中农药中毒占急性中毒死亡的40.44%;急性农药中毒病死率为7.12%～9.30%。急性有机磷农药中毒(acute organophosphorus pesticide poisoning, AOPP)为临床常见疾病。据WHO估计,每年全球有数百万人发生AOPP,其中约20万人死亡,且大多数发生在发展中国家。在我国每年发生的中毒病例中,AOPP占20%～50%,病死率30%～40%。AOPP起病急、进展快,及时、规范的干预及救治可明显降低AOPP的死亡率。多数AOPP患者经积极治疗5～7d后可明显好转或痊愈;部分重症患者可能需10～14d,甚至更长时间;重度AOPP患者常伴有酸中毒、低钾血症、脑水肿、严重心律失常等,死亡病例多发生于未能及时处理的严重呼吸衰竭和循环衰竭。

AOPP患者早期可能因胆碱能危象而出现呼吸功能衰竭,部分患者出现心搏骤停,因此在现场环境安全,患者脱离中毒环境后,应初步评估患者生命体征,维持生命体征稳定,呼吸、心跳停止者应立即行心肺复苏术,同时给予足量解毒剂应用。对衣物、皮肤等被有机磷农药污染者,应脱去污染的衣物,用肥皂水清洗污染的皮肤、毛发。无催吐禁忌证时尽早进行现场催吐,有条件的可在现场予解毒剂,并保持气道通畅;开通静脉通道,并尽快将患者转运至有救治条件的医疗机构。

AOPP临床救治主要包括早期积极的胃肠道净化排毒、特效解毒药物与血液净化技术的应用、对症支持治疗及并发症防治等综合治疗。

（二）最佳证据赏析

中国医师协会急诊医师分会组织来自全国各地在各自领域内有着扎实理论知识和丰富临床经验的多位急诊医学专家共同组成了AOPP诊治研究专家组,制定了《急性有机磷农药中毒诊治临床专家共识》,共识推荐意见如下。

推荐意见1　胆碱酯酶活力测定是AOPP诊断特异的实验指标,ChE活力（包括血清胆碱酯酶活力）测定可作为AOPP诊断、分级及病情判断的重要指标。

推荐意见2　通过明确的OPs接触史,典型临床表现,结合胆碱酯酶活力测定,一般无须毒物检测即可临床诊断此病。

推荐意见3　如果临床表现程度与胆碱酯酶活性结果不一致,应弱化胆碱酯酶活力的意义,更加重视临床情况的综合判断。

推荐意见4　现场救治时应注意评估患者生命体征,维持生命体征稳定,迅速清除毒物,有条件时应尽早给予解毒剂治疗并尽快转运至有救治条件的医疗机构。

推荐意见5　AOPP应常规尽早、彻底进行洗胃,但需注意维护气道的安全性。

推荐意见6　推荐氯解磷定作为解救AOPP的首选复能剂,如无法获得氯解磷定可选用碘解磷定。

推荐意见7　诊断AOPP后应尽早予以抗胆碱能药物治疗,具体用药应根据患者临床症状、体征和胆碱酯酶活力调整,同时需兼顾个体化原则。

推荐意见8　推荐对重度AOPP患者尽早行血液灌流治疗,血液透析或CRRT治疗仅在合并肾功能不全或MODS等情况时进行。

推荐意见9　中间综合征（IMS）（或呼吸肌麻痹）的治疗以对症支持治疗为主,早期识别,及时、正确的高级生命支持（特别是呼吸支持）为救治的关键。

推荐意见10　发生反跳后应积极寻找可能导致反跳的原因并予以去除,同时可重新按照胆碱能危象予以解毒剂治疗。

推荐意见11　全身及脏器功能支持治疗为AOPP救治的关键环节之一,维持和尽早恢复机体正常的生理功能为治疗的重点。

推荐意见12　重度AOPP患者应常规进行生命体征（血压、心率、SpO_2、呼吸）及脏器功能监测,及时收住急诊重症监护室（EICU）。

推荐意见 13　出院需综合患者全身状况及实验室检查综合而定,一般符合以下几点可出院:①临床症状、体征消失,停药 2～3d 后无复发;②精神、食欲正常;③全血胆碱酯酶活力达 50%～60% 以上或血浆胆碱酯酶活力接近正常而不再下降;④无心脏、肝脏、肾脏、胰腺等脏器的严重并发症存在。

郑敏等的研究运用美国循证实践学术中心提出的 ACE Star 循证护理模式,建立了 AOPP 患者标准化洗胃方案,临床效果较好,推荐意见如下。

《急性有机磷农药中毒标准化洗胃方案》

※是否催吐

推荐意见:洗胃前不催吐(证据级别ⅣB)。

推荐原因:催吐会使含农药的胃内容物通过幽门进入小肠速度加快,可能提高农药吸收率。

※置管体位

推荐意见:左侧卧位(证据级别ⅠB)。

推荐原因:当患者左侧卧位时,胃底处于最低位,加之幽门保护性痉挛收缩,使农药储存于胃底部,既有利于胃底部抽吸,又减少了农药通过幽门进入肠道。另外,左侧卧位可不依赖患者做吞咽动作就能顺利把胃管插入胃内,一次性置管成功率较高。

※胃管选择

推荐意见:F26～F28 一次性硅胶洗胃管(证据级别ⅠB/ⅣB)。

推荐原因:一次性硅胶洗胃管因其管径较粗、硬度较大、不易变形、孔隙多,是置管洗胃的首选,可有效避免食物残渣堵塞管腔,使洗胃在短时间内顺利完成。

※置入途经

推荐意见:首次洗胃经口置入胃管,洗胃后,重新经鼻留置胃管(证据级别ⅠB)。

推荐原因:经口置管较经鼻腔插管成功率高,时间更短,不良反应少,且经口置管选择的洗胃管较经鼻插入的胃管粗,操作方便,成功率高,可缩短洗胃时间。经鼻置入胃管较经口置入固定更稳妥,患者耐受性更好。

※置入深度

推荐意见:55～70cm(证据级别ⅠB)。

推荐原因:可以使胃管充分到达胃大弯及胃底部,保证各侧孔全部在胃内,有利于农药的洗出。

※辅助置入

推荐意见:并发呼吸功能衰竭需要进行机械通气的中毒患者,使用喉镜插入气管后再插入洗胃管(证据级别ⅠB)。

推荐原因:对呼吸衰竭而气管插管的洗胃患者,喉镜可提高一次置管成功率及总置管成功率,缩短置胃管时间,且对血流动力学影响小,提高抢救成功率。

※洗胃液

推荐意见:生理盐水(证据级别ⅠB)。

推荐原因:生理盐水为等渗溶液,可防止细胞内外的渗透压失衡,避免大量清水洗胃导致的低钠血症、血压下降和机体低渗状态导致的肺、脑等组织的水肿。

※洗胃液量

推荐意见:200~300mL/次(证据级别ⅠB)。

推荐原因:传统的洗胃法每次灌洗量为300~500mL,易增大胃内压,刺激呕吐和加速含农药的胃内容物进入小肠。200~300mL/次可延缓农药在胃内的排空,减少肠道的吸收。

※洗胃方式

推荐意见:反复间断洗胃联合持续胃肠减压(证据级别ⅠB)。

推荐原因:采用留置胃管反复间断洗胃联合持续胃肠减压,可弥补因洗胃盲区而导致的残留农药被吸收的缺陷,也为残留在十二指肠的农药反流入胃后及时排出体外提供有效途径。

※吸附剂

推荐意见:活性炭(证据级别ⅡB)。

推荐原因:首次洗胃后注入活性炭不仅能吸附胃内农药,而且能和农药结合为复合物而减少农药吸收,减轻中毒症状,减少临床用药量。

※导泻液

推荐意见:大黄液(证据级别ⅠB)。

推荐原因:首先大黄液中的大黄素能刺激肠壁,加速肠内容物排出;其次,大黄液能促进胆汁分泌,有效排出吸收胆囊内的氧化型有机磷;最后,大黄液进入胃内可中和胃皱襞内的毒素,防止农药进入肠、肝循环引起重吸收,降低反跳的发生率。

第二节　一氧化碳中毒

一、案例导入

患者,女性,34岁,因"被人发现意识障碍30min"入院。患者在家中洗澡30min左右被家属发现晕厥,当时意识模糊,立即离开浴室后患者神志逐渐转清,嗜睡状,有头晕恶心,暂无明显呕吐、心悸,胸闷气促伴出汗明显,面色口唇呈樱桃红。既往抑郁症病史。

二、预检分诊思维

结合SOAP分诊流程进行预检分诊。

（一）S（subjective，主观感受）

头晕恶心,胸闷心悸。

（二）O（objective，客观现象）

1.紧急评估

预检分诊护士接诊该患者,启动分诊流程,立即进行紧急评估。

A（airway，气道）:气道通畅,无异物梗阻。

B（breath，呼吸）:自主呼吸,气促,呼吸偏快。

C（circulation，循环）:口唇面色呈樱桃红色,出汗明显。

S（consciousness，意识状态）:患者神志清,嗜睡状。

2.测量生命体征及完成快速监测

体温37.0℃;脉搏102次/min;呼吸25次/min;血压124/65mmHg;SpO_2 97%。

3.身体评估

四肢乏力,四肢肌力4级,无明显抽搐情况。

（三）A（assessment，分析与估计）

根据患者及家属述说,患者在燃烧煤气的密闭浴室内洗澡时出现晕厥,离开该环境后,患者神志逐渐转清,并有头晕恶心、胸闷、心悸、气促、面色呈樱桃红及多汗等表现。既往抑郁症病史,现阶段情绪稳定。结合患者的症状、体征和当时暴露的环境,初步考虑为一氧化碳中毒,还需完善相关检查排除神经系统性、药物中毒等疾病。

思维链接

急性一氧化碳中毒严重程度分级

一氧化碳被人体吸收的量与每分通气量、一氧化碳暴露时间、一氧化碳浓度及环境含氧量有关。一氧化碳中毒的临床表现主要为缺氧,其严重程度与碳氧血红蛋白（COHb）的饱和度呈正比例关系,如表9-2-1所示。

表9-2-1　急性一氧化碳中毒严重程度分级

中毒程度	主要表现	COHb浓度	治疗反应 （吸入新鲜空气或氧疗）
轻度	出现剧烈头痛头晕、四肢无力、恶心、呕吐,或轻度至中度意识障碍,但无昏迷	10%～20%	症状很快消失

续表

中毒程度	主要表现	COHb浓度	治疗反应（吸入新鲜空气或氧疗）
中度	上述症状加重,皮肤呈樱桃红色,神志不清,呼吸困难,浅昏迷,对光反射和角膜反射迟钝,脉速、多汗	30%～40%	可以恢复正常且无明显并发症
重度	深度昏迷,各种反射消失,大小便失禁,四肢厥冷,血压下降,呼吸急促,肌张力增高,甚至死亡	＞50%	死亡率较高,存活者多有后遗症

（四）P（Plan,计划）

1.依据《急诊预检分级分诊标准》

指标维度:高风险/潜在危险情况。

分诊标准:突发意识程度改变情况(嗜睡、定向障碍、晕厥)/中毒患者(但不符合Ⅰ级标准)。

分诊科室:急诊内科,启动抢救流程。

分诊级别:Ⅱ级。

分诊去向:抢救室。

响应时间:＜10min。

2.依据《急诊检伤急迫度分级量表（TTAS）》

分类名称:环境。

主诉判断依据:毒气吸入/暴露,意识状态改变(格拉斯哥评分9～13分)。

分诊科室:急诊内科,启动抢救流程。

分诊级别:Ⅱ级。

分诊去向:抢救室。

响应时间:＜10min。

三、急救护理思维

（一）病情评估与思维

1.初级评估

抢救室护士接诊该患者,立即进行ABCDE初级评估。

A(airway,气道):气道通畅,无异物梗阻。

B(breath,呼吸):呼吸频率24～28次/min,SpO_2 95%～97%,面罩吸氧8～10L/min高流量吸氧。

C(circulation,循环):连接心电监护仪,显示窦性心律,监测血压,收缩压波动范围98~130mmHg,舒张压波动范围55~72mmHg。

D(disability,神经系统):患者嗜睡状态,GCS评分13分,双侧瞳孔等大等圆,直径3mm,对光反应灵敏,双眼无凝视,未见眼震。

E(expose/environmental,暴露与环境):患者于洗澡时(热水器煤气燃烧)发病,分诊后安置于抢救室床位,解开衣物进行体格检查,查找有无明显的创伤迹象、出血、烧伤,重点查看头颅有无外伤,查体时注意保暖及保护隐私。

2.再次评估

抢救室护士完善ABCDE初级评估后得出该患者生命体征平稳,予再次评估;主要是针对性病史的采集尤其有无毒物接触史和寻找可逆性病因并治疗的过程。通过询问患者/家属或相关人员,获得患者的针对性病史等资料,从中寻找可能的原因并处理;采用SAMPLE病史采集方法,具体内容如下。

S(signs and symptoms,症状与体征):患者嗜睡状,GCS评分13分,RLS 2级,偶有胡言乱语,头晕恶心、心悸、胸闷气促、口唇面色呈樱桃红色,多汗。

A(allergy,过敏史):无药物过敏史。

M(medications,用药情况):无服用药物史。

P(past medical history,既往史):既往抑郁症病史。

L(last meal,末次进餐时间):晚餐18:30。

E(events,疾病相关事件):患者在洗澡时(热水器煤气燃烧)突发晕厥。

思维链接

意识障碍与机体反应水平分级

意识障碍是指人对周围环境以及自身状态的识别和觉察能力出现障碍,表现为嗜睡、意识模糊、昏睡、昏迷。

机体反应水平分级(RLS)是根据患者言语应答、眼球定向运动,遵嘱运动、去除疼痛来迅速判断患者的意识水平,区分为有意识反应和昏迷(如表9-2-2所示)。

表9-2-2 机体反应水平分级(RLS)

分级	意识状态	表现
RLS1	清醒	神志清楚,没有反应的延迟,没有嗜睡,定向准确
RLS2	嗜睡	对轻度刺激的反应,处于嗜睡状态,反应轻度延迟
RLS3	意识模糊	对强刺激的反应,被唤醒后在回答下列3个问题中至少有一个错误:1)你叫什么名字? 2)你在什么地方? 3)现在是哪年哪月?
RLS4	昏迷	对强痛刺激的反应,能定位疼痛,但不能去除疼痛
RLS5	昏迷	有躲避疼痛的动作

续表

分级	意识状态	表现
RLS6	昏迷	强痛刺激时肢体屈曲（去大脑皮质状态）
RLS7	昏迷	强痛刺激时肢体背伸（去大脑状态）
RLS8	昏迷	强痛刺激时机体没有反应

（二）急救实践

依据《急诊预检分级分诊标准》或《急诊检伤急迫度分级量表（TTAS）》中主诉判断依据进行准确分诊。该患者分诊科室：急诊内科；分诊级别：Ⅱ级；分诊去向：抢救室。针对该患者，具体急救实践如下。

1.立即开启绿色通道

对于一氧化碳中毒患者应紧急进行ABCDE评估及详细全面询问病史及毒物接触史，符合中、重度中毒症状患者，应启动院内快速救治通道，立即将患者分诊至急诊抢救室进行救治。

2.抢救室护士实施"IMO"护理措施

静脉通路（intravenous，I）：建立浅静脉置管通路，遵医嘱用药。心电监护（monitoring，M）：予以多功能心电监护，持续监测生命体征和意识状态。氧气吸入（oxygen，O）：给予患者面罩8～10L/min吸氧，维持$SpO_2>94\%$。保持呼吸道通畅，必要时行气管插管。

3.一般治疗

（1）纠正缺氧：在患者脱离一氧化碳环境后立即予8～10L/min面罩吸氧，对于昏迷或精神状态严重受损的患者，应立即气管插管并使用100%氧气进行机械通气，密切关注患者SpO_2情况和血氧分压情况，尽早安排高压氧治疗（HBOT），理想的治疗时间是中毒后6h内。研究显示，24h内给予1～2次高压氧，早期连续高压氧治疗>6d，可降低急性一氧化碳中毒迟发性脑病（delayed encephalopathy after acute carbon monoxide poisoning，DEACMP）的风险。

思维链接

ACOP的氧疗

1.常压氧治疗

常压吸氧方式可采用鼻导管、鼻塞导管、面罩（简易面罩、贮氧袋面罩、Venturi面罩），以高流量为宜。如有常压吸纯氧设备，最好给予100%吸氧治疗。如是呼吸机辅助呼吸，可调高呼吸机氧浓度，最大限度、尽快排出患者体内过多的一氧化碳。

2.高压氧治疗

高压氧治疗是目前临床上加速和促进一氧化碳与血红蛋白解离的有效方法。

在常压不吸氧的情况下，一氧化碳的半清除时间约为 4～5h，总清除时间以 6 个半清除时间计算，为 24～30h。给予 0.24MPa 高压氧治疗，一氧化碳的半清除时间可缩短为 20～40min，总清除时间约为 2～4h。当条件限制无法获取高压氧治疗时，应立即给予常压氧治疗，一般氧流量为 8～10L/min，直到患者症状恢复和 COHb 正常（≤3%），一般需 6h。

（2）脑保护治疗：重度一氧化碳中毒后脑水肿可在 24～48h 发展到高峰，尽早进行脱水疗法有助于缓解脑水肿。目前常用的方法为 20% 甘露醇小剂量静脉快速滴注，或者使用呋塞米静推。三磷酸腺苷、糖皮质激素也有助于缓解脑水肿。对于昏迷患者还可早期应用亚低温疗法。

（3）促进脑细胞代谢：可使用促进脑代谢和脑细胞赋能剂，包括胞磷胆碱、三磷酸腺苷、辅酶 A、细胞色素 C 等；自由基清除剂，包括依达拉奉、富氢盐水、乳果糖等；神经营养药物，如神经节苷脂、鼠神经生长因子；抗氧化剂，如维生素 E；线粒体保护剂，如辅酶 Q10 等药物进行治疗。

（4）糖皮质激素治疗：糖皮质激素具有强烈的抗炎作用，可抑制人体免疫系统，可通过抑制免疫应答反应预防脱髓鞘疾病，并防止急性一氧化碳中毒迟发性脑病的发生，常见的药物有地塞米松。

（5）对症治疗

①对高热患者，进行降温处理，并控制感染。

②对躁动患者，做好安全护理，必要时进行约束保护，以防止造成意外伤害。

③对昏迷患者，保持呼吸道通畅，必要时进行气管插管并启动机械通气，定时翻身扣背预防压力性损伤和肺炎。注意营养，必要时留置胃管进行鼻饲。

4.并发症的预防与治疗

（1）急性一氧化碳中毒迟发性脑病（DEACMP）：部分急性一氧化碳中毒患者在意识障碍恢复后，经过 2～60d 的"假愈期"，会再次出现一系列神经、精神障碍，称为急性一氧化碳中毒迟发性脑病。治疗过程中应进行生命体征监测，严密观察患者意识、精神状态，尽早进行高压氧治疗、药物治疗以及康复训练。

（2）脑梗死：多见于中、重度一氧化碳中毒患者，尤其是高血压、糖尿病、高脂血症的患者。患者如出现偏身感觉障碍、偏瘫或单瘫、运动性失语、偏盲等临床表现，应警惕脑梗死的发生。

（3）脑出血：在治疗期间密切观察患者的神志、瞳孔变化，关注中、重度急性一氧化碳中毒患者生命体征及意识、头痛、呕吐等情况，警惕脑出血的发生。

（4）痫性发作或癫痫：少数重症患者在急性期会发生痫性发作，随病情好转，大部分发作能够得到缓解，个别患者则会遗留全面发作或部分发作性癫痫。对于频繁抽搐患者首选地西泮治疗，抽搐控制后可实施人工冬眠。

（5）心肌损伤：急性重度一氧化碳中毒心肌损伤是常见的临床急症之一,其病理机制为一氧化碳进入人体后引起心肌细胞缺氧,造成有氧代谢减慢,能量供给不足,进而导致心肌细胞损伤。应及时完成心电图检查,密切关注患者心率及胸闷、胸痛情况,定期监测肌酸激酶（CK）、肌酸激酶同工酶（CK-MB）、肌钙蛋白（cTnI）及肌红蛋白（MYO）等心肌损伤标志物的变化。

（三）急救流程

在识别急诊患者出现一氧化碳中毒症状和体征时,应立即启动应急反应系统,每个环节紧密相扣,为一氧化碳中毒者争取最佳治疗时机。具体急救流程如图9-2-1所示。

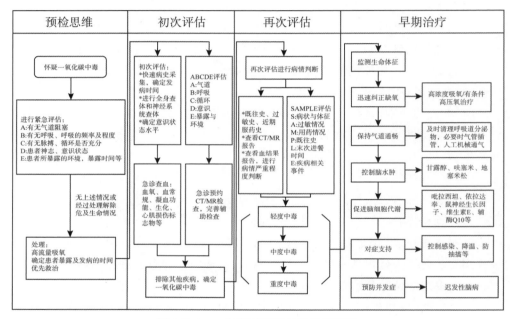

图9-2-1　一氧化碳中毒救治思维流程

四、思维拓展

（一）前沿文献

急性一氧化碳中毒（ACOP）是常见的有害气体中毒及中毒死亡原因之一。1857年,生理学家克劳德·伯纳德（Claude Bernard）发现一氧化碳通过竞争性结合血红蛋白,形成碳氧血红蛋白（COHb）,进而降低血红蛋白携氧能力和组织氧分压（PaO_2）,造成组织缺氧。因此,COHb的形成和组织缺氧一直被认为是一氧化碳毒性的主要机制。此外,近年来有关一氧化碳的中毒性机制还包括：①一氧化碳抑制线粒体功能,引起神经兴奋性毒性、酸中毒、离子失衡和去极化、氧化应激及凋亡等,导致缺血缺氧性脑损伤;②过量的一氧化碳激活血小板,促使中性粒细胞活化、黏附和脱颗粒,诱导机体产生免疫炎症反应;③ACOP后,髓鞘相关蛋白和丙二醛之间形成复合物,诱导自身免疫级联反应,破坏髓鞘,后期出现一氧化碳中毒迟发性脑病或遗留神经系统后遗症;④一氧化碳与心脏和骨骼肌中的肌红蛋白结合,造成直接损害。

一氧化碳中毒最广为人知的风险是神经系统后遗症,还可累及心血管系统、呼吸系统、泌尿系统等。AOPP对神经系统(如:认知、心理、前庭功能和运动障碍)损害发生的风险为25%~50%,神经系统症状主要有头昏、头晕、嗜睡、昏迷等。然而一氧化碳中毒对心脏的损伤也应被关注。一氧化碳中毒的患者中,心肌损伤患者的死亡率约为无心肌损伤患者的3倍。在大规模研究中,高达69.2%的急性一氧化碳中毒患者表现出肌钙蛋白Ⅰ水平升高,但没有原发的心血管疾病。心血管系统可出现心率和(或)心律异常,心电图有时提示"急性冠脉综合征"表现。因此,应对疑似接触一氧化碳的患者急性心肌损伤评估。在初次和后续评估中应考虑进行以下辅助检查:心电图、心肌酶(TnI)、B型钠尿肽(BNP)/N端前B型钠尿肽(NT-proBNP)、经胸超声心动图(TTE)、冠状动脉CTA、心脏磁共振。AOPP患者呼吸系统症状常表现为呼吸困难、气道分泌物增多、肺水肿征象等;泌尿系统症状可表现为尿少、酱油色尿及肾脏衰竭等。

血液COHb是诊断ACOP及评判其严重程度的常用指标,但影响COHb浓度的因素较多,如吸烟、脱离一氧化碳环境的时间等,均可影响COHb数值。目前,国内以动脉血气分析中的COHb异常升高作为诊断ACOP的最直接证据,国外多为检测静脉血。因COHb值相对稳定,动、静脉血中COHb浓度基本一致,故动、静脉血COHb检测结果可以相互替代。另外,血常规、生化检查、心肌酶谱、心电图、肺CT和脑CT对诊断与鉴别诊断、病情评估均有重要意义。

高压氧治疗是ACOP重要的治疗手段,轻症患者可尽早开始高压氧治疗。急危重症患者应按急诊抢救流程开展救治,给予生命体征监测,开通静脉通路,补液、纠正休克和其他必要的药物治疗。呼吸道不通畅时,要清理口鼻腔分泌物,纠正肺水肿,必要时给予呼吸机支持治疗。同时全面评估病情,预防其他系统并发症,确保生命体征平稳和重要脏器功能的稳定,进行必要检查、辅助检查和鉴别诊断,为高压氧治疗创造条件。

目前,国内、外在采用高压氧治疗ACOP方面存在明显差异,国外的高压氧治疗费用高、医疗保险支付严格、高压氧舱普及率不高,国内在ACOP病理生理机制、临床分析与病情评估方面不够完善,高压氧治疗的压力和次数尚无统一标准。

在高压氧医学应用发达的国家和地区,如欧洲、美国和澳大利亚,高压氧治疗仅适用于ACOP早期,其主要作用和目的在于促进一氧化碳清除,对于无明显临床症状和脱离中毒环境24h的患者不建议给予高压氧治疗,而是应进行常压氧治疗,每日1次,每次4～6h,连续5～7d。对于必须进行高压氧治疗的患者,通常选择治疗压力为0.24(或0.25)～0.28MPa的高压氧,单次吸氧时间60～90min,24h内给予1～2次治疗,少数采用3次治疗(第1次采用较高压力,之后逐次降低压力)。24h后,体内一氧化碳清除完毕,一般不建议再实施高压氧治疗。如需强化高压氧治疗效果,应将治疗压力降至0.20MPa或以下,进行3～5次治疗。目前,国外在ACOP治疗方法、高压氧治疗方案的选择方面尚存在分歧,主要的争议点是常压氧与高压氧治疗的选择,以及每日进行高压氧治疗的次数。

然而国内采用高压氧治疗ACOP,其目的不仅在于加速清除一氧化碳,而且包括促醒、预防一氧化碳中毒迟发性脑病等。在一氧化碳中毒24h内给予高压力高压氧治疗后,主张仍继续行高压氧治疗。虽然缺乏循证医学的证据支持,但多数高压氧业内专家认为可采用下述治疗方案:高压氧治疗压力为0.20～0.25MPa,吸氧时间60min,每日治疗次数2～3次,连续治疗10d后改为每日1次,最长疗程建议3～6个月。

(二)最佳证据赏析

急性一氧化碳中毒专家共识组梳理国内外有关急性一氧化碳中毒救治的研究成果,结合临床现状,对ACOP的致病机制、临床表现、辅助检查、诊断与鉴别诊断、接诊处置、高压氧治疗及其他治疗等进行系统分析,提出中国ACOP救治专家共识,旨在为ACOP患者的康复治疗提供临床指导意见,如表9-2-3所示。

表9-2-3　急性一氧化碳中毒(ACOP)诊治专家共识

重点目标	专家共识
	ACOP的临床表现、辅助检查、诊断与鉴别诊断及病情评估
临床表现	ACOP的临床症状及轻重程度不一,常有多系统损害表现,尤以神经系统、循环系统、呼吸系统损害为主
辅助检查	辅助检查是ACOP诊断、病情评估的重要依据,COHb阳性是ACOP诊断的"金标准",但COHb阴性不能排除ACOP诊断。COHb阳性需与假阳性进行鉴别,建议将生化检查、心肌酶谱、血气分析、心电图及肺部、脑部CT作为重度ACOP患者的常规检查项目
诊断与鉴别诊断	诊断依据包括病史、临床表现和辅助检查等,需要综合考虑和分析,鉴别诊断主要依据病史、心电图,及肺部、脑部CT等检查结果
病情评估	应以临床症状和体征为主,结合血液检查、心电图和影像学检查结果评估ACOP病情,中毒时间和环境中一氧化碳浓度对患者病情有重要影响,应予以重视
	接诊时
接诊时的处理	①ACOP是临床急症,应按急诊救治规范给予诊断、鉴别诊断、病情评估和必要的抢救措施; ②吸氧治疗是清除患者体内一氧化碳的重要手段,应依据临床需要,考虑进行常压吸氧或高压氧治疗

重点目标	专家共识
	治疗
吸氧治疗	①常压吸氧是ACOP的重要治疗方法之一，无法实施高压氧治疗时可给予常压氧治疗，直至COHb水平接近正常（≤3%）、中毒症状得到缓解。建议每次吸氧时间为6h。 ②依据体内一氧化碳自然清除时间约24～30h的病理生理规律，建议将ACOP的高压氧治疗分为2个阶段：脱离一氧化碳中毒后24h内为第1阶段，超过24h为第2阶段。 ③第1阶段高压氧治疗的目的是尽早一次性清除体内的一氧化碳，建议选择高压力高压氧治疗方案，压力0.22～0.25MPa，吸氧时间60～90min，不建议24h内采用2次或3次高压氧治疗。 ④对中毒时间6～8h，伴有严重挤压伤、重度昏迷、心肌损害、严重酸中毒、皮损等并发症的重度患者，可在首日进行2次高压氧治疗，建议高压氧压力0.15～0.20MPa，吸氧时间60min。2次高压氧治疗间隔6～8h。 ⑤第2阶段高压氧治疗的目的是保护组织与器官功能，预防一氧化碳中毒迟发性脑病，建议高压氧压力0.15～0.20MPa，吸氧时间60min，每日1次，不建议将每日2次高压氧治疗作为第2阶段常规使用方案。 ⑥对于中毒时间短、临床症状轻的患者，建议进行1～10次高压氧治疗。中毒时间长（超过6～8h）、临床症状重的重症患者，根据病情需要高压氧治疗可维持4～5周。 ⑦如治疗过程中发生一氧化碳中毒迟发性脑病，则按照其治疗规范进行综合治疗
基础生命支持治疗	生命体征不稳定的患者，可气管插管，采用机械通气，予以必要的药物(血管活性药物、抗菌药物、化痰、抑酸等)治疗，以维持生命体征平稳，为高压氧治疗创造条件
脱水治疗	合理的脱水治疗对ACOP引发的脑水肿、肺水肿有积极意义，对预防一氧化碳中毒迟发性脑病有一定作用
糖皮质激素	使用激素时宜选择短效和中效类激素，不主张大剂量冲击治疗或长期使用；使用时间1～2周，同时要预防激素引发的胃肠道应激溃疡、血糖和血压的异常升高等
神经保护治疗	针对缺氧后神经组织的级联反应过程应给予抗炎、抗氧化、改善微循环、促醒等治疗措施，对治疗急性中枢神经系统损伤和预防一氧化碳中毒迟发性脑病有重要作用
	ACOP预后的影响因素
预后的影响因素	①一氧化碳中毒环境的暴露时间和环境中一氧化碳的浓度是影响ACOP严重程度的主要因素。当暴露时间达到6～8h或更长时，无论急性期症状是否严重，一氧化碳中毒迟发性脑病的发生率均会增加。 ②环境中的一氧化碳浓度越高患者病情越重，死亡率越高。低浓度、长时间的ACOP后期极易发生一氧化碳中毒迟发性脑病。 ③患者昏迷时间越长，病情越严重，长时间昏迷需要注意是否合并急性脑梗死和急性脑出血等。 ④首次高压氧治疗的介入时间越早，一氧化碳排出越彻底，疗效越明显

《一氧化碳中毒迟发性脑病诊断与治疗中国专家共识(2021年)》对一氧化碳中毒迟发性脑病(DEACMP)治疗进行了系统阐述和建议(如表9-2-4所示),以提高临床医生对DECAMP的诊断和治疗水平。

表9-2-4 一氧化碳中毒迟发性脑病(DEACMP)的治疗

重点目标	相关内容	推荐等级	证据等级
高压氧治疗	积极实施高压氧治疗 但高压氧的时间、频次、疗程等尚不明确,建议根据患者情况个体化决定	II	B
脑保护治疗	多种脑保护治疗药物,可用于治疗DEACMP	III	C
	1.促脑代谢和脑细胞赋能剂:吡拉西坦胞磷胆碱	IV	D
	2.自由基清除剂:依达拉奉	III	C
	3.神经营养药物:鼠神经生长因子	III	C
	4.线粒体保护剂:艾地苯醌	III	C
糖皮质激素治疗	糖皮质激素的应用可降低DEACMP的发生率,但尚不能达到治愈效果,有关更合理的药物剂量、血液及脑脊液中药物浓度还需更大样本的研究提供更为可靠的循证医学依据	III	C
对症治疗	多奈哌齐、加兰他敏等胆碱酯酶抑制剂	IV	D
	丁苯酞可应用于DEACMP认知障碍治疗	III	C
	齐拉西酮、溴隐亭和利培酮可应用于DEACMP精神障碍治疗	IV	D
	可试用多巴丝肼、金刚烷胺等多巴胺能药物	IV	D
	若合并认知障碍,推荐胆碱酯酶抑制剂加兰他敏可能有助于同时改善步态障碍	IV	D
中医中药治疗	中药醒智益脑颗粒可尝试用于DEACMP认知障碍治疗	III	C
重复经颅磁刺激(TMS)	可以对迟发性脑病患者进行rTMS治疗,但最佳参数及部位仍有待探索	III	C
康复治疗	早期日常生活活动训练、认知康复、针灸治疗可能有助于改善DEACMP患者预后	III	C

第三节 重症中暑

中暑是指在高温度、高湿度和无风环境中,人体因体温调节中枢功能障碍或汗腺功能衰竭,水、电解质丢失过多,从而发生的以中枢神经和(或)心血管功能障碍为主要表现的热损伤疾病,包括先兆中暑、轻症中暑和重症中暑。

一、案例导入

患者,男性,44岁,因"昏迷伴抽搐30min"由120送至急诊。30min前,患者在高温闷热天气下高强度劳动时出现面部潮红、头昏头痛,伴有胸闷恶心,继而出现抽搐、意识障碍而送至急诊,无汗,昏迷状态,面色潮红。既往体健。

二、预检分诊思维

结合SOAP分诊流程进行预检分诊。

（一）S(subjective,主观感受)

昏迷前出现头昏头痛,伴有胸闷恶心。

（二）O(objective,客观现象)

1.紧急评估

预检分诊护士接诊该患者,启动分诊流程,立即进行紧急评估。

A(airway,气道):气道尚通畅,无异物梗阻。

B(breath,呼吸):自主呼吸,呼吸浅快。

C(circulation,循环):面色潮红,皮温烫,口唇无发绀,皮肤干燥无汗。

S(consciousness,意识状态):患者昏迷状态,GCS评分3分。

2.测量生命体征及完成快速监测

体温40.8℃;脉搏122次/min;呼吸24次/min;血压96/55mmHg。

SpO_2 94%。测指尖血糖(POCT)10.1mmol/L。

3.身体评估

四肢不自主抽搐。

（三）A(assessment,分析与估计)

根据患者朋友代诉,患者在高温环境下持续工作2h后出现头晕头痛,继而抽搐及昏迷,同时伴有体温高(40.8℃)。考虑重症中暑,还需完善相关检查排除神经系统性、代谢障碍性及感染性等疾病。

思维链接

中暑

1.先兆中暑

在高温环境下,出现头痛、头晕、口渴、多汗、四肢无力发酸、注意力不集中、动作不协调等,体温正常或略有升高,一般不超过37.5℃。如及时转移到阴凉通风处,降温,补充水和盐分,短时间内即可恢复。

2.轻症中暑

先兆中暑加重,体温往往在38℃以上,伴有面色潮红、大量出汗、皮肤灼热,或出现四肢湿冷、面色苍白、血压下降、脉搏增快等表现。如及时转移到阴凉通风处,平躺解衣,降温,补充水和盐分,可于数小时内恢复。

3.重症中暑

包括热痉挛、热衰竭和热射病3种类型,患者可表现为其中一种,也可以表现为3种类型的混合型。

①热痉挛是指在干热环境下出汗过多,钠盐丢失过多而发生的短暂性、间歇性肌肉痉挛现象,以四肢腓肠肌和腹肌常见,无明显体温升高,可为热射病的早期表现。

②热衰竭是指由于热应激时外周血管扩张和大量液体丢失所致的以有效血容量不足引起颅内暂时性供血不足(一过性昏迷等)为特征,但无明显中枢神经系统损害表现的临床综合征。

③热射病是由于暴露在高温、高湿环境中机体体温调节功能失衡,产热大于散热,导致核心温度迅速升高超过40℃,伴有皮肤灼热、意识障碍(如谵妄、惊厥、昏迷)及多器官功能障碍的严重急性热致疾病,是最严重的中暑类型。

热射病可分为经典型热射病(CHS)和劳力型热射病(EHS)。CHS主要由于被动暴露于热环境导致机体产热与散热失衡而发病;常见于年幼者、孕妇和年老体衰者,或者有慢性基础疾病或免疫功能受损的个体。EHS主要由于高强度体力活动引起机体产热与散热失衡而发病;常见于夏季剧烈运动的健康青年人,比如在夏季参训的官兵、运动员、消防员、建筑工人等。

(四)P(plan,计划)

1.依据《急诊预检分级分诊标准》

指标维度:高风险/潜在危险情况。

分诊标准:突发意识丧失。

分诊科室:急诊内科,启动抢救流程。

分诊级别:Ⅰ级。

分诊去向:复苏室。

响应时间:立即。

2.依据《急诊检伤急迫度分级量表(TTAS)》

分类名称:环境。

主诉判断依据:中暑/高体温症,无意识(GCS评分3~8分)。

分诊科室:急诊内科,启动抢救流程。

分诊级别:Ⅰ级。

分诊去向:复苏室。

响应时间:立即。

三、急救护理思维

(一)病情评估与思维

1.初级评估

复苏室护士接诊该患者,立即进行ABCDE初级评估。

A(airway,气道):气道尚通畅,无异物梗阻,患者昏迷,有高级气道建立指征。

B(breath,呼吸):呼吸频率24~28次/min,SpO$_2$ 90%~95%,鼻导管吸氧5L/min。

C(circulation,循环):连接心电监护仪,显示窦性心动过速,监测血压,收缩压波动范围92~110mmHg,舒张压波动范围50~70mmHg。

D(disability,神经系统):患者昏迷状态,GCS评分3分,双侧瞳孔等大、等圆,直径3mm,对光反应灵敏,双眼无凝视,未见眼震,伴有四肢不自主的抽搐。

E(expose/environmental,暴露与环境):患者分诊后安置于复苏室床位,解开衣物或脱去患者被汗液弄湿的衣服,进行体格检查,查找有无明显的创伤迹象、出血、烫伤、非正常印迹或医疗信息修饰,重点查看头颅有无外伤,查体时注意保护隐私,同时降低环境温度。

2.再次评估

复苏室护士完善ABCDE初级评估后得出该患者生命体征暂时平稳,予再次评估;主要是针对性病史的采集和寻找可逆性病因并治疗的过程。通过询问患者/家属或相关人员,获得患者的针对性病史等资料,从中寻找可能的原因并处理;采用SAMPLE病史采集方法,具体内容如下。

S(signs and symptoms,症状与体征):患者神志不清,GCS评分3分。

A(allergy,过敏史):无药物过敏史。

M(medications,用药情况):无服用药物史。

P(past medical history,既往史):既往体健。

L(last meal,末次进餐时间):午餐12:30。

E(events,疾病相关事件):在高温、闷热、高强度劳作后发病。

(二)急救实践

依据《急诊预检分级分诊标准》或《急诊检伤急迫度分级量表(TTAS)》中主诉判断依据进行准确分诊。该患者分诊科室:急诊内科;分诊级别:Ⅰ级;分诊去向:复苏室。针对该患者,具体急救实践如下。

1.立即开启绿色通道

对于急性中暑患者应立即进行ABCDE评估及详细全面询问病史。存在任何一项异常时,应启动院内快速救治通道:在接诊3min内将患者分诊至急诊复苏室,使患者在最短时间内得到救治。

2.启动定位抢救

护士A:予开放气道,鼻导管吸氧,做好气管插管准备,随时配合医生进行气管插管。

护士B:进行心电监护,测量患者核心体温,对患者意识、瞳孔、心率、血压等进行全面评估,进行有效降温,动态观察患者的生命体征。

护士C:建立静脉通路,开通两路静脉通路,快速补液,遵医嘱用药,并留取血标本送检。

护士D:详细询问病史,记录病情,做好与家属的沟通。

3.急救处置

(1)积极有效降温

将患者安置在空调房中,室温调至16~20℃。尽快除去患者全身衣物,干毛巾擦净全身,换上干净、松软的衣服,并尽量暴露肢体,予冰袋放置腋下、腹股沟等大血管处,定时温水擦浴,冰化输液,必要时使用冰毯仪物理降温,使患者体温在30min内降至39.0℃以下,2h内降至38.5℃以下。在物理降温过程中,注意观察患者皮肤色泽、肢端温度、体温波动情况,同时注意保护隐私。

思维链接

常见降温方法

①蒸发降温:用水温为15~30℃的凉水喷洒皮肤或向皮肤喷洒水雾,同时配合持续扇风可以实现有效降温,也可用薄纱布尽可能多地覆盖患者皮肤,间断地向纱布喷洒室温水,同时持续扇风;或用湿毛巾擦拭全身,抑或用稀释的酒精擦拭全身,并持续扇风。

②冷水浸泡:用大型容器(如浴桶、水池)将患者颈部以下浸泡在冷水(2~20℃)中,注意确保患者头部在水面上,并保护呼吸道,防止误吸和溺水的发生。冷水浸泡降温时应警惕寒战、躁动等不良反应发生。

③冰敷降温:使用冰帽、冰枕或将纱布包裹好的冰袋,置于患者头部、颈部、腋下、腹股沟等血管较丰富、散热较快的部位进行降温,应注意每次放置时长不多于30min。有条件时可以使用冰毯进行亚低温治疗。冰敷降温时需注意观察患者局部皮肤色泽变化,以免冻伤,同时对患者皮肤进行有力的按摩,以防止血管过度收缩。

④体内降温:用4~10℃冰生理盐水胃管灌洗或直肠灌洗,灌肠时注意灌入速度不宜过快。或快速静脉输注4℃的冷盐水,参考《热射病急诊诊断与治疗专家共识(2021版)》,建议60min内输注25mL/kg或总量1000~1500mL的4℃生理盐水。

⑤药物降温:早期不建议使用药物降温。

⑥连续性血液净化治疗(CBP)。

（2）保持呼吸道通畅

将患者的头偏向一侧，保持其呼吸道通畅，及时清除气道内分泌物，防止患者呕吐误吸。进行高流量吸氧，并持续进行SpO_2监测，维持$SpO_2 \geqslant 90\%$。对于意识障碍患者（GCS评分＜8分），应尽早进行气管插管及机械通气进行气道保护。

（3）快速液体复苏

应快速建立至少两条静脉通路，给予静脉输注0.9%生理盐水或林格液快速补液，及时补充水、电解质及纠正酸碱平衡，防止多器官功能衰竭的发生及恶化。

思维链接

补液原则

第1小时输液量为30mL/kg或总量1500～2000mL，根据患者反应（如血压、脉搏和尿量等）调整输液速度，维持非肾衰竭患者尿量为100～200mL/h，后续可根据患者的尿量、中心静脉压（CVP）、血压等情况进行输液速度的调整，避免液体过负荷。

（4）控制抽搐

患者抽搐时将其头偏向一侧，置入压舌板或口咽通气管防止舌咬伤，对躁动不安的患者可遵医嘱使用地西泮。床旁应备有吸引器、床栏，必要时使用约束带，防止患者坠床、碰伤等。

4.病情监测

（1）持续体温监测

至少每30min测量患者核心温度（直肠温度），若无条件可以测量耳温。可单用或者联用多种降温方式尽早迅速降温，维持核心温度在37.0～38.5℃。当核心温度降至38.5℃以下时可停止降温措施或降低降温强度，以免体温过低。

思维链接

温度测量

针对热射病患者，在急诊诊治过程中应尽可能测量直肠温度来反映核心体温，如果无条件测量直肠温度而采取其他体温测量方式，需换算成直肠温度。在通常情况下，直肠的温度较腋温高0.8～1.0℃，耳温较腋温更接近于核心温度，可以作为参考。

（2）呼吸功能监测：在积极控制核心温度的同时，应注意保持患者气道通畅。对于未插管的患者需密切关注其呼吸频率与节律、SpO_2、氧合指数等，随时做好气道开放的准备。对气管插管的患者需加强管道护理，做好湿化及按需吸痰，避免脱管、堵管等，并且做好镇静、镇痛管理。

气管插管指征

①意识障碍,谵妄且躁动不安、全身肌肉震颤、抽搐样发作等症状;②深镇静状态;③气道分泌物多,且排痰障碍;④有误吸风险或已发生误吸;⑤呼吸衰竭,且氧合状况有进行性恶化趋势;⑥血流动力学不稳定,对液体及血管活性药物反应欠佳。

（3）循环监测与管理

尽早建立中心静脉通路,通过连续监测血压、心率、SpO_2、中心静脉压、动脉血气、乳酸、每小时尿量及尿色等指标评估循环状态和组织灌注情况,并给予充分的液体复苏,纠正水电解质紊乱及酸碱失衡。如果患者在充分补液复苏的情况下仍存在组织低灌注表现,应尽早使用血管活性药物,首选去甲肾上腺素,尽可能使平均动脉压＞65mmHg。

（4）并发症的预防与观察

①中枢神经系统损伤与脑保护:密切关注患者的意识、瞳孔状况,尽早使用甘露醇或激素进行脱水及预防脑水肿,进行脑保护。对于存在抽搐现象的患者,应迅速给予有效镇痛镇静。对于后期遗留中枢神经系统功能障碍的患者,可进行高压氧治疗,以改善神经功能。

②肝损伤:患者可表现皮肤巩膜黄染,肝功能指标异常等。应定期监测患者谷草转氨酶、谷丙转氨酶情况;遵医嘱使用护肝药物,保持内环境的稳定,严密观察肝功能指标的变化;对高胆红素血症必要时可行血浆置换或吸附治疗,但最有效的措施仍是早期快速降温和支持治疗。

③肾损伤:记录患者24h尿量,观察尿液的颜色和量。对于少尿、无尿或尿色深(浓茶色或酱油色尿)的患者,应尽早行液体复苏,同时密切监测其电解质水平,也可采取连续性肾脏替代疗法,更有效地降低体温,抑制炎性反应,更快纠正电解质紊乱。

④胃肠功能损伤:胃肠道症状如恶心、呕吐、腹泻等是热射病的早期表现之一。早期有效的降温及积极补液是减轻或防止胃肠道损伤的重要措施。对于意识障碍患者可以给予胃肠减压,观察患者胃液的颜色与量等,如患者无休克、消化道出血及麻痹性肠梗阻等禁忌证,可遵循由少到多、由慢到快、由稀到浓的原则早期(72h后)给予肠内营养,以进行胃肠道保护。

⑤横纹肌溶解综合征:密切关注患者的尿色及尿量情况,定期监测患者尿常规,肌酸激酶,血、尿肌红蛋白水平及电解质等情况。积极降低患者核心温度及控制肌肉抽搐是防止肌肉持续损伤的关键,同时给予液体治疗及碱化尿液。

横纹肌溶解综合征

横纹肌溶解综合征(RM)是热射病常见的并发症,更常见于劳力性热射病。剧烈运动或高热可导致横纹肌缺氧及细胞能量代谢障碍,引起肌纤维坏死和破裂,肌细胞内容物(如肌红蛋白、肌酸激酶、小分子物质等)释放入细胞外液和血液中,表现为以"肌痛、无力和深色尿"为特征的临床综合征。大量肌红蛋白在酸性环境下容易形成管型堵塞肾小管,造成肾脏功能损伤,从而加速多器官功能障碍(MODS)的发生发展。

⑥凝血功能障碍:临床表现为皮肤瘀斑、穿刺点出血及瘀斑、结膜出血、黑便、血便、咯血、血尿、心肌出血、颅内出血等,应每4h查一次患者的凝血功能,按需补充凝血物质,尽早进行肝素抗凝治疗。

⑦心血管功能障碍:心血管功能不全的临床表现以心动过速、低血压为主,也有少数表现为窦性心动过缓的报道。对于有心功能障碍的患者,补液速度不宜过快,用量应适宜,并应准确记录出入量,监测中心静脉压(CVP),定期监测评估容量反应性,密切关注肌酸激酶(CK)、肌酸激酶同工酶(CK-MB)和肌钙蛋白Ⅰ(cTnⅠ)的变化,并尽早进行亚低温治疗。

(三)急救流程

急诊重症中暑救治需遵循以下两大原则:①快速识别、迅速降温、维持生命体征稳定,减少不必要的转运、搬动、有创检查或操作;②完成实验室检查,评估病情,多学科会诊,尽快送入重症监护室。具体急救流程如图9-3-1所示。

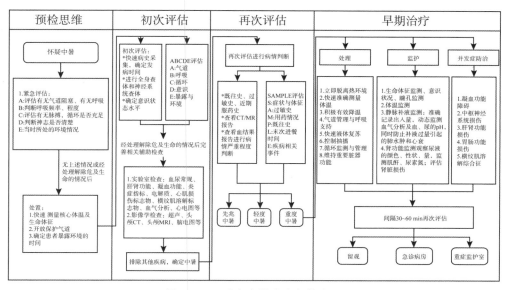

图9-3-1　重症中暑院内急救流程

四、思维拓展

(一)前沿文献

热射病即重症中暑,是由于暴露在高温高湿环境中机体体温调节功能失衡,产热大于散热,导致核心温度迅速升高,超过40℃,伴有皮肤灼热、意识障碍(如谵妄、惊厥、昏迷)及多器官功能障碍的严重急性热致疾病,是最严重的中暑类型。热射病的病理生理学机制庞大而复杂,近年来,"双通道机制"被多数学者逐渐认同。第一通道即热暴露使核心温度升高造成的直接对各器官系统的损害;第二通道则是热暴露引起的热应激、内毒素血症,引起的全身炎症反应综合征(SIRS),免疫功能紊乱,这种病理过程被定义为热射病"类脓毒症反应",造成患者多器官功能障碍,如不及时进行有效治疗,病死率可高达60%以上。目前认为热射病就是源于热暴露导致的直接细胞损害和全身炎症反应之间的复杂的相互作用,进而导致脏器损害或多器官功能障碍综合征(MODS)的过程。热射病分为经典型热射病(又称非劳力型热射病(CHS)和劳力型热射病(EHS)。经典型热射病多见于体温调节能力不足者(如年老体弱者、儿童)、伴有基础疾病者(如精神障碍、脑出血后遗症等)及长时间处于高温环境者(如环卫工人、交警、封闭车厢中的儿童)等;而劳力型热射病多见于既往健康的年轻人,如参训指战员、消防员、运动员、建筑工人等。

在热射病的实际防治过程中经常存在误诊漏诊、对其严重程度估计不足、治疗方案实施不正确等情况,最终导致患者死亡。多数热射病患者以意识状态改变伴高热为首发症状,同时合并凝血功能障碍,继而导致多器官功能衰竭,甚至造成患者的死亡。赵金宝等显示,在发病现场,初步诊断中仅有12.3%的患者诊断为中暑或热射病,未诊断者大部分以症状性描述(如高热、恶心、呕吐等,未给出临床诊断或疑似诊断者列为"仅症状性描述")为主(64.5%),其次是误诊为神经系统疾病(24.3%)。

结合急诊救治现状,延误诊断的原因主要归为3类:①急诊医务人员没有详细全面询问病史,做出错误诊断;②发病早期缺乏典型临床表现,一线救护人员未能早期识别;③尽管多数有典型临床表现,但急诊医务人员临床经验少,对疾病特点的把握不够清楚。抢救时限可直接影响患者的转归及预后,因此须加强培训和宣教,提高一线救治人员及急诊救治人员的熟练水平,以期做到早期识别,及时救治,保障患者生命安全。

急诊是热射病救治的重要关口,及时、有效的治疗对提高热射病患者生存率、改善预后有着极为重要的意义。急诊医护人员对热射病及其救治的熟练程度直接影响到热射病患者的抢救成功率和预后生存质量。因此,对于发热原因不明、曾处于封闭环境中的年老体弱或有慢性病的患者,若出现意识障碍等症状(除外脑卒中的可能)时,急诊医务人员应首先考虑到经典型热射病。当患者有高温(高湿)环境作业或高强度体力运动经历,并出现高热、意识障碍等症状时,急诊医务人员应首先考虑到劳力型热射病。

热射病治疗的首要原则是"十早一禁"原则,专家建议救治人员在救治全程中始终贯彻此原则。其包括:早降温、早扩容、早血液净化、早镇静、早气管插管、早补凝抗凝、早抗炎、早肠内营养、早脱水、早免疫调理;在凝血功能紊乱期禁止手术。

降低热射病病死率的关键在于预防。重点是抓热射病防治措施落实,要做到思想重视,行动落实,措施到位。对于医务保障人员,应进行热射病的日常健康教育和预防知识培训,增强其对热射病的应急处置能力,把防治热射病的重心放在平时,放在预防上。针对经典型热射病,相关易感人群缺乏对热射病及其危害的认识,应进行预防宣教,提高群众对经典型热射病的认知水平。其最有效的预防措施是避免处于高温(高湿)及不通风的环境、减少和避免中暑发生的危险因素、保证充分的休息时间、避免脱水的发生,从而减少热射病的发生率及病死率。

(二)最佳证据赏析

多数热射病患者以意识状态改变伴高热为首发症状,同时合并凝血功能障碍,继而出现多脏器功能衰竭,甚至死亡。热射病尚无特异性诊断方法,在急诊诊治过程中常出现误诊、漏诊的情况。急诊医务人员应依据患者病史、体格检查和辅助检查结果,排除其他器质性疾病,做到早期识别,及时救治,保证患者安全。《热射病急诊诊断与治疗专家共识2021版》建议采取以下诊断标准。

(1)病史信息:①暴露于高温度、高湿度环境;②高强度运动。

(2)临床表现:①中枢神经系统功能障碍表现(如昏迷、抽搐、谵妄、行为异常等);②核心温度(直肠温度)超过40℃;③多器官(≥2个)功能损伤表现(肝脏、肾脏、横纹肌、胃肠等);④严重凝血功能障碍或DIC。

出现病史信息中任意一条加上临床表现中的任意一条,且不能用其他原因解释时,应考虑热射病的诊断。

快速、有效、持续降温是热射病的首要治疗措施,应贯穿在现场(如表9-3-1所示)、转运(如图9-3-2所示)、院内(如表9-3-2所示)的整个过程。总体治疗原则为"十早一禁"。

表9-3-1 热射病现场急救处置重要步骤

关键救治步骤	具体操作方法	推荐等级	证据等级
立即脱离热环境	迅速将患者移至通风、阴凉处平卧,头偏向一侧,解开衣领扣、腰带,脱去外衣以利于呼吸和散热,有条件可送至有电风扇或空调的房间	A	IV
快速测量体温	第一时间测量患者体温(以直肠温度为佳)	A	IV
积极有效降温	采用水浴或冰水擦浴,有条件时可以使用调节温度的电子冰毯、冰帽,不提倡药物	A	IV
降温快速液体复苏	给予静脉输注0.9%生理盐水或林格液。在现场第1小时输液量为30mL/kg或总量1500~2000mL,根据患者反应(如血压、脉搏和尿量等)调整输液速度,维持患者尿量为100~200mL/h,同时避免液体过负荷。应避免早期大量输注葡萄糖注射液,以免导致血钠在短时间内快速下降,加重神经损伤	A	IV
气道保护与氧疗	应将昏迷患者的头偏向一侧,保持其呼吸道通畅,及时清除气道内分泌物,防止呕吐误吸。对于意识不清的患者,禁止喂水。对于大多数需要气道保护的热射病患者,应尽早留置气管插管;若现场无插管条件,应先用手法维持气道开放或置入口咽/鼻咽通气道,尽快呼叫救援团队。如条件允许,现场救治过程中应持续监测脉搏SpO_2。首选鼻导管吸氧方式,目标是维持$SpO_2 \geq 90\%$。若鼻导管吸氧未能达标,应给予面罩吸氧	A	IV
控制抽搐	对躁动不安的患者可静脉注射地西泮10~20mg,并在2~3min内推完,如静脉注射困难也可立即肌内注射。首次用药后如患者抽搐不能控制,则在20min后再静脉注射10mg,24h总量不超过50mg; 在抽搐控制不理想时,可在地西泮的基础上加用苯巴比妥5~8mg/kg,肌内注射	A	IV

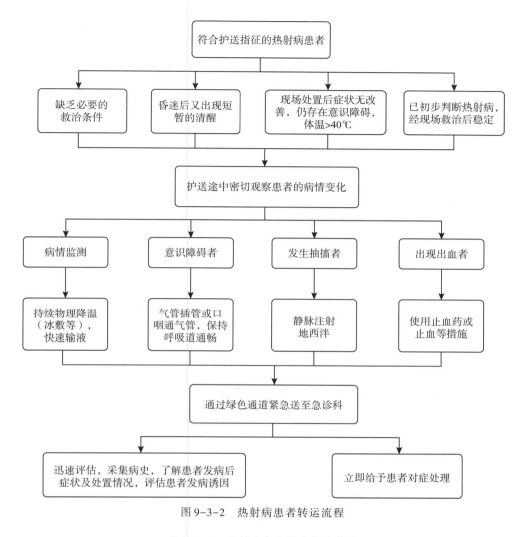

图 9-3-2　热射病患者转运流程

表 9-3-2　热射病急诊院内治疗步骤

重点目标	治疗措施和步骤	推荐等级	证据等级
	目标温度管理		
持续体温监测	建议使用直肠温度来监测核心温度。如患者不能配合,需进行有效束缚,避免体温计断裂遗留在体内;如使用可弯曲的测温设备,推荐插入肛门深度 15cm。热射病患者在病情稳定前应持续监测核心温度,或者至少每 10min 测量一次;建议核心温度管理的目标是维持直肠温度在 37.0～38.5℃。有效控制体温,早降温:选择适合急诊空间有限、人员流动大、方便转运等特点的降温措施,可单用或联用,如冰敷降温、控温毯、体内降温(生理盐水胃管灌洗或直肠灌洗等)、血液净化等	A	Ⅳ

续表

重点目标	治疗措施和步骤	推荐等级	证据等级
气道管理与呼吸支持	建议早期气管插管及机械通气;设置合适水平的呼气末正压通气(PEEP)参数开放气道的患者需加强管道护理,避免脱管、堵管等;未插管的患者可选择鼻导管吸氧或面罩吸氧,但需密切关注其病情变化,做好随时开放气道的准备	A	IV
循环监测与液体管理	早扩容、早补液:尽可能建立中心静脉通路,通过连续监测血压、心率、呼吸频率、SpO_2、中心静脉压、动脉血气、乳酸、每小时尿量及尿液颜色等指标评估循环状态和组织灌注情况,并给予充分的液体复苏,纠正水电解质紊乱及酸碱失衡。如果患者在充分的液体复苏后仍存在组织低灌注表现,应尽早使用血管活性药物,尽可能使平均动脉压>65mmHg,药物可首选去甲肾上腺素(中心静脉用药),若仍不达标可联合使用肾上腺素、多巴胺	A	IV
器官保护治疗			
脑保护	早脱水:给予患者甘露醇脱水、激素治疗以缓解水肿程度,并使用依达拉奉、醒脑静和纳洛酮A等药物对患者大脑进行保护;如果患者存在抽搐现象,应迅速给予有效镇痛、镇静,可选苯二氮卓类药物或苯妥英钠至癫痫发作停止;当格拉斯哥评分在8分以下时,要第一时间给予患者气管插管,保持机械通气,在治疗早期可以适当给予呼气末正压通气进行治疗	A	IV
肝损伤	现阶段对该病引发肝功能障碍患者的治疗主要以使用传统保肝药物为主,对高胆红素血症必要时可行血浆置换或吸附治疗	A	
肾损伤	应进行液体复苏,大约在第一个3~6h内补充患者总缺水量的一半,其余的在接下来的6~9h内加以补充;同时要密切监测电解质水平,这可以反过来指导液体复苏的策略。也可采取连续性肾脏替代疗法,不仅能更有效地降低体温,抑制炎性级联反应,降低血清有毒代谢物浓度,而且能更快地纠正水电解质紊乱,减轻酸碱失衡	A	IV
胰腺损伤	针对伴有器官功能衰竭的重症急性胰腺炎患者要采取积极的救治措施,包括针对循环衰竭的早期液体复苏、针对呼吸或肾功能衰竭的支持,以及针对腹腔内高压的处理;液体复苏在保障初期快速扩容的同时也应避免过度的液体复苏,否则可能加重组织水肿并影响脏器功能;肠内营养的时机视病情的严重程度和胃肠道功能的恢复情况来定,只要患者胃肠动力能够耐受,建议尽早实行肠内营养(入院后24~72h);根据病情慎重选择止痛药物,可在严密观察病情下注射盐酸布桂嗪、盐酸哌替啶等	A	IV

重点目标	治疗措施和步骤	推荐等级	证据等级
横纹肌溶解综合征	有效降低核心温度及控制肌肉抽搐是防止肌肉持续损伤的关键;同时给予液体治疗及碱化尿液:初始液体可选择生理盐水或0.45%盐水(5%葡萄糖液与生理盐水1:1混合),初始输液速度常需在500mL/h以上,以保持尿量(非肾损伤患者)在200~300mL/h;输注5%NaHCO$_3$注射液以维持尿液pH在6.5以上,但动脉血气pH不应>7.5	A	Ⅳ
凝血功能障碍	早补凝:每4h查一次凝血功能,凝血物质按需补充。早抗凝:可采取替代治疗和抗凝治疗;替代治疗包括补充凝血因子、血小板及重组凝血因子Ⅶ。抗凝药物宜选择胃肠外抗凝药物,以静脉用药为宜;供选择的药物包括普通肝素和低分子量肝素,肝素总量60~100U/(kg·24h),可多次皮下注射或微量泵泵入;当凝血功能基本纠正,血小板可自行维持在正常水平,凝血指标基本正常时即可停用抗凝药物	A	Ⅳ
心脏功能障碍	有心功能障碍者补液速度不宜过快,用量应适宜,以免加重心脏负担,诱发心力衰竭;建议超声动态检测心功能及容量反应性	A	Ⅳ
	亚低温治疗可显著改善心肺复苏早期的心功能指标及微循环效果,能够降低心脏舒张功能,增强心脏收缩能力,以此可改善器官组织血流状态,有利于预后	A	Ⅱ
	若出现心搏呼吸骤停,应立即实施心肺复苏术	A	Ⅳ

参考文献

[1]平鑫.探究重症有机磷农药中毒患者急诊急救措施[J].中西医结合心血管病电子杂志,2020,8(24):58,76.

[2]马兰花.急性重度有机磷农药中毒致呼吸衰竭患者的临床急诊急救分析[J].中西医结合心血管病电子杂志,2020,8(10):42.

[3]易昱昊,陈峰,赵贵锋.热射病相关肺损伤机制及治疗研究进展[J].中华灾害救援医学,2022,10(2):102-106.

[4]急性一氧化碳中毒诊治专家共识组.急性一氧化碳中毒诊治专家共识[J].中华物理医学与康复杂志,2022,44(6):481-486.

[5]郝学喜,邵明举.重症急性有机磷中毒的阿托品优化治疗[J].中华危重病急救医学,2016,28(10):954-956.

[6]刘庆鱼,李春盛.肌红蛋白和D-二聚体对重症中暑的诊断意义:附38例重症中暑患者的临床资料分析[J].中华危重病急救医学,2019,31(5):594-597.

[7]娄云鹏,林慧艳,王洪萍,等.热射病心肌损害的研究进展[J].中华危重病急救

医学,2019,31(10):1304-1306.

[8]王婉怡,邱轶慧,高玉元,等.经颅磁刺激在认知功能障碍诊疗中的研究进展[J].中华老年心脑血管病杂志,2020,22(7):774-776.

[9]张威,黄昌保,江云,等.六种有机磷农药急性中毒早期并发症的对比研究[J].中华急诊医学杂志,2017,26(11):1247-1251.

[10]张艳杰,杜敢琴,郭金朋,等.高压氧对一氧化碳中毒迟发脑病干预作用[J].中华急诊医学杂志,2018,27(7):794-798.

[11]郑敏,吴辉燕,龚静,等.急性有机磷农药中毒患者标准化洗胃方案的建立及实施[J].中华护理杂志,2017,52(11):1342-1346.

[12]中国人民解放军总医院第六医学中心.中华医学会高压氧分会关于"高压氧治疗适应证与禁忌证"的共识(2018版)[J].中华航海医学与高气压医学杂志,2019,26(1):1-5.

[13]张璐,刘健.热射病高病死率临床分析[J].中国医学创新,2021,18(2):156-159.

[14]张符林.采用血液灌流治疗急性重度有机磷农药中毒的效果分析[J].中国药物与临床,2021,21(15):2689-2691.

[15]韩云.院前急救对重度急性有机磷农药中毒患者抢救效率以及临床疗效的影响研究[J].中国实用医药,2021,16(1):117-119.

[16]刘勇林,肖卫民,吴志强,等.急性一氧化碳中毒迟发性脑病的危险因素分析[J].中国实用神经疾病杂志,2018,21(14):1552-1556.

[17]中国医师协会急诊医师分会.急性有机磷农药中毒诊治临床专家共识(2016)[J].中国急救医学,2016,36(12):1057-1065.

[18]马建刚,冯璐,马青变,等.热射病31例临床资料总结并文献分析[J].中国急救医学,2019,39(8):789-792.

[19]夏新宇,李磊,王少康,等.热射病肺损伤相关因素及治疗进展[J].中国急救医学,2021,41(11):994-997.

[20]严博文,陆彦邑,曾琳,等.常见热射病快速降温技术的对比评估[J].中国急救医学,2022,42(2):176-179.

[21]段银宏,裴理辉,耿雨晴.超早期血液灌流结合规范化急救护理对急性重度有机磷农药中毒患者抢救结局的影响[J].国际护理学杂志,2021,40(16):2959-2962.

[22]Yu S Y, Gao Y X, Walline J, et al. Role of penehyclidine in acute organophosphorus pesticide poisoning[J]. World J Emerg Med, 2020, 11(1): 37-47.

[23]Caba I C, Streanga V, Dobrin M E, et al. Clinical assessment of acute organophosphorus pesticide poisoning in pediatric patients admitted to the toxicology emergency

department[J]. Toxics, 2022, 10(10): 582.

[24] Liu D, Wang P, Tang R, et al. Clinical diagnosis and treatment strategy of oral organophosphorus pesticide poisoning[J]. Panminerva Med, 2022, 64(2): 306–308.

[25] Lin C H, Su W H, Chen Y C, et al. Treatment with normobaric or hyperbaric oxygen and its effect on neuropsychometric dysfunction after carbon monoxide poisoning: A systematic review and meta–analysis of randomized controlled trials[J]. Medicine (Baltimore), 2018, 97(39): e12456.

[26] Ning K, Zhou Y Y, Zhang N, et al. Neurocognitive sequelae after carbon monoxide poisoning and hyperbaric oxygen therapy[J]. Med Gas Res, 2020, 10(1): 30–36.

[27] Chen W, Liang X, Nong Z, et al. The Multiple applications and possible mechanisms of the hyperbaric oxygenation therapy[J]. Med Chem, 2019, 15(5): 459–471.

[28] Fischbach A, Traeger L, Farinelli W A, et al. Hyperbaric phototherapy augments blood carbon monoxide removal[J]. Lasers Surg Med, 2022, 54(3): 426–432.

[29] Zhang M, Zhang W, Zhao S, et al. Hemoperfusion in combination with hemofiltration for acute severe organophosphorus pesticide poisoning: A systematic review and meta–analysis[J]. J Res Med Sci, 2022, 27: 33.

[30] Nanagas K A, Penfound S J, Kao L W. Carbon monoxide toxicity[J]. Emerg Med Clin North Am, 2022, 40(2): 283–312.

[31] Michelle L, Pouldar F D, Ekelem C, et al. Treatments of periorbital hyperpigmentation: A systematic review[J]. Dermatol Surg, 2021, 47(1): 70–74.

[32] Bird S B, Krajacic P, Sawamoto K, et al. Pharmacotherapy to protect the neuromuscular junction after acute organophosphorus pesticide poisoning[J]. Ann N Y Acad Sci, 2016, 1374(1): 86–93.

第十章

妇儿急症

第一节　异位妊娠

一、案例导入

患者,女性,26岁,因"停经7周,不规则阴道流血5d,下腹痛2d,加剧1h"就诊。患者就诊前在家晕厥一次,意识丧失30s后恢复,由家属送至急诊就诊。患者未婚,与男友同居,有性生活史,盆腔炎病史2年。

二、预检分诊思维

结合SOAP分诊流程进行预检分诊。

（一）S(subjective,主观感受)

不规则阴道流血5d,下腹痛2d,加剧1h,略感头晕。

（二）O(objective,客观现象)

1.紧急评估

预检分诊护士接诊该患者,启动分诊流程,立即进行紧急评估。

A(airway,气道):气道通畅,无异物梗阻。

B(breath,呼吸):呼吸频率、节律偏快。

C(circulation,循环):出汗较多,四肢皮肤湿冷,面色略苍白,口唇无发绀。

S(consciousness,意识状态):晕厥史,现神志清,精神软,对答切题。

2.测量生命体征及完成快速监测

体温36℃;脉搏125次/min;呼吸24次/min;血压90/50mmHg,测指尖血糖（PDCT）7.2mmol/L;SpO_2 95%。患者下腹部疼痛明显,NRS评分6分。

3.身体评估

患者神志清,下腹部持续绞痛,NRS评分6分,不规则阴道出血,面色苍白,四肢皮肤湿冷。

(三)A(assessment,分析与估计)

根据患者"不规则阴道流血5d,下腹痛2d"主诉,停经史,以及NRS评分6分、皮肤湿冷、面色略苍白等表现,不能排除异位妊娠破裂,可行尿液人绒毛膜促性腺激素(human chorionic gonadotropin,hCG)检查快速判断是否妊娠,并进一步行影像学(超声)及实验室血hCG。

思维链接 ━━━━━━━━━━━━━━━━━━━━━━━━━━━━

异位妊娠

异位妊娠典型的临床表现为停经、腹痛和阴道流血。阴道流血通常为间歇性,但也有可能为持续性。需要注意的是某些女性可能会将阴道流血误认为是月经,尤其是月经不规律或不记录月经周期者。因此,对于出现腹痛或阴道流血等临床表现且处于性活跃期的女性,无论是否采取避孕措施,都应进行妊娠筛查。

异位妊娠的诊断应结合病史、体格检查和辅助检查。辅助检查包括血、尿hCG测定和超声检查。①超声检查:首选经阴道超声,当超声提示子宫附件区可见含有卵黄囊和(或)胚芽的宫外孕囊时,可明确诊断异位妊娠;若超声检查发现子宫附件区独立于卵巢的肿块或包含低回声的肿块,应高度怀疑为异位妊娠,其诊断异位妊娠的敏感度为87.0%～99.0%;若超声检查发现宫腔内囊性结构提示宫内妊娠可能,但须排除"假孕囊"(宫腔积液或积血,约占20%);若超声提示宫内妊娠,宫外未见包块,基本可排除异位妊娠。但对实施辅助生殖技术的患者,要警惕宫内、宫外复合妊娠的可能。由于异位妊娠囊供血不足、营养支持较差,通常发育落后于宫内妊娠,在妊娠早期超声检查时可能未被发现,因此对通过辅助生殖技术确定宫内妊娠的患者,出现腹痛、阴道流血等临床表现时仍须行超声检查排除异位妊娠。②血hCG水平测定:能辅助诊断异位妊娠,文献报道血hCG阈值为1500～3000U/L,当血hCG值超过阈值而超声检查未发现宫内孕囊时提示早期妊娠流产或异位妊娠。

(四)P(plan,计划)

1.依据《急诊预检分级分诊标准》

指标维度:高风险/潜在危险情况。

分诊标准:阴道出血,宫外孕,综合评分(MEWS)>5分,有晕厥史,符合Ⅰ级标准。

分诊科室:急诊妇科

分诊级别：Ⅰ级。

分诊去向：抢救室。

响应时间：立即。

2.依据《急诊检伤急迫度分级量表（TTAS）》

分类名称：妇产科。

主诉判断依据：阴道大量出血，生命体征不稳定（MEWS＞5分），急性中枢疼痛（NRS评分6分）。

分诊科室：妇科。

分诊级别：Ⅰ级。

分诊去向：复苏室。

响应时间：立即。

三、急救护理思维

（一）病情评估与思维

1.初级评估

急诊护士接诊该患者，立即进行ABCDE初级评估。

A（airway，气道）：气道通畅，无异物梗阻，无高级气道建立指征。

B（breath，呼吸）：呼吸频率23～25次/min，SpO_2 95%～97%，鼻导管吸氧3L/min。

C（circulation，循环）：连接心电监护仪，显示窦性心动过速，心率波动范围122～131次/min，监测血压，收缩压波动范围89～95mmHg，舒张压波动范围50～56mmHg。

D（disability，神经系统）：神志清醒，精神软，双侧瞳孔等大等圆，直径3mm，对光反应灵敏；对答正常；可按指令动作。

E（expose/environmental，暴露与环境）：患者分诊后安置于抢救室床位，解开衣物进行体格检查，评估有无潜在的创伤迹象，有无腹部膨隆及移动性浊音。查体时注意保暖和保护隐私。

2.再次评估

抢救室护士完善ABCDE初级评估后得出该患者生命体征不平稳，需严密监护并完成进一步的检查与评估。主要是针对性病史的采集和寻找可逆性病因并治疗的过程。通过询问患者/家属或相关人员，获得患者的针对性病史等资料，从中寻找可能的原因并处理；采用SAMPLE病史采集方法，具体内容如下。

S（signs and symptoms，症状与体征）：患者神志清，下腹部持续绞痛，NRS评分6分，不规则阴道出血5d，面色苍白，四肢皮肤湿冷。

A（allergy，过敏史）：无药物过敏史。

M（medications，用药情况）：无

P（past medical history，既往史）：既往体健，孕 0 产 0，有性生活史。

L（last meal，末次进餐时间）：午餐 13:30。

E（events，疾病相关事件）：在家晕厥一次，意识丧失 30s 后恢复，停经 7 周。

应注意异位妊娠的临床表现与流产、急性输卵管炎、急性阑尾炎、黄体破裂及卵巢囊肿蒂扭转的鉴别，如表 10-1-1 所示。

表 10-1-1 异位妊娠的鉴别诊断

临床表现	输卵管妊娠	流产	急性输卵管炎	急性阑尾炎	黄体破裂	卵巢囊肿蒂扭转
停经	多有	有	无	无	多无	无
腹痛	突然撕裂样剧痛，自下腹一侧开始向全腹扩散	下腹中央阵发性坠痛	两侧下腹持续性疼痛	持续性疼痛，从上腹开始经脐周转至右下腹	下腹一侧突发性疼痛	下腹一侧突发性疼痛
阴道流血	量少，色暗红，可有蜕膜管型排出	开始量少，后增多，鲜红色，有小块血或绒毛排出	无	无	无或有如月经量	无
休克	程度与外出血不成正比	程度与外出血成正比	无	无	无或有轻度休克	无
体温	正常，有时低热	正常	升高	升高	正常	稍高
盆腔检查	宫颈举痛，直肠子宫陷凹有肿块	无宫颈举痛，宫口稍开，子宫增大变软	举宫颈时两侧下腹疼痛	无肿块触及，直肠指检右侧高位压痛	无肿块触及，一侧附件压痛	宫颈举痛，卵巢肿块边缘清晰，阴蒂部触痛明显
白细胞计数	正常或稍高	正常	升高	升高	正常或稍高	稍高
血红蛋白	下降	正常或稍低	正常	正常	下降	正常
阴道后穹隆穿刺	可抽出不凝血液	阴性	可抽出渗出液或脓液	阴性	可抽出血液	阴性

续表

临床表现	输卵管妊娠	流产	急性输卵管炎	急性阑尾炎	黄体破裂	卵巢囊肿蒂扭转
hCG检测	多为阳性	多为阳性	阴性	阴性	阴性	阴性
超声	一侧附件低回声区,其内有妊娠囊	宫内可见妊娠囊	两侧附件低回声区	子宫附件区无异常回声	一侧附件低回声区	一侧附件低回声区,边缘清晰,有条索状蒂

3.相关检查结果

急诊超声提示:右附件区可见8.1cm×7.4cm×7.1cm絮状回声,包绕右卵巢,内另见3.0cm×3.1cm×2.3cm不均回声包块,包块内见胚囊,长约1.6cm,内见卵黄囊及胚芽,芽长0.6cm,可及心搏。子宫前方液体深5.6cm,内液稠。子宫直肠窝陷凹液体深2.5cm,内液稠。超声诊断"右侧宫外孕,活胎(破裂可能)"。血常规:血红蛋白95g/L,凝血功能、生化等检查结果无明显异常,血hCG为15850U/L。

4.病情诊断

根据患者临床表现及相关病史和检查检验结果,该患者诊断为异位妊娠破裂、失血性休克可能。异位妊娠诊断可参考输卵管妊娠诊断流程,如图10-1-1所示。

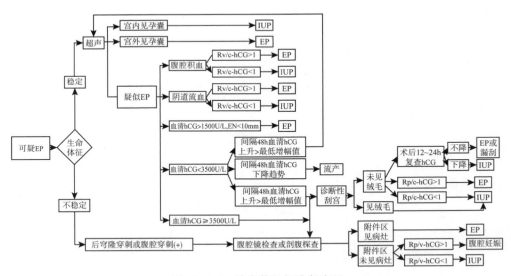

图10-1-1　输卵管妊娠诊断流程

注:EP:异位妊娠;IUP:宫内妊娠;EN:子宫内膜厚度;Rp/v-hCG:腹腔血与静脉血hCG比值;Rv/c-hCG:静脉血与阴道血hCG比值

阴道后穹隆穿刺

阴道后穹隆穿刺是指经阴道后穹窿从直肠子宫陷凹抽吸腹腔积液,适用于疑有腹腔内出血的患者,若穿刺处有暗红色血液,静止10min左右不凝,说明有腹腔内出血。陈旧性异位妊娠时,可抽出小块或不凝固的陈旧血液,但未抽出血液亦不能排除异位妊娠的可能。

(二)急救实践

依据《急诊预检分级分诊标准》或《急诊检伤急迫度分级量表(TTAS)》中主诉判断依据进行准确分诊,该患者分诊科室:妇科,启动异位妊娠急救流程;分诊级别:Ⅰ级;分诊去向:抢救室。针对该患者,具体急救实践如下。

1.立即开启绿色通道:快速对患者病情进行评估,安置于急诊抢救室,与妇科、超声科、手术室等各急救单元取得联系;在最短时间内为患者提供急救措施。

2.启动异位妊娠急救流程:复苏室护士实施"IMO"护理措施,静脉通路(intravenous,I):建立20G以上浅静脉置管通路,遵医嘱快速补液,及时采集血标本,备血交叉,执行化验医嘱。心电监护(monitoring,M):予以多功能心电监护,密切关注患者生命体征变化。氧气吸入(oxygen,O):给予患者鼻导管吸氧,维持SpO_2>94%。

3.积极做好术前准备,备血,尽快输注浓缩红细胞和新鲜冰冻血浆。

限制性液体复苏

限制性液体复苏又称低压性复苏或延迟性复苏,是指机体处于有活动性出血的创伤性失血性休克时,控制液体输入的速度,使机体血压维持在一个较低水平,直至彻底止血。

传统观念认为对于创伤性失血性休克患者,应该采用早期、快速、足量的原则进行液体复苏,争取使血压维持在接近正常的水平,从而使组织器官缺血、缺氧的状态得以纠正,保证重要脏器的血液供应。但最新研究认为,在活动性出血未能控制时,大量快速补液提升患者血压可能导致血液稀释、持续出血和体温下降,从而造成血液输送氧的能力下降、凝血功能障碍和低体温,严重扰乱机体对失血的代偿机制,使病死率上升。应限制液体输入速度,使血压维持在一个较低的水平范围(欧洲的《出血性创伤患者治疗指南》推荐无脑损伤患者的平均动脉压(MAP)应维持在50~60mmHg),从而充分调动机体的保护性代偿功能,保证心、脑、肾等重要脏器的血流灌注。

4.立即与手术室、麻醉科、急诊电梯联系,准备好急救设备(如心电监护仪、呼吸皮囊、氧气设备、AED等),安排具有急救能力的医护人员实施转运,保证转运过程通畅与安全,以最快的速度将患者送达手术室。

(三)急救流程

在识别急诊患者出现疑似异位妊娠破裂休克的临床表现时,应立即启动应急反应系统,快速全面地评估患者病情的严重程度,安排抢救力量。严格执行异位妊娠失血性休克抢救程序,医护分工合作,为休克患者争取最佳治疗时机。具体抢救程序如图10-1-2所示。

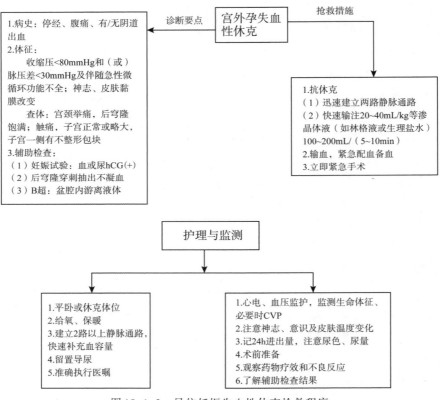

图 10-1-2 异位妊娠失血性休克抢救程序

四、思维拓展

(一)前沿文献

异位妊娠是指受精卵着床种植在子宫体腔以外的部位。输卵管是异位妊娠最常见的部位,其他少见部位包括宫角、宫颈、卵巢、腹腔及剖宫产瘢痕部位。尽管异位妊娠的发病率仅有1%～2%,但其却占孕早期孕妇死亡的75%及妊娠相关死亡的9%～13%。异位妊娠的治疗包括期待治疗、药物治疗或手术治疗,以及多种方法的组合,应根据妊娠部位、初始β-hCG水平、超声结果及患者特征等进行综合考虑。血人绒毛膜促性腺激素(hCG)水平的测定对诊断异位妊娠有辅助作用。然而单独的血hCG测定不能用于异位妊娠的诊断,应结合患者的病史、症状和超声检查协助诊断。须注意,临床上有部分病例在初次测得血hCG值高于阈值时,超声检查未能发现宫内妊娠,但在后续随访中超声证实为宫内妊娠。2018年,美国妇产科医师学会《输卵管妊娠》指南认为,应将血hCG阈值提高至3500U/L,以避免潜在的误诊和可能的正常宫内妊娠中止。2008年,美国妇产科医师学会指南推荐,对疑似异常妊娠患者,在第1次血hCG测定后每48h重复测定血hCG,以血hCG上升53%为最低增幅,对血HCG上升幅度低于53%者,应高度怀疑早期妊娠流产或异位妊娠。而2018年美国妇产科医师学会指南认为,有的正常宫内妊娠增幅更慢,对提示有活力宫内妊娠的血hCG最低增幅应谨慎看待,且最低增幅取决于初始血hCG水平。如初始血hCG低于1500U/L者,则间隔48h血hCG水平增幅为49%;初始血hCG处于1500～3000U/L者增幅为40%;超过3000U/L者增幅为33%。对于血β-hCG阳性,但是超声无法明确妊娠部位者,被归类为不明位置妊娠(PUL)。需要注意点是,PUL本身并不是诊断,而是对存在异位妊娠风险患者进行的短暂分类。当明确是异位妊娠或高度怀疑异位妊娠时,有效的治疗及严密的随访对于降低严重的孕产妇发病率或死亡率至关重要。在决定任何宫外孕的管理计划时,还应仔细考虑现有的资源和专业知识。

(二)最佳证据赏析

根据美国疾病控制与预防中心的数据,异位妊娠发生率约占所有妊娠的2%。2011—2013年输卵管妊娠破裂导致的死亡人数占所有妊娠相关死亡人数的2.7%,是导致失血相关性死亡的首要原因。基于此,国外学者针对异位妊娠的病因及诊治制定了相关指南,从而提高对该病的诊治水平,如表10-1-2所示。

表10-1-2　异位妊娠诊治指南

证据维度	证据内容	推荐级别
诊断	1.血hCG水平的测定能辅助诊断异位妊娠	B
	2.单独的血hCG测定不能用于异位妊娠的诊断,应结合患者的病史、症状和超声检查协助诊断	B
	3.如果hCG阈值用于异位妊娠的诊断,那么阈值应予以提高(至3500U/L),以避免潜在的误诊和可能的正常宫内妊娠中止	B
治疗方法	1.对于已诊断为未破裂异位妊娠的临床稳定患者,腹腔镜手术或肌内注射甲氨蝶呤是安全有效的治疗方法	A
	2.当患者出现以下任何一种情况时,需要对异位妊娠进行手术治疗:血流动力学不稳定、异位肿块持续破裂的症状(如盆腔疼痛)或腹膜内出血迹象	A

续表

证据维度	证据内容	推荐级别
药物治疗	1.甲氨蝶呤方案的选择应以初始血hCG水平为指导,并应与患者讨论每种方法的益处和风险	B
	2.单剂量方案适用于低初始血hCG水平或者血hCG水平处于平台期的患者,而二次剂量方案可能被认为是单剂量方案的替代方案,特别是对于初始血hCG水平较高的患者	B
	3.甲氨蝶呤给药后第4天至第7天血hCG水平未能降低至少15%与治疗失败的高风险相关,需要额外给予甲氨蝶呤(在单剂或两剂方案的情况下)或手术干预	B
	4.可以告知患者,现有证据虽然有限,但足以表明甲氨蝶呤治疗异位妊娠不会对随后的生育能力或卵巢储备产生不利影响	B
手术治疗	1.对于病情稳定的非破裂型异位妊娠患者,腹腔镜手术或肌肉注射甲氨蝶呤治疗均是安全有效的治疗方法;需根据临床表现、实验室和影像学检查和患者知情选择(讨论告知不同治疗方案的风险和益处)来决定选择手术还是药物治疗	A
	2.当患者出现血流动力学不稳定、异位妊娠破裂的症状(如盆腔疼痛)或腹腔内出血征象的临床表现时,需进行手术治疗	A
	3.根据患者的临床病情、生育期望和输卵管损伤程度来决定行输卵管切除术或输卵管开窗术	B
期待治疗	输卵管妊娠期待治疗是安全有效的,适合近1/3的输卵管妊娠患者;异位妊娠期待治疗成功的患者应当没有症状,有自然流产的客观依据(一般而言,血hCG水平表现为平台期或下降),患者必须知情同意并愿意接受潜在的风险(包括输卵管破裂、出血和急诊手术)	B

第二节 急 产

一、案例导入

患者,女性,32岁,孕3产1孕37周,因"见红4h,下腹阵发性疼痛1h余"就诊。患者于4h前发现阴道少量暗红色血性分泌物流出,1h前出现阵发性腹痛,约5~6min一次,持续时间约20s,在家属陪同下至急诊就诊。本次妊娠产科检查未发现明显异常,孕33周时超声提示胎位为右枕前位(ROA)。2年前顺产足月女婴,现下腹部阵发性疼痛约2~3min一次,每次宫缩持续时间30~40s。

二、预检分诊思维

结合SOAP分诊流程进行预检分诊。

（一）S（subjective，主观感受）

痛苦貌，下腹部阵发性疼痛2～3min一次，每次疼痛持续时间30～40s，阴道少量暗红色血性分泌物流出。

（二）O（objective，客观现象）

1.紧急评估

预检分诊护士接诊该患者，启动分诊流程，立即进行紧急评估。

A（airway，气道）：气道通畅，无异物梗阻。

B（breath，呼吸）：呼吸频率稍快，节律齐。

C（circulation，循环）：周围循环无明显异常，四肢肢端温暖，口唇无发绀。

S（consciousness，意识状态）：神志清，精神好，言语清楚，对答切题。

2.测量生命体征及完成快速监测

体温36.8℃；脉搏102次/min；呼吸频率21次/min；血压124/72mmHg；SpO_2 95%。患者下腹部阵发性疼痛，NRS评分8分。

3.身体评估

患者主诉腹部疼痛明显，阴道见暗红色血性分泌物。评估腹痛的部位、性质、开始和持续时间、严重程度及伴随症状，做好临产及妊娠晚期急性下腹痛病理情况的鉴别。临产表现为有规律且逐渐增强的子宫收缩，持续30s或以上，间歇2～3min，同时伴有进行性子宫颈管的消失、宫口扩张和胎先露的下降。

思维链接

妊娠晚期急性腹痛的鉴别

对妊娠晚期急性腹痛的患者，首要目标是找出病因和严重甚至危及生命且需要紧急干预的情况，最常见原因为临产。病理情况多与产科并发症相关，应采取必要的诊断性影像学检查和干预措施，避免因延误诊断和治疗造成孕妇和胎儿/新生儿并发症发生率和死亡率的升高。妊娠期急性下腹痛常见疾病类型介绍如下。

1.胎盘早剥：危及母婴生命的产科常见并发症。通常表现为阴道流血、腹痛和/或背痛，可伴有子宫张力增高和子宫压痛。早期通常以胎心率异常为首发变化，宫缩间歇期子宫呈高张状态，胎位触诊不清。严重时子宫呈板状，压痛明显，胎心率改变或消失，患者甚至出现恶心、呕吐、出汗、面色苍白、脉搏细弱、血压下降等休克征象。

2.子宫破裂：危及孕妇和胎儿生命的产科严重并发症，多发生于分娩期，部分发生于妊娠晚期。目前，多数子宫破裂发生于既往有过剖宫产或经子宫肌层宫手术（如子宫肌瘤剔除术）的临产女性，当此类患者出现腹痛时，必须排除有无子宫破裂。子宫破裂的主要表现为子宫下段压痛、腹痛，临产孕妇宫缩间歇仍有持续腹痛、胎心异常、阴道异常出血、血尿、宫缩消失、胎先露异常、腹部轮廓改变，以及低血压、心动过速、晕厥等休克等表现。

3.重度子痫前期：主要表现为右上腹或上腹痛，是肝受累的征象，提示病情较重。疼痛的原因可能是门静脉周围或肝包膜下出血，罕见情况下可致肝破裂。该疾病特征为既往血压正常的女性在妊娠20周后，新发高血压且常伴有蛋白尿。

4.妊娠期急性脂肪肝：最常见的初始症状为恶心或呕吐（约75%的患者）、腹痛（尤其是上腹部，50%）、厌食和黄疸。约半数患者在就诊时或病程中有子痫前期的体征。

5.妊娠期急性阑尾炎：妊娠女性出现阑尾炎典型表现的可能性较低，不论处于哪一妊娠阶段，最常见的阑尾炎症状（即右下腹疼痛）都发生在麦氏点附近，但随着子宫的不断增大，阑尾的位置会向头侧移位几厘米，在晚期妊娠时，疼痛可能局限于右中腹甚至右上腹。

（三）A（assessment，分析与估计）

根据患者出现规律宫缩，每2~3min一次，持续30~40s，有不由自主地向下屏气用力表现，提示有急产风险。须立即阴道检查与听诊胎心，判断产程进展及胎儿宫内状况，若经产妇宫口开全或初产妇出现胎头拨露甚至着冠时须就地接生，不能转运。

思维链接

急 产

急产的定义与病因：急产是指从出现规律宫缩至胎儿娩出的时长不超过3h的情况。一般认为急产由以下情况单独或联合导致：产道阻力过低，子宫收缩过强，或孕妇未意识到阵痛。

急产的高危因素：经产妇、早产、胎儿体重过轻、胎盘早剥。

急产胎头拨露与着冠：为第二产程典型的临床表现。胎头在宫缩时露出于阴道口，在宫缩间歇期又缩回阴道内，称为胎头拨露（如图10-2-1所示）；若胎头双顶径越过骨盆出口，在宫缩间歇期胎头不再回缩时称胎头着冠（如图10-2-2所示），常为胎儿即将娩出征象。

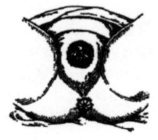

图10-2-1 胎头拨露

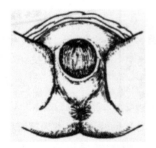

图10-2-2 胎头着冠

（四）P(plan,计划)

1.依据《产科急诊预检分级分诊标准》

指标维度:高风险/潜在危险情况。

分诊标准:脐带脱垂,可见胎先露部位,孕妇剧烈腹痛。

分诊科室:产科,启动急产分娩处理流程。

分诊级别:Ⅰ级。

分诊去向:抢救室。

响应时间:立即。

2.依据《急诊检伤急迫度分级量表(TTAS)》

分类名称:妇产科。

主诉判断依据:急产(宫缩2~3min/次),急性中枢疼痛(NRS评分8分)。

分诊科室:产科。

分诊级别:Ⅰ级。

分诊去向:复苏室。

响应时间:立即。

三、急救护理思维

（一）病情评估与思维

1.初级评估

抢救室护士接诊该患者,立即进行ABCDE初级评估。

A(airway,气道):气道通畅,无异物梗阻,无高级气道建立指征。

B(breath,呼吸):呼吸频率18~21次/min,SpO₂ 95%~98%。

C(circulation,循环):连接心电监护仪,显示窦性心律,监测血压,收缩压波动范围118~130mmHg,舒张压波动范围70~88mmHg。

D(disability,神经系统):神志清醒,双侧瞳孔等大等圆,直径3mm,对光反应灵敏,双眼无凝视,未见眼震;言语表达清晰,双侧肢体肌力正常。

E(expose/environmental,暴露与环境):患者分诊后安置于抢救室床位,解开衣物进行产科检查,重点观察腹部有无压痛、反跳痛和肌紧张,子宫有无病理性缩复环,阴道有无流血、流液,外阴有无膨隆或见胎头,检查时注意保暖和保护隐私。

2.再次评估

抢救室护士完善ABCDE初级评估后得出该患者生命体征平稳,未发现病理性急腹症表现,会阴膨隆,阴道血性分泌物较多,即将分娩迹象明显,立即予再次评估,主要是针对性病史的采集和寻找可逆性病因并治疗的过程。通过询问患者/家属或相关人员,获得患者的针对性病史等资料,从中寻找可能的原因并处理;采用SAMPLE病史采集方法,具体内容如下。

S(signs and symptoms,症状与体征):患者神志清,主诉腹部阵发性疼痛,每23min一次,宫缩持续30~40s,NRS评分8分,阴道有少量暗红色血性分泌物。

A(allergy,过敏史):无药物过敏史。

M(medications,用药情况):无

P(past medical history,既往史):既往体健,孕3产1,2年前平产一足月活胎,无并发症。孕37周,本次妊娠规范体检,无异常情况。

L(last meal,末次进餐时间):晚餐18:30。

E(events,疾病相关事件):患者4h前发现阴道少量暗红色血性分泌物流出,1h前出现阵发性腹痛。

3.专科情况评估

①胎心评估:听诊胎心音,有条件的医疗机构推荐进行持续胎儿电子监护,动态评估胎心率变化及宫缩的频率、强度。该患者听诊胎心150次/min。

②宫缩监测:进行腹部触诊,直观了解宫缩的持续时间、间隔时间和强度。同时观察孕妇面部表情、呼吸、呻吟、用力屏气等情况。患者痛苦貌,出现不自主向下用力屏气表现,触诊宫缩强度较强,间隔2~3min一次,持续时间30~40s。

③产程进展评估:观察有无会阴膨隆及阴道流血、流液,阴道指诊评估宫口开大、胎头下降情况。患者会阴膨隆明显,会阴体变薄,阴道血性分泌物增多,阴道指检触及硬而圆的胎头确定为头先露,宫口开10cm,先露+2cm。

综合评估,患者已进入第二产程,来不及转送分娩室,须在急诊抢救室接生。

<hr>

思维链接

胎先露的判断方法

1.头先露:宫口开大后阴道检查可触及硬而圆的胎头,确定为头先露。

2.面先露(如图10-2-3所示):额前位因胎体伸直使胎儿胸部更贴近孕妇腹前壁,使胎儿肢体侧的下腹部胎心听诊更清晰。额后位在胎背侧触及极度仰伸的枕骨隆突,于耻骨联合上方可触及胎儿枕骨隆突与胎背之间有明显凹沟,胎心较遥远而弱。阴道指诊触不到圆而硬的颅骨,在宫口开大后仅能触及不平坦且柔软的胎儿颜面,如口、鼻、眼、颧骨及眼眶等。

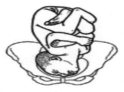 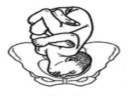 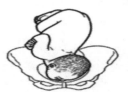

A.颏左前位　　　　B.颏右前位　　　　C.颏右后位

图10-2-3　面先露

3.臀先露:宫底部可触及圆而硬的胎头,触诊按压时有浮球感。在腹部一侧可触及宽而平坦的胎背,对侧可触及不平坦的小肢体。胎膜已破、宫口扩张3cm以上可直触及胎臀包括肛门、坐骨结节及骶骨等。在完全臀先露时可触及胎足臀先露进一步下降后尚可触及外生殖器,当不完全臀先露触及胎儿肢体时,应注意有无脐带脱垂。

4.肩先露:腹部检查子宫呈横椭圆形,宫底高度低于孕周,宫底部触不到胎头或胎臀,耻骨联合上方空虚;宫体横径较正常妊娠宽,一侧可触及胎头,另一侧可触及胎臀。横位临产时胎膜多已破,阴道检查可触及胎儿肩胛骨或肩峰、肋骨及腋窝等。

5.复合先露:胎头或胎臀伴有四肢(上肢或下肢)作为先露部同时进入骨盆入口。发生率为0.08%~0.10%。常发生于早产时,以胎头与一手或一前臂多见。

4.相关检查结果

患者3d前的胎儿生长测量超声检查提示:胎儿双顶径9.3cm,头围32.9cm,腹围35cm,胎位右枕前位(ROA),羊水指数15.0cm,宫内孕,单活胎。

5.病情诊断

根据采集的相关病史和检查结果,该患者诊断为孕2产1孕37周,ROA,临产。孕妇宫口开全,已进入第二产程,且即将分娩。

(二)急救实践

依据《急诊预检分级分诊标准》或《急诊检伤急迫度分级量表(TTAS)》中主诉判断依据进行准确分诊,该患者分诊科室:产科,启动急产急救流程;分诊级别:Ⅰ级;分诊去向:抢救室。针对该患者,具体急救实践如下。

1.立即开启绿色通道

快速对患者病情进行评估,安置于急诊抢救室,与产科、助产士、分娩室、新生儿室、病房等各急救单元取得联系;在最短时间内为患者提供急救措施。

2.启动急产急救流程

复苏室护士实施"IMO"护理措施,静脉通路(intravenous,I):建立20G以上浅静脉置管通路,遵医嘱补液,及时采集血标本,执行化验医嘱;心电监护(monitoring,M):予以多功能心电监护,密切关注患者生命体征变化,同时监测胎心变化,每5~10min听诊胎心一次,在宫缩间歇期进行;氧气吸入(oxygen,O):给予患者鼻导管吸氧,维持$SpO_2>94\%$。准备产包等物品,做好接生前准备。

3.立即启动多学科团队

呼叫产科医生、助产士、新生儿科医生,团队分工协作。一名急诊护士作为助手快速打开准备好的产包,如有婴儿辐射床则做好预热准备。一名产科医生/助产士在做好自身防护的前提下,做好接生准备。为防止新生儿在分娩过程中可能出现的潜在风险,需一名新生儿科医生在场,及时处理突发情况。

新生儿窒息的高危因素

当孕妇或胎儿存在1个或多个危险因素时,新生儿娩出后有可能需复苏,须及时通知新生儿科医生并做好复苏准备。

(1)孕妇因素:高龄或极低龄,患糖尿病或高血压,有死产、流产或新生儿早期死亡的既往史。

(2)胎儿因素:早产、过期产,胎儿先天性异常、宫内生长受限或多胎妊娠。

(3)产前并发症:胎盘异常如前置胎盘或胎盘早剥,羊水过多或羊水过少。

(4)分娩并发症:横产式或臀先露,绒毛膜羊膜炎,羊水发臭或胎粪污染,胎心异常,孕妇在生产前4h内使用麻醉剂,器械助产(如产钳助产或胎头吸引术),因母体或胎儿损害而行剖宫产。

4.分娩要求

为预防感染,应快速使用聚维酮碘液消毒患者会阴,如来不及接产,可抛洒消毒液至会阴处;医护人员应佩戴个人防护装备,如一次性无菌手套、无菌隔离服、无菌手术帽等;患者取截石位:半坐卧位,髋部屈曲外展,膝部外展;如在没有产床需要就地分娩的情况下,可用枕头、一叠毛巾或上下倒置的便盆垫高孕妇的臀部和背部,使患者会阴高于床或担架,以助分娩。

5.接产处理

(1)指导孕妇:当胎先露部位出现在阴道口,由于阵痛和胎头下降引起的压迫感,孕妇会不自主屏气向下用力。应让孕妇在宫缩达到顶峰时浅、快呼吸,并在宫缩间歇期休息和正常呼吸。这有助于防止其在接生人员未做好准备之前向下用力和过快分娩;如果胎头已经着冠,则即将分娩,此时处理目的是控制胎儿娩出,而非抑制。让孕妇浅、快呼吸或仅稍微屏气用力,使分娩可以在受控制的情况下进行,即使胎儿逐渐娩出,可降低母婴创伤风险。

(2)娩出胎头:可将一只手置于胎头的着冠部位,轻轻用力使胎头保持俯屈;用另一只手将会阴组织从胎儿面部挪开(胎儿娩出时最常见的姿势是面朝孕妇的背部)。不能牵拉胎头,而是让孕妇逐渐用力将其推入接生者的手中。当胎头娩出后,孕妇强烈的屏气向下用力地冲动会得到一定缓解。如果羊膜仍包裹胎儿头部,则可用夹钳或手指破膜。也可选择在胎头娩出前不碰触会阴或胎儿(无接触法)。暂无证据证明哪一种方法更优。

(3)胎头复位:胎头娩出后,为使胎头与胎肩恢复正常关系称为胎头复位,通常会旋转至一侧。此时应探查胎儿颈部是否有脐带缠绕。如果有脐带缠绕,应将其轻轻从胎儿的头部滑下;如果无法滑下,则可将脐带向尾侧滑过胎肩,经脐带圈娩出胎儿身体。如果这些措施不成功,也无法暂时不处理脐带,则应用2把夹钳夹闭一段脐带后将其剪断;切勿弄破或撕裂脐带,以免发生严重的胎儿/新生儿出血。

(4)娩出胎肩:孕妇再次用力时,稍向下压胎头以便胎儿前肩从耻骨联合下滑出,然后稍向上抬胎头以便孕妇从会阴上方娩出胎儿后肩,而不是突破会阴。如果胎肩娩出不顺利,让助手协助孕妇将大腿尽可能屈曲贴近腹部(这个动作可使骨盆出口达到最大尺寸)后让孕妇再次用力。

(5)娩出胎儿躯体:胎儿双肩一旦娩出,其他身体部分通常将立刻娩出。此时应记录胎儿娩出的时间。胎儿娩出时,应用手稳稳托住其枕部和臀部。将其抱在怀里,手掌呈杯状托着其头部,前臂支撑其身体。

(6)母婴肌肤接触:尽快将新生儿放在孕妇的胸部或上腹部与之皮肤接触,使孕妇可以抱着婴儿并为其保暖。可将新生儿放在孕妇怀里后再将其全身擦拭干净。如果没有宫缩剂,快速开始母乳喂养有助于子宫收缩和减少出血。

6.新生儿护理和评估

(1)保护气道:新生儿的颈部应保持中立位,甚至轻度过伸位以利于气道开放。用清洁布料拭去口鼻的血液及黏液。如果新生儿有气道阻塞,则使用球吸引器先轻柔抽吸口腔(避免吸引后咽部),再吸引鼻腔。由于新生儿只会用鼻呼吸,因此首先清理口腔可以避免在吸引鼻腔时新生儿喘息样呼吸导致口腔内容物误吸。

(2)擦干与保暖:快速擦干新生儿身体,尽早行母婴肌肤接触以减少热量丧失。如果新生儿无法和产妇皮肤接触,在擦干后应采取其他方法为其保暖,包括用温暖的毛巾/毯子包裹、与支持人员皮肤接触、放入保温箱(36.5℃)、升高环境(房间)温度,以及为其穿上衣物。

(3)刺激:护士为新生儿通常提供充分的刺激,如果新生儿没有呼吸,柔软无力,应立即开始触觉刺激,包括摩擦新生儿的背部或胸部、用手指弹新生儿足底。

(4)评估阿普加评分:记录新生儿出生后1min和5min的阿普加评分。如果新生儿不呼吸或啼哭和/或肌张力差,复苏的初始步骤是擦干、保暖、清理气道,然后给予通气(气囊面罩正压通气),以及辅助供氧(初始氧浓度不能为100%,应为21%～30%)。若充分通气30s后新生儿的心率仍低于60次/min,则给予胸外按压。新生儿复苏流程具体如图10-2-4所示。

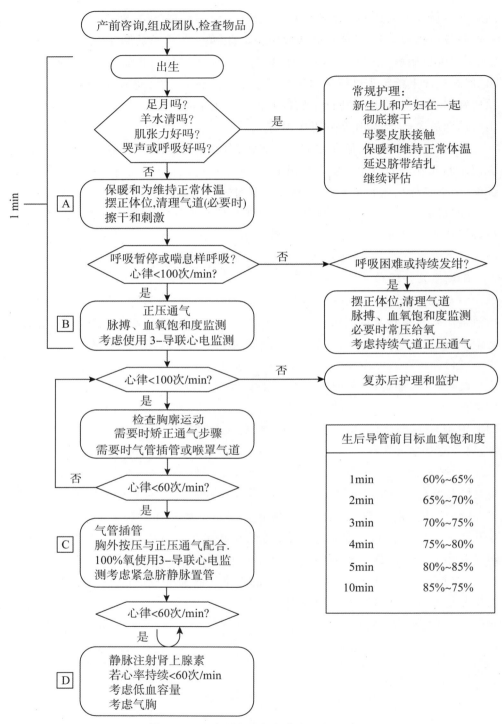

图 10-2-4　中国新生儿复苏流程（2021）

注：A：气道护士，B：评估护士，C：循环护士，D：记录护士

（5）钳夹并剪断脐带：新生儿出生后不用急于钳夹脐带，应在出生至少30s后才钳夹脐带，以缓冲胎儿期向新生儿期过渡，并增加新生儿的铁储备。对于早产儿，延迟钳夹脐带可降低院内死亡率。从距新生儿大约2~5cm处用2把夹钳夹闭一段脐带，并用剪刀从中断开。脐带中没有神经末梢，故断脐不会引起疼痛。

7.娩出胎盘

不要为了娩出胎盘而过度牵拉脐带，因为此时胎盘可能仍黏附于子宫内膜。胎盘与子宫内膜分离的3个典型表现是：①露出阴道外的脐带长度增加；②血液自阴道涌出，提示胎盘与子宫内膜分离；③子宫底由圆盘状变为球形，同时宫底高度上升。胎盘通常在胎儿娩出5min内自然剥离，如果5min内胎盘未娩出，可嘱产妇向下用力，同时一边轻柔牵拉脐带一边对子宫施加反向压力，协助胎盘娩出。此时应在耻骨联合上方对产妇腹部施压，以保护子宫底并防止子宫内翻。胎盘突出阴道口时，抓住胎盘并轻轻旋转，以便将胎盘和附着的胎膜一起取出。

8.接产后处理

用物按医院感染控制要求进行分类处理，记录分娩过程，完成信息确认及记录，包括与产妇共同确认新生儿性别及是否存在外观畸形，佩戴手、脚双腕带，建立新生儿病历及登记其他信息，向新生儿肌内注射维生素K1。

思维链接

阿普加（Apgar）评分

评估新生儿出生后的即刻状态，以出生后1min、5min的心率、呼吸、肌张力、喉反射，以及皮肤颜色5项体征为依据，每项评分0~2分，满分为10分，如表10-2-1所示。大约90%的新生儿阿普加评分为8~10分，一般不需要特别的干预。4~7分为轻度窒息，需要积极的处理；0~3分为重度窒息，需要紧急的抢救处理。

表10-2-1　新生儿阿普加评分标准

体征	评分标准			评分	
	0	1	2	1min	5min
皮肤颜色	青紫或苍白	身体红，四肢青紫	全身红		
心率/(次/min)	无	<100	>100		
弹足底或插鼻反应	无反应	有些动作，如皱眉	哭，喷嚏		
肌张力	松弛	四肢略屈曲	四肢活动		
呼吸	无	慢，不规则	正常，哭声响		

新生儿低体温预防

保持体温是护理新生儿的重要步骤。由于新生儿体表面积相对体重而言较大、皮肤薄、皮下脂肪少,容易丧失身体热量,尤其是低出生体重和早产儿,出生时低体温会增加新生儿耗氧量和代谢需求,并与死亡率的升高独立相关。早产儿低体温可导致死亡率上升、肺功能不全和肺出血风险升高,并可引起代谢障碍。预防新生儿低体温的方式包括调节室温不低于26℃,出生后立即擦干全身,移除湿冷的毯子,使用预热的辐射加热器或使用保暖用物(如使用聚乙烯/聚氨酯保温包裹物或保温包包裹身体,戴上聚乙烯或弹力织物帽)。在资源有限的国家和地区,对胎龄为26~36周的早产儿使用聚乙烯保温袋可降低低体温的发生率。此外,也可以采用母婴肌肤接触或袋鼠式护理。

(三)急救流程

在识别急诊患者出现急产征象时,应立即启动分娩应急处理流程,如图10-2-5所示。

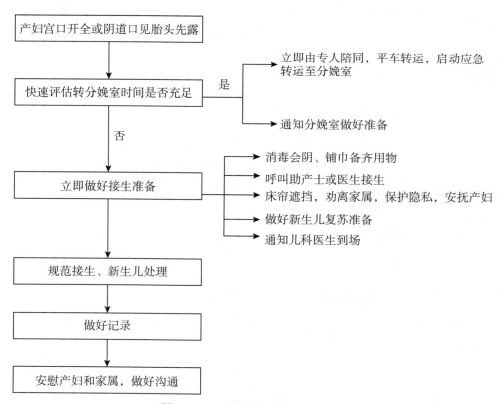

图 10-2-5　产妇分娩应急处理流程

四、思维拓展

(一)前沿文献

急产新生儿的早期基本保健至关重要。WHO于2013年率先提出将一系列有循证依据、可操作的新生儿综合干预技术应用于临床,并将其命名为"新生儿早期基本保健(early essential newborn care,EENC)"技术。其核心干预措施包括规范的产前母胎监测与处理、新生儿生后立即和彻底擦干、母婴皮肤接触至少90min并完成第1次母乳喂养、延迟新生儿洗澡至生后24h,以及早产儿袋鼠式护理、新生儿复苏技术和新生儿感染治疗等。WHO指出,在分娩过程中和出生后立即采取基本的、低成本的新生儿保健措施,可以显著降低新生儿低体温、新生儿窒息、新生儿感染等的发生率,提高纯母乳喂养率,降低新生儿住院率,显著改善新生儿的健康水平。

急产是指产程进展快,初产妇宫口扩张速度≥5cm/h或经产妇≥10cm/h,总产程<3h。主要特征是孕妇子宫收缩的对称性和节律性均正常,仅子宫收缩力过强过频,且产道无阻力,导致产程进展很快,孕妇的宫颈口在短时间内迅速开全,孕妇的全程分娩时间比较短。有研究报道,急产在经阴道单胎分娩的发生率为10.64%。急产可致孕妇子宫颈、阴道和会阴撕裂伤、产褥感染、胎盘滞留、产后出血等。此外,孕妇子宫不断强烈收缩,使供应子宫血液的髂动脉、腹主动脉受压而出现阻断状况,引发胎儿宫内窘迫,严重者还可能造成胎儿窒息死亡。有研究回顾院内分娩急产产妇和正常分娩非急产产妇的临床资料,进行病例对照研究分析,结果发现静脉滴注催产素是急产的独立保护因素,新生儿体重<500g是急产的危险因素。由此可见,尽量精确评估新生儿体重,产程中严格掌握催产素静脉滴注的适应证并严密监测,是减少甚至避免院内急产发生的有效措施。

(二)最佳证据赏析

妊娠和分娩是女性自然的生理过程,但在这一生理过程中存在各种危及母胎健康和安全的危险因素。基于此,中华医学会妇产科学会产科学组联合中华医学会围产医学分会制定了正常分娩指南(如表10-2-2所示),旨在提高正常分娩率、降低难产率,从而降低母婴死亡率。

表10-2-2　正常分娩指南

证据维度	证据内容	推荐级别
分娩前评估与转诊	1.分娩前对母胎进行全面的评估:通过病史询问、孕期保健的相关资料及查体进行全面的母胎评估	C
	2.根据评估结果进行风险评级	C
	3.风险评估为高风险的孕妇,应当结合当地医院的孕妇和新生儿救治条件,在分娩前的合适孕周,及时转诊至有条件处理的医院分娩	C

续表

证据维度	证据内容	推荐级别
第一产程定义及健康宣教	1.第一产程又称子宫颈扩张期,指临产开始直至宫口完全扩张,即宫口开全(10cm)的过程。临产的重要标志为有规律且逐渐增强的子宫收缩,持续30s或以上,间歇5~6min,同时伴随进行性子宫颈管的消失、宫口扩张和胎先露的下降,第一产程分为潜伏期和活跃期	C
	2.潜伏期是指从规律宫缩至宫口扩张<5cm的过程;活跃期是指从宫口扩张5cm至宫口开全的过程	B
	3.推荐助产人员对孕妇进行精神安慰,耐心讲解分娩时的生理过程,增强孕妇对阴道分娩的信心	C
	4.推荐助产人员为孕妇讲解分娩相关知识(分娩方式的指导、产程中如何配合)、药物疗效及不良反应、镇痛方法的风险及效果	C
第一产程的评估与监测	1.建议对入院孕妇进行快速评估,包括孕妇的生命体征、胎心率、宫缩、胎位、胎儿大小、羊水等情况,评估是否存在产科高危或急症情况,以便进行紧急处理	C
	2.建议潜伏期每4h进行1次阴道检查,活跃期每2h进行1次阴道检查;如孕妇出现会阴膨隆、阴道血性分泌物增多、排便感等可疑宫口快速开大的表现时,应立即行阴道检查	C
	3.对于产程进展顺利者,不推荐行人工破膜术	A
第一产程的处理与照护	1.全身麻醉低风险的孕妇分娩过程中可根据自己的意愿进食和饮水	A
	2.饮用碳水化合物饮品并不能改善母儿结局,可根据孕妇需求选择产程中的饮品	A
	3.不建议阴道分娩前常规进行会阴部备皮	A
	4.产程中建议根据孕妇意愿选择舒适的体位	C
	5.低危孕妇在产程中应适当活动	C
第二产程定义及健康宣教	1.第二产程又称胎儿娩出期,是指从宫口开全至胎儿娩出的全过程	C
	2.助产人员应告知孕妇第二产程时长因人而异	C
	3.助产人员应充分告知孕妇第二产程各种分娩体位的益处及风险,协助孕妇根据自己的意愿选择分娩体位	C
第二产程的评估与监测	1.第二产程中注意监测胎儿宫内状态,并对产力、胎先露下降程度进行评估,特别是当胎先露下降缓慢时,要注意除外宫缩乏力,必要时予缩宫素,加强宫缩的同时还需对胎方位进行评估,必要时手法转换胎头至合适的胎方位	C
	2.鼓励对医护人员进行阴道手术助产培训,由经验丰富的医师和助产士进行阴道手术助产是安全的	B
	3.对于初产妇,如未行椎管内镇痛,第二产程超过3h可诊断第二产程延长;如行椎管内镇痛,超过4h可诊断;对于经产妇,如未行椎管内镇痛,超过2h可诊断第二产程延长;如行椎管内镇痛,超过3h可诊断	B
	4.推荐采用椎管内镇痛的初产妇在第二产程开始时即在指导下用力	A

续表

证据维度	证据内容	推荐级别
第三产程的定义	又称胎盘娩出期,是指从胎儿娩出后至胎盘胎膜娩出,及胎盘剥离和娩出的全过程,需5~15min,不应超过30min	C
第三产程的评估与监测	1.应注意监测产妇的生命体征、评估子宫收缩情况、监测胎盘和软产道,准确估计出血量及早识别产后出血等情况	C
	2.第三产程超过30min,或未超过30min胎盘未完全剥离而出血多时,在做好预防产后出血的准备下,建议行手取胎盘术	C
	3.建议对不需要复苏的足月儿延迟结扎脐带。延迟结扎脐带是指在新生儿出生至少60s后或等待脐带血管搏动停止后再结扎脐带	A
	4.有条件的医疗机构建议常规行脐动脉血气分析	C
第三产程的处理	1.无合并症的新生儿应在出生后尽早与母亲进行母婴皮肤接触,以预防新生儿低体温并且促进母乳喂养	A
	2.对出生时羊水清亮且出生后已建立自主吸吮的新生儿,或虽存在羊水污染但有活力的新生儿,不推荐采用口鼻吸引的方式常规清理呼吸道	C
	3.在新生儿基本生命体征稳定后对其进行全身体格检查,包括检查外观有无畸形,测量身长、体重等,并准确记录	C
产后的评估与照护	1.产后的评估包括产妇的生命体征、阴道流血、宫缩等情况,注意产妇的不适主诉,早期识别和发现产后高危或急症情况以便及时处理	C
	2.根据产妇情况选择减轻会阴不适的方法,如应用局部治疗(如冷敷或热敷)、局部麻醉剂或口服止痛药物等	C

第三节　热性惊厥

一、案例导入

患儿,男,3岁,因"发热半天"来院就诊。患儿在就诊过程中突然出现四肢抽搐、两眼凝视,口角流涎、口周发绀,立即送至抢救室。患儿既往有高热惊厥病史。

二、预检分诊思维

(一)S(subjective,主观感受)

四肢抽搐。

（二）O（objective，客观现象）

1.紧急评估

抢救室主班护士接诊该患儿，立即进行紧急评估。

A（airway，气道）：气道通畅，无异物梗阻。

B（breath，呼吸）：呼吸频率、节律、深度无明显异常。

C（circulation，循环）：周围循环无明显异常，四肢肢端凉，口周发绀。

S（consciousness，意识状态）：神志不清，四肢抽搐，双眼凝视。

2.测量生命体征及完成快速监测

体温39.5℃，心率110次/分，呼吸30次/分，SpO_2 91%。咽部充血明显，腹软，颈软，心肺无异常，脑膜刺激征及病理征阴性。测指尖血糖（POCT）：6.5mmol/L。

3.身体评估

患儿呈抽搐状态，双眼凝视，牙关紧闭，口角流涎，口周发绀。

（三）A（assessment，分析与估计）

根据该患儿呈抽搐状态，双眼凝视，牙关紧闭，口周发绀，四肢强直抖动，需立即将患儿平卧，头偏向一侧并清理口鼻分泌物，开放气道，防止舌根后坠或舌咬伤，给氧。

思维链接

热性惊厥诊断标准

（1）体温升高至38℃以上时出现惊厥。

（2）患儿＞6月龄但＜5岁。

（3）无中枢神经系统（central nervous system，CNS）感染或炎症。

（4）无可能引起惊厥的急性全身性代谢异常。

（5）无热性癫痫发作病史。

热性惊厥分型

热性惊厥可根据临床特征进一步分为单纯性和复杂性热性惊厥。区分单纯性和复杂性热性惊厥具有预后预测意义。大多数研究表明，复杂性热性惊厥患儿出现复发的风险更高，且日后发生无热性癫痫发作的风险也略高。

1.单纯性热性惊厥

单纯性热性惊厥常呈全身性发作，持续不超过15min，中位持续时间为3～4min，且24h内不复发。最常见的发作类型为全面强直—阵挛性发作，但也可见失张力和强直发作。患儿面肌和呼吸肌常受累。单纯性热性惊厥发作后患儿通常会迅速恢复至基线状态。与无热性癫痫发作一样，单纯性热性惊厥发作后期可伴有意识模糊或激越和嗜睡。单纯性热性惊厥后中长时间嗜睡并不常见，若有这种情况时应考虑其他病因(如脑膜炎、脑结构病变)或持续性癫痫活动。

2.复杂性热性惊厥

复杂性热性惊厥常呈局灶性发作(如局限于单条肢体或单侧身体的摆动)、持续时间超过15min或在24h内复发。复杂性热性惊厥约占热性惊厥病例的20%。在热性惊厥患儿中,长时间发作的发生率<10%,局灶性特征的发生率<5%。最初表现为单纯性热性惊厥的患儿随后可能发生复杂性热性惊厥,但大多数出现复杂性热性惊厥的患儿首次发作即为复杂性。

3.热性惊厥持续状态(febrile status seizure,FSE)

热性惊厥单次发作超过30min或者反复惊厥发作而间歇期意识不能恢复超过30min,并排除中枢神经系统感染、代谢性疾病及导致患儿惊厥的其他原因,既往无热性惊厥病史。根据定义,热性惊厥持续状态不包含脑膜炎所致发热患儿的惊厥持续状态发作,但仅根据发作初期的临床特征可能难以区分,应仔细考虑是否需对患儿进行腰椎穿刺(lumbar puncture,LP)。

(四)P(plan,计划)

1.依据《急诊预检分级分诊标准》

指标维度:高风险/潜在危险情况。

分诊标准:抽搐持续状态,符合Ⅰ级标准。

分诊科室:儿科。

分诊级别:Ⅰ级

分诊去向:抢救室。

响应时间:立即。

2.依据《急诊检伤急迫度分级量表(TTAS)》

分类名称:儿童(神经系统)。

主诉判断依据:抽搐无法停止。

分诊科室:儿科。

分诊级别:Ⅰ级。

分诊去向:复苏室。

响应时间:立即。

三、急救护理思维

(一)病情评估与思维

1.初级评估

抢救室护士接诊该患儿,立即进行ABCDE初级评估。

A(airway,气道):气道通畅,无异物梗阻,无高级气道建立指征。

B(breath,呼吸):呼吸频率30次/min,SpO$_2$ 91%,鼻导管吸氧1L/min。

C(circulation,循环):连接心电监护仪,显示窦性心律,监测血压,收缩压波动范围90～96mmHg,舒张压波动范围54～60mmHg。

D(disability,神经系统):神志清醒,双侧瞳孔等大等圆,直径2mm,对光反应灵敏,双眼凝视,未见眼震;口周发绀,口角流涎;四肢强直抖动。

E(expose/environmental,暴露与环境):将患儿安置于抢救室床位,解开衣物进行体格检查,查找有无明显的创伤迹象、出血、烧伤、非正常印迹或医疗信息修饰,重点查看头颅有无外伤,查体时注意保暖和保护隐私。

2.再次评估

抢救室护士在完善ABCDE初级评估后得出该患儿生命体征平稳,予再次评估,主要是针对性病史的采集和寻找可逆性病因并治疗的过程。通过询问患儿家属或相关人员,获得患儿的针对性病史等资料,从中寻找可能的原因并处理;采用SAMPLE病史采集方法,具体内容如下。

S(signs and symptoms,症状与体征):患儿呈抽搐状态,双眼凝视,牙关紧闭,口周发绀,四肢强直抖动。

A(allergy,过敏史):无药物过敏史。

M(medications,用药情况):无。

P(past medical history,既往史):热性惊厥病史。

L(last meal,末次进餐时间):早餐8:00。

E(events,疾病相关事件):门诊就诊时突发抽搐,当时测体温39.5℃。

3.相关检查结果

头颅CT示:未见明显异常;血常规、凝血功能、生化等检查结果无明显异常。

4.病情诊断

根据采集的相关病史和检查结果,该患儿被诊断为单纯性热性惊厥。

(二)急救实践

依据《急诊预检分级分诊标准》中分诊标准,该患儿分诊科室:急诊儿科,启动热性惊厥急救流程;分诊级别:Ⅰ级;分诊去向:复苏室。针对该患儿,具体急救实践如下。

1.立即开启绿色通道

快速对患儿病情进行评估,安置于急诊复苏室,与儿科、放射科、检验科等各急救单元取得联系;在最短时间内为患儿提供急救措施。

2.启动热性惊厥急救流程

复苏室护士实施"IMO"护理措施,静脉通路(intravenous,I):建立20G以上浅静脉置管通路,遵医嘱使用抗惊厥药物,及时采集血标本,执行化验医嘱;心电监护(monitoring,M):予以多功能心电监护,密切关注患儿体温、SpO$_2$及神志变化,记录患儿惊厥时长。氧气吸入(oxygen,O)：予患儿头偏向一侧，保持呼吸道通畅，防止窒息，给予患者鼻导管吸氧，维持 $SpO_2 > 94\%$。

3.惊厥处理

(1)静脉通路已建立，首选地西泮(0.3～0.5mg/kg，≤10mg/次)缓慢静推(1mg/min)，推注过程中如惊厥停止则即刻停止推注；若5min后发作未控制，重复一次，若仍未控制，按惊厥持续状态处理。5～20min的初始治疗阶段，推荐使用一线抗惊厥药物如咪达唑仑、劳拉西泮及地西泮。如若无以上药物，可选用苯妥英钠或苯巴比妥静脉注射替代。20～40min的第二治疗阶段，推荐应用磷苯妥英、丙戊酸、左乙拉西坦或苯巴比妥。40～60min第三治疗阶段，可选择重复二线药物治疗，或选用咪达唑仑、苯巴比妥、丙泊酚的麻醉剂量。常见抗惊厥药物剂量及用法如表10-3-1所示。

(2)静脉通路未建立，首选咪达唑仑(0.3mg/kg，≤10mg/次)肌注，或水合氯醛(0.5mL/kg，≤10mL)镇静灌肠。

表10-3-1　抗惊厥药物剂量及用法

	药名		剂量	药物最大量
苯二氮卓类药物	IV/IO	劳拉西泮	0.1mg/kg	4mg
		地西泮	0.2mg/kg	10mg
	无IV/IO通路	肌注咪达唑仑	0.2mg/kg	10mg
		口服咪达唑仑	0.3～0.5mg/kg	10mg
		鼻喷咪达唑仑		
		直肠地西泮	0.5mg/kg	20mg
抗癫痫药物	左乙拉西坦		60mg/kg	4500mg
	磷苯妥英		20mg/kg	1500mg
	丙戊酸		20～40mg/kg	3000mg
	苯巴比妥		20mg/kg	1000mg
难治性癫痫药物	咪达唑仑		0.2mg/kg静脉注射，然后以0.05～0.1mg/(kg·h)泵注	2mg/(kg·h)
	苯巴比妥		5～15mg/kg静脉注射，然后以0.5mg/(kg·h)泵注	5mg/(kg·h)

4.对症处理

(1)降温治疗：意识不清或不配合的患儿可应用布洛芬(6个月以上)或对乙酰氨基酚栓剂(3个月以上)，可配合应用冰袋等物理降温。

(2)其他：在惊厥发作时，颅内病变或脑细胞缺氧均可导致脑水肿，可应用甘露醇或呋塞米等减轻脑水肿。同时注意保持患儿酸碱、电解质平衡，尤其对于伴发呕吐、腹泻的患儿或新生儿。

5.间歇期治疗

（1）间歇期治疗指征

①短时间内频繁惊厥发作：半年内≥3次或一年内≥4次；②发生过惊厥持续状态，需止惊药物才能终止者。

（2）间歇期治疗方法

发热开始即给予地西泮口服（0.3mg/kg，Q8h）。

6.辅助检查

（1）腰椎穿刺

是否需要对热性惊厥患儿行腰椎穿刺和脑脊液检查来排除脑膜炎或脑炎，主要取决于患儿的临床表现。大多数一般状况好且热性惊厥发作后已恢复至正常基线状态的患儿无须行腰椎穿刺。美国儿科学会（American Academy of Pediatrics，AAP）关于热性惊厥患儿是否需行腰椎穿刺的推荐意见具体内容如下。

①若患儿存在脑膜刺激征或症状或其他提示可能有脑膜炎或颅内感染的临床特征，应行腰椎穿刺。

②若6～12月龄的婴儿未及时接种B型流感嗜血杆菌结合疫苗（Hib）、肺炎链球菌疫苗或免疫状态不明，应考虑行腰椎穿刺。

③由于抗菌药物治疗可掩盖脑膜炎的症状和体征，因此对于接受抗菌药物治疗的患儿应考虑腰椎穿刺。

（2）神经影像学检查

单纯性热性惊厥患儿不需要用CT或MRI进行神经影像学检查。复杂性热性惊厥患儿的颅内病变发生率似乎也很低。若患儿头异常大、神经系统检查持续异常（尤其是存在局灶性神经系统表现）或有颅内压升高的症状体征，应行紧急神经影像学检查（增强CT或MRI）。

（3）脑电图检查（EEG）检查

无须常规行EEG，特别是对于神经系统正常的单纯性热性惊厥患儿。复杂性热性惊厥患儿是否需行EEG取决于若干因素和临床判断。根据定义，24h内发作2次的短时全面性惊厥发作属于复杂性，但此类患儿不一定需行EEG，除非神经系统检查有异常。惊厥发作时间较长或发作具有局灶性特征时，需行EEG检查并随访神经系统情况，因为日后发生癫痫（反复的无热性癫痫发作）的风险较高。

（三）急救流程

在识别急诊患儿出现惊厥体征和症状时，应立即启动应急反应系统，严格执行惊厥急救流程中的各项职责、评估、措施，每个环节紧密相扣，为惊厥患儿争取最佳治疗时机。具体急救流程如图10-3-1所示。

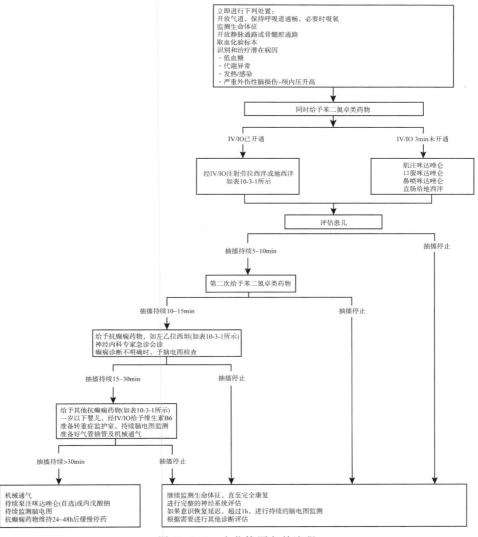

图 10-3-1 小儿惊厥急救流程

注:IV:浅静脉留置通路,IO:骨髓腔输液通路。

四、思维拓展

(一)前沿文献

热性惊厥是儿童惊厥最常见的原因,具有年龄依赖性,多见于6月龄~5岁,患病率为3%~5%。根据临床特征,热性惊厥分为单纯性热性惊厥和复杂性热性惊厥。其中单纯性热性惊厥占70%~80%,发病年龄多为6月龄~5岁,表现为全面性发作,持续时间<15min、一次热性病程中发作一次、无异常神经系统体征;复杂性热性惊厥占20%~30%,发病年龄多<6月龄或>5岁,发病前有神经系统异常,表现为局灶性发作或全面性发作,发作持续时间≥15min或一次热程中发作1~2次,发作后可有神经系统异常表现,如Todd'S麻痹等。热性惊厥持续状态是指热性惊厥发作时间≥30min或反复发作、发作间期意识未恢复达30min及以上。引起热性惊厥的常见病因包括急性上呼吸道感染、鼻炎、中耳炎、肺炎、急性胃肠炎、出疹性疾病、尿路感染及个别非感染性的发热疾病等,病毒感染是主要原因。在美国,人类疱疹病毒6(HHV-6)是与热性惊厥最为相关的病毒,≤2岁儿童的首次热性惊厥发作中有1/3可查见HHV-6。欧洲一项研究显示,35%的热性惊厥患儿可分离出HHV-6,14%可分离出腺病毒,11%可分离出呼吸道合胞病毒,9%可分离出单纯疱疹病毒(herpes simplex virus,HSV),3%可分离出巨细胞病毒,2%可分离出HHV-7。HHV-6相关的热性惊厥占比较大与HHV-6感染引起的异常高热有关。初次感染HHV-6的婴儿平均最高发热体温通常≥39.5°C(103°F),在12~15月龄组幼儿中,与HHV-6感染相关的初次热性惊厥构成比估计高达36%。HHV-6相关的热性惊厥更可能表现为复杂性热性惊厥、复发及热性惊厥持续状态。在亚洲,甲型流感病毒是热性惊厥患儿中最常分离出的病毒,此外副流感病毒(12%)和腺病毒(9%)也很常见。另一项基于医院的病例对照研究显示,在因病毒性疾病而需要住院治疗的患儿中,热性惊厥的发生率在流感病毒、腺病毒和副流感病毒感染者中相近(6%~18%),而在呼吸道合胞病毒和轮状病毒感染者中略低(4%~5%)。这些病毒感染是热性惊厥患儿发热的原因。热性惊厥的确切发病机制尚不明确,主要系患儿脑发育未完全成熟、髓鞘形成不完善、遗传易感性及发热等多方面因素相互作用所致。本病具有明显的年龄依赖性及家族遗传倾向,常为多基因遗传或常染色体显性遗传伴不完全外显。已报道有多个基因和/或染色体异常与热性惊厥相关。因此,对首发年龄小、发作频繁或有家族史者建议转诊至三级医院诊断治疗,必要时行遗传学检测。

热性惊厥存在复发的风险,热性惊厥首次发作后的复发与年龄相关。首发年龄<12月龄者复发率高达50%,而首发年龄12月龄及以上者复发率约为30%。复发的危险因素:①起始年龄小;②发作前发热时间短(<1h);③一级亲属中有热性惊厥史;④低热时出现发作。具有危险因素越多,复发风险越高。值得注意的是,热性惊厥患儿存在继发癫痫的风险。10%~15%的癫痫患者既往有热性惊厥史,热性惊厥后继发癫痫的比例不一;单纯性热性惊厥、复杂性热性惊厥继发癫痫的概率分别为1.0%~1.5%和4.0%~15.0%。热性惊厥继发癫痫的主要危险因素包括:①神经系统发育异常;②一级亲属有特发性或遗传性癫痫病史;③复杂性热性惊厥。具有危险因素越多,继发癫痫的风险越高。另外,惊厥发作前发热时间短及热性惊厥发作次数多也与继发癫痫有关。

热性惊厥的预防治疗包括间歇性预防治疗和长期预防治疗。间歇性预防治疗指征:①短时间内频繁惊厥发作(6个月内≥3次或1年内>4次);②发生惊厥持续状态,需止惊药物治疗才能终止发作者。在发热开始即给予地西泮口服,每8h口服0.3mg/kg,≤3次大多可有效防止惊厥发生。有报道新型抗癫痫药物左乙拉西坦间歇性用药可预防热性惊厥复发,卡马西平和苯妥英间歇性用药对预防复发无效。单纯性热性惊厥的间歇性预防治疗远期预后良好,不推荐长期抗癫痫药物预防治疗。热性惊厥持续状态、复杂性热性惊厥等具有复发或存在继发癫痫高风险的患儿,建议到儿科神经专科进一步评估,遵医嘱进行长期预防治疗。

（二）最佳证据赏析

热性惊厥是儿童惊厥最常见的类型,因此中华医学会儿科学分会神经学组制定了关于热性惊厥诊断治疗与管理的专家共识(2017年)(如表10-3-2所示),旨在进一步提高热性惊厥的诊疗水平。

表10-3-2　热性惊厥诊断治疗与管理专家共识(2017年)

证据维度	证据内容	证据级别	推荐级别
危险因素	1.年龄:热性惊厥具有年龄依赖性,很可能与幼儿神经系统尚未发育,完全易受发热影响有关	Level 2b	B
	2.高热:热性惊厥风险的主要决定因素可能是最高温,而不是体温升高的速度	Level 4b	A
	3.感染:热性惊厥患儿常伴有病毒感染,而伴细菌感染的情况少见	Level 2b	B
	4.疫苗接种:接种某些疫苗后发生热性惊厥的风险会增加,但绝对危险度较小;包括白喉、破伤风类毒素和全细胞百日咳三联疫苗(diphtheria,tetanus toxoid,and whole-cell pertussis,DTwP),以及麻疹、腮腺炎、风疹三联疫苗(measles,mumps,and rubella,MMR)	Level 5b	B
	5.遗传易感性:在热性惊厥患儿的一级亲属中,10%~20%的患儿父母及兄弟姐妹也发生过或将会发生热性惊厥;此外,单卵双胎的同病率高于双卵双胎	Level 5b	B
药物管理	6.对热性惊厥发作≥5min的患儿,推荐静脉给予苯二氮卓类药物(地西泮0.1~0.2mg/kg或劳拉西泮0.05~0.1mg/kg)进行治疗	Level 1a	A
	7.对单纯性热性惊厥患儿,不建议采用抗癫痫药物治疗	Level 2b	B
相关检查	8.腰椎穿刺:若患儿存在脑膜刺激征症状或其他提示可能有脑膜炎或颅内感染的临床特征;若6~12月龄的婴儿未及时接种Hib、肺炎链球菌疫苗或免疫状态不明;由于抗菌药物治疗可掩盖脑膜炎的症状和体征,对于接受抗菌药物治疗的患儿应密切观察,必要时进行脑脊液检查	Level 1b	B
	9.脑电图检查(EEG):无须常规行EEG,特别是对于神经系统健康的单纯性热性惊厥患儿	Level 5b	B

第四节 新生儿窒息

一、案例导入

患儿,男,1D,因"32周早产,出生后气促呻吟6h"由120头罩吸氧下送至急诊抢救室。

二、预检分诊思维

(一)S(subjective,主观感受)

气促呻吟。

(二)O(objective,客观现象)

1.紧急评估

预检护士接诊该患者,立即进行紧急评估。

A(airway,气道):气道通畅,无分泌物。

B(breath,呼吸):呼吸不规则,三凹征明显。

C(circulation,循环):四肢肢端冷,面色发绀。

S(consciousness,意识状态):患儿对疼痛无反应。

2.测量生命体征及完成快速监测

体温35.6℃,心率180次/min,呼吸72次/min,SpO_2 85%,前囟门平,腹软,颈软,四肢肌张力低。

3.身体评估

该患儿气促明显,呼吸不规则,三凹征明显,四肢肢端冷,面色发绀。

(三)A(assessment,分析与估计)

根据该患儿呼吸状态、氧合情况,疑似窒息,需立即开放气道,给氧。

(四)P(plan,计划)

1.依据《急诊预检分级分诊标准》

指标维度:高风险/潜在危险情况。

分诊标准:急性呼吸窘迫,$SpO_2 < 90\%$,符合Ⅰ级标准。

分诊科室:急诊儿科。

分诊级别:Ⅰ级。

分诊去向:复苏室

响应时间:立即。

2.依据《急诊检伤急迫度分级量表(TTAS)》

分类名称:(儿童)呼吸系统。

主判断依据:气促呻吟 6h,三凹征明显,重度呼吸窘迫。

分诊科室:急诊儿科。

分诊级别:Ⅰ级。

分诊去向:复苏室。

响应时间:立即。

三、急救护理思维

(一)病情评估与思维

1.初级评估

抢救室护士接诊该患儿,立即进行 ABCDE 初级评估。

A(airway,气道):气道通畅,无分泌物。

B(breath,呼吸):呼吸不规则,频率 72 次/min,三凹征明显,SpO_2 85%,需立即皮囊加压。

C(circulation,循环):连接心电监护仪,显示窦性心律 180 次/min,监测血压 56/23mmHg,四肢肢端凉,面色发绀。

D(disability,神经系统):疼痛刺激无反应。

E(Expose/Environment,暴露与环境):安置于新生儿辐射床,打开包被及衣物进行体格检查,查找有无明显的创伤迹象、出血、烧伤、非正常印迹或医疗信息修饰,重点查看头颅有无外伤,查体时注意保暖和保护隐私。

2.再次评估

抢救室护士完善 ABCDE 初级评估后得出该患者处于缺氧状态,予再次评估,主要是针对性病史的采集和寻找可逆性病因并治疗的过程。通过询问患儿家属或相关人员,获得患儿的针对性病史等资料,从中寻找可能的原因并处理;采用 SAMPLE 病史采集方法,具体内容如下。

S(signs and symptoms,症状与体征):患儿心率快,呼吸不规则,三凹征明显,面色发绀,四肢肌张力低,疼痛刺激无反应。

A(allergy,过敏史):无药物过敏史。

M(medications,用药情况):无。

P(past medical history,既往史):无。

L(last meal,末次进餐时间):未开奶。

E(events,疾病相关事件):32 周早产,出生后气促呻吟。

3.相关检查结果

血气报告:pH 7.1,PCO_2 61mmHg,PO_2 50mmHg,乳酸 2.9mmol/L。胸部 DR

片:两肺纹理增多模糊。

4.病情诊断

根据采集的相关病史和检查结果,该患儿诊断为"新生儿窒息"。

新生儿窒息诊断标准

新生儿窒息(neonatal asphyxia,NA)是由于围产期的各种诱因所致新生儿出生后不能建立正常呼吸,相继出现低氧血症、高碳酸血症、代谢性酸中毒、缺血缺氧性脑病,主要表现为呼吸停止或不规律、口唇发绀、皮肤苍白,以及心跳不规则、过缓或骤停等,严重者能导致多脏器功能障碍或衰竭甚至死亡。国内外专家建议诊断新生儿窒息时 Apgar 评分结合脐动脉血气:

轻度窒息:Apgar 评分 1min≤7 分或 5min≤7 分,伴脐动脉血 pH<7.2 且−16<碱剩余(BE)≤−8mmol/L。

重度窒息:Apgar 评分 1min≤3 分或 5min≤5 分,伴脐动脉血 pH<7.0 且 BE≤−16mmol/L。

(二)急救实践

依据《急诊五级预检分诊标准》中分诊标准,该患儿分诊科室:急诊科;分诊级别:Ⅰ级;分诊去向:复苏室。针对该患儿,具体急救实践如下。

1.气道

让新生儿面朝上平躺于辐射保温台上,颈部取中立至轻度仰伸位,不得过度仰伸或屈曲(如图10-4-1所示)。正确的体位能使后咽部、喉和气管成一条直线,便于气体进入。必要时,可将一卷毯子或毛巾置于新生儿肩下使颈部轻度仰伸,以保持气道开放。应用机械吸引装置吸引口鼻分泌物,先口后鼻,以降低误吸风险。

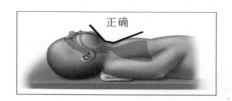

正确

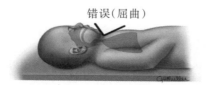 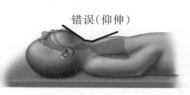

错误(屈曲)   错误(仰伸)

图 10-4-1 新生儿气道开放方法

2.正压通气

新生儿复苏成功的关键是建立有效的通气。

（1）指征

①呼吸暂停或喘息样呼吸；②心率＜100次/min。

有以上指征者要求在黄金一分钟内实施有效的正压通气。如果新生儿有呼吸，但有呼吸困难或持续发绀，应监测脉搏、SpO_2，可常压给氧或给予持续气道正压通气。经上述处理，患儿SpO_2仍不能达到目标值，可考虑正压通气。有自主呼吸的早产儿，出生后如需即刻呼吸支持，应给予持续气道正压通气而不是气管插管正压通气。

（2）方法

①压力：通常情况下吸气峰压为20～25cmH_2O（1cmH_2O=0.098kPa），少数病情严重的新生儿可用2～3次30cmH_2O压力通气。对需要正压通气的新生儿，最好同时提供呼气末正压。临床常用的新生儿复苏囊为自动充气式气囊（250mL），使用前要检查减压阀，有条件时最好使用具备呼气末正压的复苏囊并配备压力表。T-组合复苏器（T-Piece）是一种由气流控制、有压力限制的机械装置，能提供恒定的吸气峰压及呼气末正压，维持功能残气量，有助于提高早产儿复苏效率和安全性，推荐医疗机构使用。T-Piece使用前需连接压缩气源，采用空氧混合仪调节氧浓度，需预先设定吸气峰压20～25cmH_2O、呼气末正压5cmH_2O、最大气道压40cmH_2O。

②频率和吸气时间：正压通气的频率为40～60次/min，用"吸-2-3"的节律大声计数以保持正确的速率。无论足月儿还是早产儿，正压通气的吸气时间≤1s。不推荐对早产儿运用正压通气时增加吸气时间，因为采用持续性肺膨胀策略有潜在危害。

（3）用氧

应配备脉搏血氧饱和度仪和空氧混合仪。在缺乏相应设备的情况下，可采用自动充气式气囊得到4种氧浓度：气囊不连接氧源，氧浓度为21%（空气）；连接氧源，不加储氧器，氧浓度为40%；连接氧源，加袋状或管状储氧器，氧浓度分别为100%或90%。脉搏血氧饱和度仪的传感器应置于新生儿动脉导管前位置（即右上肢，通常是手腕或手掌）。在传感器与仪器连接前，先将传感器与新生儿连接有助于最迅速地获得信号。

（4）判断通气有效性

有效的正压通气表现为胸廓起伏良好、心率迅速增加。在正压通气开始后，边操作边观察胸廓是否起伏。对需要复苏的新生儿，脉搏血氧饱和度仪和3导联心电监测是重要的辅助手段，可提供持续的心率评估。

（5）矫正通气步骤

如未达到有效通气,需做矫正通气步骤。首先,检查面罩和面部之间是否密闭;其次,通畅气道,可调整体位为鼻吸气位、清理气道分泌物、使新生儿的口张开;最后,适当增加通气压力。在上述步骤无效时,应进行气管插管或使用喉罩气道。

（6）评估及处理

30s有效正压通气后评估新生儿心率。①如心率≥100次/min,逐渐降低正压通气的压力和频率,同时观察自主呼吸是否良好;如心率持续>100次/min,自主呼吸好,则逐渐停止正压通气;如脉搏血氧饱和度未达到目标值,可常压给氧。②如心率在60~99次/min,再次评估通气的有效性,必要时再做矫正通气步骤,可考虑气管插管正压通气。③如心率<60次/min,再次评估通气有效性,必要时再做矫正通气步骤,给予气管插管,增加氧浓度至100%,连接3导联心电监测,开始胸外按压。

（7）其他

持续面罩气囊正压通气(>2min)可造成胃充盈,需经口插入胃管,用注射器抽出胃内气体,并保持胃管远端处于开放状态。

3.气管插管

（1）指征

①气管内吸引胎粪;②面罩气囊正压通气无效或需长时间正压通气;③需胸外按压;④经气管注入药物(肾上腺素、肺表面活性物质);⑤特殊复苏情况,如先天性膈疝等。

（2）气管导管型号(导管内径)选择如表10-4-1所示。

表10-4-1　不同胎龄、体重新生儿气管导管型号(导管内径)选择及插管深度

胎龄/周	体重/kg	导管内径/mm	插入深度/(cm~唇距离)
<28	≤1.0	2.5	6~7
28~34	1.0~2.0	3.0	7~8
34~38	2.0~3.0	3.5	8~9
>38	>3.0	3.5~4.0	9~10

4.胸外按压

（1）指征

有效正压通气30s后,心率仍<60次/min,在正压通气的同时,开始胸外按压。

（2）方法

胸外按压的位置为胸骨下1/3(两乳头连线中点下方),避开剑突。按压深度为

胸廓前后径的1/3。按压和放松的比例为按压时间稍短于放松时间,放松时拇指不应离开胸壁。胸外按压采用拇指法,操作者双手拇指端按压胸骨,根据新生儿体型不同,双拇指重叠或并列,双手环抱胸廓支撑背部。拇指法可改善新生儿血压和减少操作者疲劳。在胸外按压时,需气管插管进行正压通气,将氧浓度提高至100%,同时进行脉搏血氧饱和度和3导联心电监测。

胸外按压开始后60s新生儿的自主循环可能才得以恢复,因此应在建立协调的胸外按压和正压通气60s后再次评估心率。应尽量避免胸外按压中断,因为按压停止后,冠状动脉灌注减少,会延迟心脏功能的恢复。如心率≥60次/min,停止胸外按压,以40~60次/min的频率继续正压通气。如心率<60次/min,检查正压通气和胸外按压操作是否正确,以及是否给了100%氧。如通气和按压操作皆正确,而新生儿自主循环仍未恢复,则做紧急静脉置管,给予肾上腺素。为便于静脉置管操作,胸外按压者应移位至新生儿头侧继续胸外按压。

5.胸外按压与正压通气的配合

由于通气障碍是新生儿窒息的首要原因,因此胸外按压务必与正压通气同时进行。胸外按压与正压通气的比例应为3:1,即每2s有3次胸外按压和1次正压通气,达到每分钟约120个动作。胸外按压者大声喊出"1-2-3-吸",其中"1-2-3-"为胸外按压,"吸"为助手做正压通气配合。

6.给药

新生儿复苏时很少需要用药。新生儿心动过缓通常源于肺通气不足及严重缺氧,纠正心动过缓最重要的步骤是有效的正压通气。

(1)肾上腺素

①指征:有效的正压通气和胸外按压60s后,心率仍<60次/min。

②剂量:应使用1:10000的肾上腺素。静脉用量0.1~0.3mL/kg;气管内用量0.5~1mL/kg。

③方法:首选静脉给药。如静脉置管尚未完成或没有条件行静脉置管时,可气管内快速注入,气管内给药后要快速挤压气囊几次,确保药物迅速进入体内。若需重复给药,则应选择静脉途径。静脉给药后用1~2mL生理盐水冲管。骨髓腔也是给药途径之一。必要时间隔3~5min重复给药。如果在血管通路建立之前给予气管内肾上腺素无反应,则一旦建立静脉通路,不需要考虑间隔时间,即刻静脉给药。

(三)急救流程

在识别急诊新生儿出现窒息体征和症状时,应立即启动应急反应系统,严格执行新生儿复苏流程中的各项职责、评估、措施,每个环节紧密相扣,为窒息患儿争取最佳治疗时机,具体急救流程如图10-4-2所示。

大约耗时

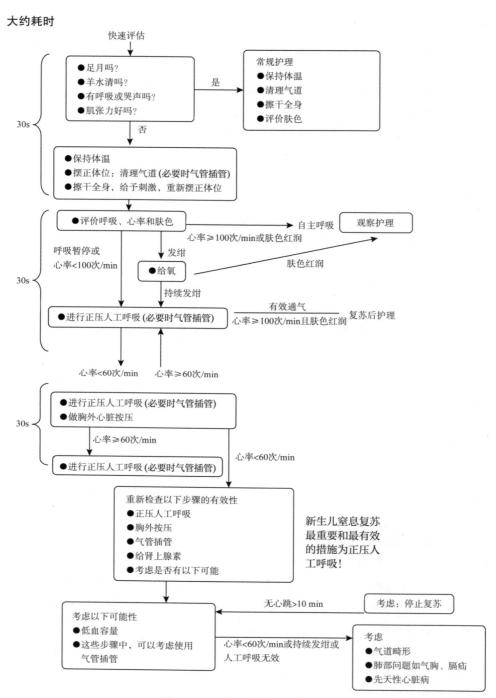

图 10-4-2　新生儿窒息急救流程

三、思维拓展

（一）前沿文献

新生儿窒息是指由于分娩过程中的各种原因使新生儿出生后不能建立正常呼吸，引起缺氧、酸中毒，严重时可导致全身多脏器损害的一种病理生理状况，是围产期新生儿死亡和致残的主要原因之一，正确复苏是降低新生儿窒息死亡率和伤残率的主要手段。

对出生后怀疑有窒息的新生儿，应常规做脐动脉血 pH 检查，Apgar 评分要结合脐动脉血 pH 的结果做出窒息的诊断。新生儿窒息诊断的专家共识组组织相关专家讨论，提出关于结合 Apgar 评分及脐动脉血气 pH 诊断新生儿窒息的具体方案如下。

1. 新生儿生后仍做 Apgar 评分，在二级及以上或有条件的医院生后即刻应做脐动脉血气分析，Apgar 评分要结合血气结果作出窒息的诊断。①轻度窒息：Apgar 评分 1min≤7 分，或 5min＜7 分，伴脐动脉血 pH＜7.2；②重度窒息：Apgar 评分 1min≤3 分或 5min≤5 分，伴脐动脉血 pH＜7.0。

2. 未取得脐动脉血气分析结果的，Apgar 评分异常，可称之为"低 Apgar 评分"。考虑到目前国际、国内的疾病诊断编码的现状，对于"低 Apgar 评分"的病例，Apgar 评分＜3 分列入严重新生儿窒息；Apgar 评分＜7 分列入轻或中度新生儿窒息的诊断。新生儿窒息容易并发多器官缺血、缺氧性功能损伤、多器官功能障碍，甚至多器官功能衰竭，综合性复苏后治疗对于降低窒息新生儿致残率和死亡率有重要的临床意义。

窒息新生儿复苏后治疗原则如下。

（1）继续密切监测如下内容。

①体温；②SpO_2、心率、血压等生命体征；③脑、心、肺、肾及胃肠等器官功能，早期及时诊治缺血缺氧性器官损伤、多器官功能障碍以及多器官功能衰竭；④持续监测维持内环境稳定：根据红细胞压积、血糖、血气分析及血电解质等，维持窒息新生儿水电解质和酸碱平衡，通过扩容或使用血管活性药维持血流动力学稳定。为预防低血糖，复苏后应尽快给予静脉输注葡萄糖，以避免低血糖加重缺血缺氧性脑损伤。

（2）维持呼吸和循环功能的稳定

在胸外按压时，给予 100% 氧气，当心率恢复即心率≥100 次/min 时，氧气浓度逐渐降低，SpO_2 达到目标值。有学者发现 40% 氧气复苏能提高新生儿 Apgar 评分和复苏成功率，利于自主呼吸建立，还能改善新生儿窒息的临床症状，预防缺血、缺氧性脑损伤，未出现氧疗不良反应。如果早产儿初始复苏时，常采用持续正压通气（PPV），推荐呼气末正压约 $5cmH_2O$；若有自主呼吸但存在呼吸窘迫的早产儿，初始复苏时给予持续气道正压通气（CPAP）；若胎龄＜30周，有自主呼吸或呼吸困难的早产儿，产房内尽早使用CPAP，根据病情选择性使用肺表面活性物质。

（3）提高肝肾等重要器官灌注血流量

如果新生儿有围生期事件和（或）酸中毒，特别是新生儿窒息合并中、重度缺氧缺血性脑病时，新生儿出生后早期（即生后6h内）应给予亚低温维持治疗72h，对降低死亡率及改善预后均有积极作用。32～35℃亚低温通过降低脑代谢率减轻心肺复苏后缺血缺氧性脑损伤，提高重度缺血缺氧患儿的存活率并改善神经系统预后，低于32℃低温无脑保护作用，低于30℃超低温对新生儿尤其是早产儿或低体重新生儿是危险，有害无利。

（4）促进颅脑神经功能恢复

20%甘露醇、呋塞米和地塞米松联合脱水降颅内压，必要时6h后可重复使用。控制惊厥治疗的一线治疗药物苯巴比妥钠，负荷剂量为20mg/kg，12h后维持5mg/（kg·d），二线或三线治疗药物利多卡因、左乙拉西坦和硫酸镁等。单唾液酸四己糖神经节苷脂钠注射液等营养脑细胞药物治疗。阿片类拮抗药竞争性抑制颅脑 μ 受体兴奋，减轻 β-内啡肽对新生儿呼吸抑制和缺血缺氧性脑损伤。新生儿窒息是新生儿死亡的主要原因之一，应重视围产期缺氧病史，尤其强调胎儿窘迫及胎心率异常，在有条件的医院常规做胎心监护，呈现不同程度胎心减慢、可变减速、晚期减速、胎心变异消失等，可作为新生儿窒息的辅助诊断标准，及早识别、诊断及救治新生儿窒息。

（二）最佳证据赏析

新生儿复苏是帮助和保障新生儿出生时平稳过渡的重要生命支持技术。随着临床实践及科学研究的不断进展，一些复苏操作要点及证据在不断更新。中国新生儿复苏项目专家组联合中华医学会围产医学分会新生儿复苏学组，在2020年国际新生儿复苏指南基础上，结合我国国情，修订中国新生儿复苏指南，以规范新生儿复苏，降低新生儿窒息发生率和死亡率。具体内容如表10-4-2所示。

表10-4-2　新生儿复苏管理

证据维度	证据内容	证据级别	推荐级别
初步复苏管理	1. 所有婴儿均需擦干头部并保暖。足月儿用预热毛巾包裹、擦干后置于辐射保暖台上。复苏胎龄＜32周和/或出生体重＜1500g的早产儿，应将其头部以下躯体和四肢包裹在清洁塑料膜/袋内，或盖以塑料薄膜置于辐射保暖台上，摆好体位后继续初步复苏的其他步骤	B-R级	2a级
	2. 如新生儿气道有较多分泌物且呼吸不畅，可用吸引球或吸痰管清理气道，先口后鼻	C-EO级	2b级

续表

证据维度	证据内容	证据级别	推荐级别
气道管理	3.①呼吸暂停或喘息样呼吸;②心率<100次/min。对有以上指征者,要求在黄金一分钟内实施有效的正压通气	B-NR级	1级
	4.频率和吸气时间:正压通气的频率为40~60次/min。无论足月儿还是早产儿,正压通气的吸气时间≤1s	C-EO级 C-LD级	2a级 2a级
胸外按压	5.有效正压通气30s后,心率仍<60次/min。在正压通气的同时,开始胸外按压	C-EO级	2a级
	6.胸外按压采用拇指法,操作者双手拇指端按压胸骨,根据新生儿体型不同,双拇指重叠或并列,双手环抱胸廓支撑背部。拇指法可改善新生儿血压和减少操作者疲劳	C-LD级	2b级
	7.胸外按压时,需气管插管进行正压通气,将氧浓度提高至100%	C-EO级	2b级
	8.胸外按压与正压通气的比例应为3:1	C-EO级	2b级
药物管理	9.有效的正压通气和胸外按压60s后,心率持续<60次/min时使用肾上腺素	C-LD级	2b级
	10.应使用1:10000的肾上腺素。静脉用量0.1~0.3mL/kg;气管内用量0.5~1mL/kg	C-LD级	2b级
	11.必要时间隔3~5min重复给药。如果在血管通路建立之前给予气管内肾上腺素无反应,则一旦建立静脉通路,不需要考虑间隔时间,即刻静脉给予肾上腺素	C-LD级	2b级

参考文献

[1]申艳.针对性急救护理干预在异位妊娠破裂患者手术室护理中的作用[J].中华灾害救援医学,2020,8(10):596-598.

[2]纪学颖,黄晓云,章衡,等.急产产妇的院前救治探讨[J].中华灾害救援医学,2019,7(5):258-261.

[3]毛溯,朱兰,孙智晶,等.输卵管间质部妊娠术后持续性异位妊娠的相关因素及预测指标研究[J].中华医学杂志,2022,102(34):2690-2695.

[4]蔡志勇,刘进娣,卞洪亮,等.实施质量改进降低极早产儿支气管肺发育不良发生率的研究[J].中华新生儿科杂志(中英文),2023,38(2):74-79.

[5]齐敏,张烨,杨世炳,等.超早产儿肺出血临床特点及高危因素研究[J].中华新生儿科杂志(中英文),2023,38(4):200-204.

[6]中国新生儿复苏项目专家组,中华医学会围产医学分会新生儿复苏学组.中国新

生儿复苏指南(2021年修订)[J].中华围产医学杂志,2022,25(1):4-12.

[7]中华医学会围产医学分会新生儿复苏学组.新生儿窒息诊断的专家共识[J].中华围产医学杂志,2016(1):3-6.

[8]袁飒,周豪钦,张慧平,等.婴儿运动能力测试在早产儿发育评估中的应用[J].中华实用儿科临床杂志,2023,38(2):120-124.

[9]中华医学会儿科学分会神经学组.热性惊厥诊断治疗与管理专家共识(2017实用版)[J].中华实用儿科临床杂志,2017,32(18):1379-1382.

[10]靳有鹏,周丽.儿童惊厥的急诊处理[J].中华实用儿科临床杂志,2018,33(18):1385-1387.

[11]何鹰开,王英燕,刘丽,等.发热伴惊厥患儿脑脊液结果及症状学鉴别诊断[J].中华实用儿科临床杂志,2020,35(12):899-902.

[12]钱乔乔,孙丹,刘智胜,等.发热,偏侧惊厥持续状态,意识障碍[J].中华实用儿科临床杂志,2019,34(10):781-784.

[13]方志旭,蒋莉.遗传性癫痫伴热性惊厥附加症的遗传学研究进展[J].中华实用儿科临床杂志,2018,33(12):949-953.

[14]桑昌美,邹存华,赵淑萍.经脐单孔腹腔镜在输卵管妊娠手术中的安全性及学习曲线[J].中华腔镜外科杂志(电子版),2018,11(6):344-346.

[15]中国医师协会急诊分会,中国人民解放军急救医学专业委员会,中国人民解放军重症医学专业委员会,等.创伤失血性休克诊治中国急诊专家共识[J].中华急诊医学杂志,2017,26(12):1358-1365.

[16]郑慧娟,沈鸣雁,赵晶,等.急产的早期识别与标准化处理流程的应用[J].中华急诊医学杂志,2018,27(11):1291-1293.

[17]梁茜,沙晓妍,黄文娟,等.早产儿沐浴的最佳证据总结[J].中华护理杂志,2022,57(12):1516-1522.

[18]何淏,何翔,郤明蓉.输卵管妊娠患者发生持续性异位妊娠危险因素及早期诊断的倾向性评分匹配分析[J].中华妇幼临床医学杂志(电子版),2020,16(2):181-187.

[19]彭梦凡,董刚,王兆瑞,等.超声引导经皮射频消融治疗异位妊娠的临床效果[J].中华超声影像学杂志,2021,30(4):312-316.

[20]张晓燕,桂阳,刘真真,等.输卵管妊娠破裂超声危急值的应用评估[J].中华超声影像学杂志,2022,31(2):140-144.

[21]郭志东,陈志昊,李丹萍,等.预防新生儿出生后低体温的最佳证据综合[J].中国实用护理杂志,2022,38(5):347-351.

[22]陈春林,孟凡良.输卵管妊娠诊治过程中应该重视的问题[J].中国实用妇科与产科杂志,2019,35(1):59-64.

[23]中国优生科学协会肿瘤生殖学分会.输卵管妊娠诊治的中国专家共识[J].中国

实用妇科与产科杂志,2019,35(7):780-787.

[24]陆琦,王玉东.2018年美国妇产科医师学会《输卵管妊娠》指南解读[J].中国实用妇科与产科杂志,2018,34(3):270-274.

[25]刘文彩,王平凡,赵静,等.高龄经产妇急产院内急救流程再造实践及效果评价[J].中国护理管理,2018,18(8):1093-1098.

[26]李鹏飞,任艺,杨志洲,等.不同休克指数在急诊创伤患者预后中的预测价值[J].临床急诊杂志,2019,20(2):97-101.

[27]中华医学会妇产科学分会,产科学组中华医学会围产医学分会.正常分娩指南[J].中华围产医学杂志,2020,23(6):361-361.

[28]中国优生科学协会.产科危急重症早期识别中国专家共识(2024年版)[J].中国实用妇科与产科杂志,2024,40(5):526-534.

[29]中华医学会围产医学分会新生儿复苏学组.新生儿窒息诊断的专家共识[J].中华围产医学杂志,2016,19(1):3-3.

[30]中华医学会围产医学分会新生儿复苏学组.中国新生儿复苏指南(2021年修订)[J].中华围产医学杂志,2022,25(1):4-12.

[31]Sawyer T, Lee H C, Aziz K. Anticipation and preparation for every delivery room resuscitation[J]. Semin Fetal Neonatal Med, 2018, 23(5): 312-320.

[32]Madar J, Roehr C C, Ainsworth S, et al. European Resuscitation Council Guidelines 2021: Newborn resuscitation and support of transition of infants at birth[J]. Resuscitation, 2021, 161: 291-326.

[33]Aziz K, Lee C, Escobedo M B, et al. Part 5: Neonatal resuscitation 2020 American heart association guidelines for cardiopulmonary resuscitation and emergency Cardiovascular Care[J]. Pediatrics, 2020, 142(16_Suppl_2): S524-S550.

[34]Tonick S, Conageski C. Ectopic pregnancy[J]. Obstet Gynecol Clin North Am, 2022, 49(3): 537-549.

[35]Paul S P, Kirkham E N, Shirt B. Recognition and management of febrile convulsion in children[J]. Nurs Stand, 2015, 29(52): 36-43.

[36]Weiner G M, Zaichkin J. Updates for the neonatal resuscitation program and resuscitation guidelines[J]. Neoreviews, 2022, 23(4): e238-e249.

[37]Avellanas C M, Ayala G M, Soteras M I, et al. Management of accidental hypothermia: A narrative review[J]. Med Intensiva (Engl Ed), 2019, 43(9): 556-568.

[38]Gorabi V S, Nikkhoo B, Faraji O, et al. Hypercalciuria and febrile convulsion in children under 5 years old[J]. Korean J Pediatr, 2018, 61(4): 129-131.

[39]Laptook A R, Bell E F, Shankaran S, et al. Admission temperature and associated mortality and morbidity among moderately and extremely preterm infants[J]. J

Pediatr, 2018, 192: 53-59.

[40] Sawyer T, Motz P, Schooley N, et al. Positive pressure ventilation coaching during neonatal bag-mask ventilation: A simulation-based pilot study[J]. J Neonatal Perinatal Med, 2019, 12(3): 243-248.

[41] Ting W H, Lin H H, Hsiao S M. Factors predicting persistent ectopic pregnancy after laparoscopic salpingostomy or salpingotomy for tubal pregnancy: A retrospective cohort study[J]. J Minim Invasive Gynecol, 2019, 26(6): 1036-1043.

[42] Coleman J, Ginsburg A S, Macharia W M, et al. Assessment of neonatal respiratory rate variability[J]. J Clin Monit Comput, 2022, 36(6): 1869-1879.

[43] Hayakawa I, Miyama S, Inoue N, et al. Epidemiology of pediatric convulsive status epilepticus with fever in the emergency department: A cohort study of 381 consecutive cases[J]. J Child Neurol, 2016, 31(10): 1257-1264.

[44] Sentilhes L, Vayssiere C, Deneux-Tharaux C, et al. Postpartum hemorrhage: guidelines for clinical practice from the French College of Gynaecologists and Obstetricians (CNGOF): in collaboration with the French Society of Anesthesiology and Intensive Care (SFAR)[J]. Eur J Obstet Gynecol Reprod Biol, 2016, 198: 12-21.

[45] Paul S P, Rogers E, Wilkinson R, et al. Management of febrile convulsion in children [J]. Emerg Nurse, 2015, 23(2): 18-25.

[46] Spahn D R, Bouillon B, Cerny V, et al. The European guideline on management of major bleeding and coagulopathy following trauma: fifth edition[J]. Crit Care, 2019, 23(1): 98.

[47] Wyckoff M H, Wyllie J, Aziz K, et al. Neonatal Life Support: 2020 International Consensus on Cardiopulmonary Resuscitation and Emergency Cardiovascular Care Science With Treatment Recommendations[J]. Circulation, 2020, 142(16_suppl_1): S185-S221.

[48] Spain J E, Tuuli M G, Macones G A, et al. Risk factors for serious morbidity in term nonanomalous neonates[J]. Am J Obstet Gynecol, 2015, 212(6): 791-799.

[49] Po L, Thomas J, Mills K, et al. Guideline No. 414: management of pregnancy of unknown location and tubal and nontubal ectopic pregnancies[J]. Journal of Obstetrics and Gynaecology Canada, 2021, 43(5): 614-630.